U0195795

● 中华传统医学养生丛书

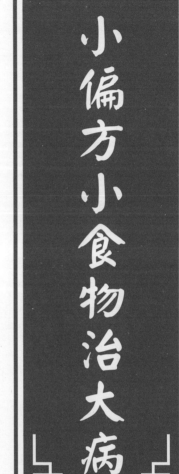

小偏方小食物治大病

上海科学技术文献出版社
Shanghai Scientific and Technological Literature Press

>>前 言

健康的要素不外有三：合理的饮食，良好的心态，积极的运动。

现代社会的竞争十分激烈，人们会患得患失，难以调整好心态；生活节奏又非常匆促，在"时间就是金钱"的主流观念下，大家难以坚持运动锻炼。那么，要保持健康，似乎只剩下合理的饮食这一途径了。

可是，很多人在这上面也会步入误区。其一是不得其门而入，鱼肉清蔬，搭配得有板有眼；时令鲜果，吃得不亦乐乎，可是不见得对健康有何帮助，更甭提什么疗病去疾。于是对食疗食养的意愿就渐渐冷了；其二是迷信营养权威，只听权威的话，只看权威的书。当今的食疗食养学，其实大部分是我们古代先贤的功劳，后人只不过作了些收集整理、发扬光大而已。此外，还有一个误区，严格来讲是个障碍，那就是很多食疗食养书内容海海漫漫，验方洋洋大观，很多原料还十分罕见、难觅，可操作性不强，读者只能望"书"兴叹。

针对上述误区以及障碍，编者有的放矢地编著了本书。书中没有为读者介绍名贵、罕见的单方或偏方药物，只是为读者介绍了上百种常见、价廉的治病小食物或小偏方，而且每一种都有可靠的疗效。相信阅读本书定会给您的健康饮食提供切实有效的帮助。

因编者水平有限，能力绵薄，书中难免有不足之处。此外，读者在应用本书推荐的方例治病时，应视自己身体的实际情况，咨询专业医师才可施治，本书方例仅供读者参考。还望读者体谅，批评斧正。

编者
2016 年 8 月

目 录

contents

小偏方篇

小食物篇

小偏方小食物治大病

小偏方篇

人类自诞生至今,已然走过了漫长的历史长河,这期间科技发展突飞猛进,由此人类的生存环境发生了巨大的变化。但是不得不承认的是,疾病依旧是人类无法摆脱的威胁。

面对疾病,有人选择高价就医,有人选择盲目施药;有人积极乐观,自然也有人消极悲观。其实生、老、病、死本来就是人生常态,对于疾病,人们大可不必惊慌失措,也不要病急乱投医,特别是对于一些已知的病患,或许身边就有一味有效的良方,那就是——小偏方。

常见急症

外感高热

外感高热是由于感受外在致病的因素,导致体温骤然升高,或由低热骤然转成高热为主症的疾病。包括现代医学的急性上呼吸道感染、大叶性肺炎引起的高热征候。

梅翁汤

【组成】 岗梅根 31 克,水翁花 15 克,倒扣草 12 克,鱼腥草 31 克,大青叶 15 克,野菊花 12 克,银花叶 15 克,连翘 15 克。

【用法】 水煎,每日 2 剂,早、晚各 1 剂(第 1 剂煎后的药渣留下,与第 2 剂药同煎,为第 2 次服)。

【功效】 疏风清热,轻清解毒。

【主治】 外感风热所致发热。

【来源】 广州市东山区人民医院刘瑞霖老中医验方。

清肺六二汤

【组成】 活水芦根 60 克(去节),白茅根 30 克,桑白皮 9 克,地骨皮 9 克,桑叶 9 克,枇杷叶 9 克,浙贝母 9 克,知母 9 克,北沙参 9 克,苦杏仁 9 克,冬瓜仁 9 克。

【用法】 水煎服,每日 1 剂。

【功效】 清宣苦泄,甘润养肺。

【主治】 大叶性肺炎(风温外感高热)。

【来源】 浙江魏长春主任医师验方。

 ## 清肺化痰汤

【组成】 麻黄 6 克,生石膏 30 克(先煎),杏仁 9 克,甘草 9 克,桔梗 9 克,薏苡仁 15 克,蔻仁 2.4 克(后下),泽泻 30 克,蒲公英 30 克。

【用法】 水煎服,每日 1 剂。

【功效】 清热宣肺,化痰去湿。

【主治】 外感高热,邪由卫入气,热恋于肺,灼津为痰之高热证。

【来源】 上海张伯臾教授验方。

 ## 凉膈增液汤

【组成】 连翘 8 克,银花 8 克,栀子 5 克,黄芩 5 克,生地黄 6 克,元参 8 克,麦冬 8 克,芦根 8 克,蝉蜕 5 克,板蓝根 8 克,大黄 2 克,竹叶 3 克。

【用法】 先将上药浸泡 20 分钟,再以文火煮 25 分钟,每日 1 剂,分 3～4 次温服。

【功效】 清热解毒,养阴润下。

【主治】 外感风热之邪引起的发热,咽喉红肿疼痛,便秘溲赤。

【来源】 太原市中医研究所名老中医张刚验方。

 ## 四清汤

【组成】 锦纹军 8 克,炒枳壳 9 克,生石膏(先煎)30 克,葛根、连翘、银花各 9 克,菊花 6 克,生黄芩、生山栀、滑石(包)各 9 克,鲜竹叶 40 片。

【用法】 水煎服,每日 1 剂。

【功效】 解毒清热,通腑泄下。

【主治】 温热病高热、停食、神昏惊厥。

【来源】 原北京中医学院著名中医学家余无言教授验方。

清气汤

【组成】 淡豆豉 9 克,连翘 9 克,生石膏 30 克,杏仁 9 克,金荞麦 9 克,甘草 3 克。

【用法】 水煎,每日 2～3 剂。

【功效】 辛寒清气,透表散邪。

【主治】 大叶性肺炎之高热证。

【来源】 南京部队总医院沙星垣主任医师验方。

蚤休汤

【组成】 蚤休 30 克,败酱草 30 克,大青皮 30 克,鱼腥草 30 克,黄芩 18 克,虎杖 30 克,桃仁 12 克,茜草 12 克,瓜蒌 29 克,芦根 30 克。

【用法】 水煎服,每日 1 剂。

【功效】 清热解毒化痰。

【主治】 大叶性肺炎之高热证。

【来源】 重庆市中医研究所黄星垣研究员验方。

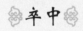

卒中

是以猝然昏仆、不醒人事,伴见口眼㖞斜、语言不利、半身不遂,或不经昏仆而半身不遂为主症的一种疾病。相当于现代医学的脑溢血、蛛网膜下腔出血、脑血栓、脑栓塞等病。

通脉汤

【组成】 黄芪 30 克,当归 15 克,白芍 15 克,桃仁 10 克,生地黄 15 克,川芎 10 克,丹皮 10 克,桂枝 10 克,茯苓 10 克。

【用法】 水煎,每日 1 剂,分 3 次温服。

【功效】 益气活血,逐瘀通络。

【主治】 卒中,半身不遂,口眼㖞斜,语言蹇涩,口角流涎,脉迟缓或浮弱,舌苔薄白。

【来源】 湖北中医学院杨百弗教授验方。

两救固脱汤

【组成】 赤人参 15 克,附子 10 克,龟胶 15 克,山萸肉 20 克,玳瑁 15 克,鹿胶 10 克,阿胶 15 克,鸡子黄 1 个,胆南星 5 克。

【用法】 水煎服,每日 1 剂。

【功效】 摄纳真阴,固护元气。

【主治】 卒中之阴阳两脱证。

【来源】 吉林省任继学教授验方。

发郁通络汤

【组成】 羌活 3～6 克,葛根 15～30 克,川芎 15～30 克,地龙 10～15 克,白附 6～12 克。

【用法】 水煎服。

【功效】 发郁化痰,通络祛瘀,熄风解痉。

【主治】 风眩、风厥、风瘫等卒中各期之症,包括心脑血管系统疾病。

【来源】 河北医学院邯郸分院田成庆教授验方。

通脉舒络汤

【组成】 黄芪 30 克,红花 10 克,川芎 10 克,地龙 15 克,川牛膝 15 克,丹参 30 克,桂枝 6 克,山楂 30 克。

【用法】 水煎服,每日 1 剂。

【功效】 益气活血、通脉舒络,排滞荡邪,去瘀生新。

【主治】 卒中、痹症等偏于气虚血瘀者。

【来源】 陕西中医学院张学文教授验方。

育阴柔肝汤

【组成】 生、熟地黄各 15 克,赤、白芍各 15 克,桑寄生 30 克,木瓜 12 克,络石藤 12 克,天麻 9 克,威灵仙 12 克,桃、杏仁各 9 克,地龙 12 克,鲜九节石菖蒲 12 克(和凉开水捣汁对入,无鲜者可用石菖蒲 9 克)。

【用法】 水煎服,每日 1 剂。

【功效】 育阴柔肝,开窍豁痰,通便达络。

【主治】 卒中症属阴不敛阳,挟痰上扰清窍者。

【来源】 北京曲溥泉副主任医师验方。

 偏瘫汤

【组成】 当归 9 克,川芎 6 克,红花 6 克,桃仁 9 克,半夏 9 克,胆南星 9 克,稀莶草 30 克,伸筋草 10 克。

【用法】 水煎服,每日 1 剂。

【功效】 活血化瘀通络。

【主治】 卒中,偏瘫。

【来源】 上海市万希文主任医师验方。

 化痰开窍汤

【组成】 青蒿 12 克,黄芩 12 克,陈皮 12 克,半夏 15 克,茯苓 15 克,竹茹 12 克,枳壳 12 克,青黛 3 克,滑石 15 克,石菖蒲 15 克,白芷 12 克。

【用法】 水煎服,每日 1 剂。

【功效】 化痰开窍,清热利湿。

【主治】 卒中,肝胆蕴热,蒙蔽清窍。

【来源】 北京方和谦主任医师验方。

 伸筋草汤

【组成】 伸筋草 30 克,透骨草 30 克,红花 30 克。

【用法】 上药加清水 2 千克,煮沸 10 分钟后取用。药液温度以 50~60℃ 为宜,浸泡手足 15~20 分钟。汤液温度降低后再加热浸泡 1 遍,同时手足应尽量做自主伸屈活动。1 个月为 1 个疗程,连用 2 个疗程。

【功效】 活血化瘀,舒筋通络。

【主治】 卒中后遗症手足拘挛。

【来源】 河北中医学院著名老中医薛芳验方。

通腑化痰汤

【组成】 法半夏12克,制南星12克,茯苓15克,陈皮9克,枳实9克,石菖蒲9克,栀子6克,黄连6克,远志6克,瓜蒌30克,生大黄9～15克,芒硝6～9克。

【用法】 水煎服,每日1剂。

【功效】 通腑化痰,清心开窍。

【主治】 卒中(脑血栓形成)。

【来源】 张家口医学院第一附属医院老中医王俊国验方。

 □莶至阳汤

【组成】 九制豨莶草50克,黄芪15克,天南星10克,白附子10克,川附片10克,川芎5克,红花5克,细辛2～5克,防风10克,牛膝10克,僵蚕5克,苏木10克。

【用法】 水煎,每日1剂,分2次服。

【功效】 益气温阳,化瘀通络。

【主治】 卒中之阳虚证。

【来源】 北京中医学院任应秋教授验方。

 桑钩温胆汤

【组成】 法半夏9克,陈皮9克,茯苓15克,甘草6克,竹茹12克,炒枳壳9克,桑寄生15克,钩藤9克。

【用法】 水煎服,每日1剂。

【功效】 除湿化痰,平肝熄风。

【主治】 卒中先兆、卒中发作、卒中后遗症。

【来源】 全国著名老中医赵金铎教授验方。

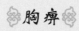

胸痹

胸痹是指胸部闷疼,或以胸疼彻背、短气喘息不得卧为主症的一种疾病。

本病轻者仅感胸闷如窒,呼吸欠畅,重者可有胸疼,甚者心疼彻背,背疼彻心。现代医学的冠心病、心绞痛、心肌梗死等病,属于胸痹范畴。

 ## 愈梗通瘀汤

【组成】 生晒参10～15克,生黄芪15克,紫丹参15克,全当归10克,玄胡索10克,川芎10克,广藿香12克,佩兰10克,陈皮10克,半夏10克,生大黄6～10克。

【用法】 水煎服,每日1剂。也可制成丸剂康复期应用,1日3次,1次3克。

【功效】 益气行血,活血通瘀,化浊定疼。

【主治】 胸痹(急性心肌梗死)。在急性期及康复期应用可以促进愈合,消瘀抗栓,改善心功能,延长寿命。

【来源】 中国中医研究院西苑医院陈可冀教授验方。

 ## 强心饮

【组成】 党参15克,黄芪15克,丹参15克,益母草30克,附块9～15克,淫羊藿9～12克,黄精12克,麦冬15克,甘草6克。

【用法】 水煎服,每日1剂。

【功效】 温阳益气,活血强心。

【主治】 胸痹(冠心病)。

【来源】 上海市著名老中医朱锡祺教授验方。

 ## 冠心通痹汤

【组成】 全瓜蒌30克,桂枝18克,炙甘草10克,枳壳10克,川朴10克,熟附块10克,川、象贝母各6克,法半夏10克,党参18克,生牡蛎30克。

【用法】 煎服。头汁取400～600毫升,分2～3次服。如煎2汁,应与头汁混合后分服。

【功效】 温通阳气,开胸顺气,散结聚、化痰浊。

【主治】 胸痹(冠心病属痰气交结,胸阳痹阻多虚少)症见心悸、胸闷、胸疼、头晕、神疲乏力、少气懒言、苔腻、脉弦,或有停搏、血压不高者。

【来源】 上海中医学院柯雪帆教授验方。

化痰愈心汤

【组成】 法半夏9克,云苓12克,橘红4.5克,枳壳4.5克,甘草4.5克,竹茹9克,党参15克,丹参12克。

【用法】 水煎服,每日1剂。

【功效】 去痰化瘀,理气活血。

【主治】 胸痹(冠心病,心阴虚或阴阳两虚者均须随症加减用药)。

【来源】 广州中医学院邓铁涛教授验方。

益气温通方

【组成】 党参20克,桂枝12克,丹参18克,川芎15克,赤芍18克,荜茇12克,细辛3克,良姜10克,陈皮10克,香附15克,红花3克。

【用法】 水煎服,每日1剂。

【功效】 益气温通,理气活血。

【主治】 气虚血瘀之胸痹心疼。

【来源】 北京名老中医郭士魁教授验方。

温阳通痹止疼汤

【组成】 桂枝、法半夏、薤白、杏仁、茯苓、枳实、橘红、羌活、川芎、郁金、沉香粉各适量。

【用法】 上方前10味各常规量,煎汤热服,每次宜少不宜多,但可当饮料频服。吞服,每次1克,1日3~4次。

【功效】 温阳化痰通痹。

【主治】 冠心病心绞痛。

【来源】 湖北中医学院朱曾佰教授验方。

活血化瘀方

【组成】 党参12克,瓜蒌20克,薤白12克,桂枝9克,红花9克,川芎6克,郁金9克,玄胡索9克,丹参12克,鸡血藤30克。

【用法】 水煎服。

【功效】 活血化瘀。

【主治】 胸痹属瘀者。

【来源】 北京中医研究院岳美中教授验方。

 强心回厥汤

【组成】 熟附片 6 克,党参 15 克,炮姜 5 克,白术 10 克,炙甘草 5 克。

【用法】 水煎服。

【功效】 温阳强心,回厥救逆。

【主治】 心肌梗死。

【来源】 南京中医学院名老中医张谷才教授验方。

咳血

咳血,又称咯血、嗽血。其血由肺系经气道咳嗽而出,或痰中带有血丝,或痰血相兼,或纯血鲜红,间夹泡沫。包括现代医学的肺结核、支气管扩张、某些心血管疾病等引起的咳血。

 降火止血汤

【组成】 旋覆花 9 克,代赭石 30 克(先煎),石决明 30 克(先煎),大黄 30 克(后下),青黛 30 克,白及 30 克,三七粉 2 克(冲服)。

【用法】 水煎服。

【功效】 抑肝降火,镇痛止血。

【主治】 支气管扩张引起的大咯血。

【来源】 山东临沂中医院副主任医师孙玉甫验方。

 平热止血汤

【组成】 焦山栀、桑白皮、生侧柏各 9 克,黄芩 8 克,白及、生大黄(后下)各 10 克,白茅根、生代赭石(先煎)各 30 克。

【用法】 水煎服,每日 1 剂。

【功效】 清胃泄火,降气止血。

小偏方小食物治大病

【主治】 咯血。症属肠胃积热,气火上逆引动营血妄行者。

【来源】 浙江名老中医池绳业教授验方。

 ## 泻白化血汤

【组成】 桑白皮 15～20 克,地骨皮 10 克,甘草 5 克,花蕊石 15 克,三七粉 3 克(吞服),血余炭 10 克。

【用法】 上药除三七粉外,加水浸泡 30 分钟,煎煮 30 分钟,每剂煎 2 次,2 次药汁混合。症状较轻者每日 1 剂,分 2 次服;症状较重者,每日 2 剂,每 4 小时服 1 次。三七粉用药汤分冲。

【功效】 清肺泄热,化瘀止血。

【主治】 支气管扩张咯血。

【来源】 扬州市苏北人民医院名老中医任然验方。

 ## 小蓟汤

【组成】 鲜小蓟草 60 克(干品 15～30 克),白及、生蒲黄各 15 克,参三七、蛤粉(包)各 9 克。

【用法】 水煎服,每日 1 剂。

【功效】 清热凉营止血。

【主治】 支气管扩张所致咯血。

【来源】 上海中医学院姜春华教授验方。

 ## 养阴止血汤

【组成】 玄参 15 克,麦冬 12 克,百合 30 克,桑白皮 15 克,紫菀 12 克,墨旱莲 30 克,槐花 9 克,白芍 12 克,甘草 9 克。

【用法】 水煎服,每日 1 剂。

【功效】 养阴止血。

【主治】 支气管扩张咯血或肺结核咳血。

【来源】 广东李仲守教授验方。

 ## 温阳止血方

【组成】 别直参 3 克,附片 9 克,黄花 15 克,五味子 9 克,桂枝 9 克。

【用法】 水煎服,每日1剂。

【功效】 温阳益气。

【主治】 阳虚咯血。

【来源】 上海中医学院姜春华教授验方。

 益肺止血汤

【组成】 南沙参15克,炙百部15克,炒枳壳、陈棕炭、阿胶珠各10克。

【用法】 水煎服,每日1剂。

【功效】 化痰止咳,滋阴止血。

【主治】 咳血久不止者。

【来源】 湖北中医学院洪子云教授验方。

吐血

吐血是以呕吐血液为主要临床表现的急症。其血由胃而来,经呕吐而出,血色或红或紫暗,常挟有食物残渣,甚者可因亡血气脱导致阴阳离绝。现代医学中的胃及十二指肠溃疡等病所致的上消化道出血属本症范畴。

 平血降逆汤

【组成】 三七粉(冲服)3～6克,川郁金10克,川牛膝10克,生大黄6～10克。

【用法】 水煎服,每日1剂。

【功效】 止血化瘀,清热降逆。

【主治】 吐血暴作,形体尚实者。

【来源】 湖北中医学院洪子云教授验方。

 降香枯草汤

【组成】 炒苏子4.5克,降香4.5克,夏枯草9克,白茅根9克,石斛9克,茜草炭4.5克,芥穗炭3克,生牡蛎、麦冬各9克,陈皮4.5克,藕节6克,炙甘草3克。

【用法】 水煎服,每日 1 剂。

【功效】 凉肝降冲。

【主治】 肝肺气逆之吐血。

【来源】 山东著名老中医吴少怀教授验方。

 止血煎 ▶▶▶

【组成】 马勃 100 克,大黄 50 克。

【用法】 用水浸泡马勃 2 小时,然后加水 1000 毫升,煎至 300 毫升时入大黄,再煎至 200 毫升时倒出药液,用 4 层纱布滤过,加入甘油 15 毫升以延缓鞣酸分解,置冰箱内贮存。治疗方法分两种。口服者每次 50 毫升,24 小时后作内窥镜检查,观察止血情况。镜下给药者,于活检钳孔插入塑料管,将药汁注于出血病灶处,每次用量 20～40 毫升。

【功效】 凉血化瘀,止血安络。

【主治】 上消化道出血。

【来源】 空军沈阳医院名老中医陶文洲教授验方。

 解毒凉血汤 ▶▶▶

【组成】 生石膏 25 克,玄参 12 克,生地黄 15 克,丹皮 12 克,大黄炭 6 克,鲜茅根 60 克,阿胶珠 6 克,花粉 15 克,银花 30 克,藕节 10 克,白及 6 克,麦冬 15 克,生甘草 15 克,荷叶炭 3 克,犀角粉 1.5 克(冲)。

【用法】 水煎服,每日 1 剂。

【功效】 清热解毒,凉血止血。

【主治】 温毒入于营血,迫血妄行之吐血。

【来源】 北京著名老中医关幼波教授验方。

 镇冲止血汤 ▶▶▶

【组成】 代赭石 30 克,生地黄 30 克,红参 9 克,白及 9 克,侧柏炭 9 克,藕节 12 克。

【用法】 水煎服,每日 1 剂。

【功效】 镇冲止血。

【主治】 上消化道出血(呕血)。

【来源】 江西名老中医吴德兴教授验方。

 化瘀宁血汤

【组成】 紫丹参12克,赤芍10克,茜草10克,血余炭10克,苏子10克,党参10克,侧柏炭10克,地榆炭10克,炙甘草3克,乌贼骨12克,煅龙牡12克。

【用法】 水煎服,每日1剂。(另用三七粉2克,白及粉10克,冲服,每日3次。)

【功效】 化瘀止血。

【主治】 吐血(肝硬化)。

【来源】 南京市中医院谢昌仁教授验方。

尿血

尿血是指小便中混有血液或血块而无疼痛感的病症。古称"溺血""溲血""小便血"等;现代医学中的肾小球肾炎、肾结核,以及全身出血性疾病、感染性疾病出现血尿者,均称为尿血。

 栀豉荠菜汤

【组成】 豆豉15克,生栀子10克,荠菜30克。

【用法】 将上药先用水浸泡30分钟,再煎煮30分钟,每剂煎2次,混合2煎药液,分服。

【功效】 清泄三焦,凉血止血。

【主治】 尿血。

【来源】 福建中医学院名老中医俞长荣教授验方。

 化瘀止血汤

【组成】 桃仁10克,红花10克,怀牛膝15克,川芎10克,柴胡10克,赤、白芍各15克,枳壳10克,东北人参15克(另煎对入),天冬、麦冬15克,五味子10克,玄参15克,生地黄30克。

【用法】 水煎服,每日 1 剂。

【功效】 益气化瘀止血。

【主治】 尿血。症属气虚统摄失权,瘀血内阻,血液离经外溢者。

【来源】 中医研究院方药中教授验方。

地参凉血汤

【组成】 生地黄、玄参、忍冬藤、板蓝根各 15 克,棕榈炭、阿胶珠、炒蒲黄、炒地榆各 10 克。

【用法】 水煎服,每日 1 剂。

【功效】 凉血止血。

【主治】 尿血。不论实热、虚热或湿热均可用此方。

【来源】 湖北中医学院洪子云教授验方。

泽泻血尿汤

【组成】 制首乌 15 克,生地黄 15 克,茅根 15 克,栀子 12 克,女贞子 12 克,生地黄榆 15 克,知母 10 克,小蓟 15 克,墨旱莲 12 克,黄柏 12 克,泽泻 12 克,丹皮 12 克,车前子 12 克。

【用法】 水煎服,每日 1 剂。

【功效】 养阴清热止血。

【主治】 尿血。

【来源】 湖北李丹初教授验方。

培土益本汤

【组成】 炒党参 9 克,土炒白术 6 克,炒黄花 9 克,怀山药 12 克,炒白芍 4.5 克,扁豆衣 9 克,白茯苓 9 克,建泽泻 9 克,陈皮 4.5 克,生、熟薏苡仁各 9 克,米芸曲 9 克(包煎),萆薢分清丸 9 克(包煎)。

【用法】 水煎服,每日 1 剂。

【功效】 益气健脾,分清化湿。

【主治】 久病本元亏损,脾阳虚弱,兼有湿热致清浊不分而成尿血者。

【来源】 上海张赞臣教授验方。

血尿煎

【组成】 生地黄 50 克,小蓟 50 克,茅根 100 克,焦栀子 10 克,炒蒲黄 10 克,艾叶炭 10 克,仙鹤草 20 克,紫珠草 15 克,白薇 20 克,党参 15 克,熟地黄 15 克,陈皮 10 克,厚朴 15 克,藿香 10 克,桑寄生 15 克,川续断 15 克。

【用法】 水煎服,每日 1 剂。

【功效】 凉血止血,健脾益气。

【主治】 血虚血热,脾虚之尿血。

【来源】 吉林省著名老中医张继有教授验方。

 便血

便血是指血从肛门排出体外,无论血便夹杂,或大便前后下血,或纯下鲜血,或便色如柏油状,均称便血。包括现代医学的溃疡病便血和痔疮下血等。

 翁连汤

【组成】 白头翁 30 克,川连 9 克,黄柏 15 克,秦皮 30 克,马齿苋 30 克,苍术 10 克,陈皮 10 克,广木香 9 克,焦三仙各 10 克,草河车 15 克,乌梅 15 克。

【用法】 水煎,每日 1 剂,分 3 次服。

【功效】 清热燥湿,调气活血。

【主治】 溃疡性结肠炎便血。症属湿热蕴结气滞血瘀者。

【来源】 上海陈树森教授验方。

 建理汤

【组成】 生黄芪、当归各 9 克,桂枝 3 克,炒白芍 6 克,炙甘草 6 克,干姜 3 克,红枣 8 枚,淡附子 3 克,西党参 9 克,饴糖 30 克(冲),甘松 3 克,天仙藤 6 克。

【用法】 水煎服,每日 1 剂。

【功效】 气血双补,调气止疼。

【主治】 便黑以柏油,面色苍白少血色,脉沉迟,舌淡无苔。

【来源】 浙江魏长春主任医师验方。

凉血化湿方

【组成】 地榆 15 克,卷柏 15 克,鸦胆子仁(桂元肉包)5 粒。

【用法】 地榆、卷柏煎汤送服鸦胆子,每日 3 次。

【功效】 凉血止血,清热化湿。

【主治】 湿热下注大肠损伤阴络致便血者。

【来源】 贵州名老中医王聘贤教授验方。

 溃疡饮

【组成】 生黄芪 15 克,归身 6 克,炒枣仁 12 克,茯苓 9 克,侧柏炭 9 克,地榆炭 9 克。

【用法】 水煎服,每日 1 剂。

【功效】 补气和中,凉血止血。

【主治】 久患胃病,中气失摄,热迫血溢之便血。

【来源】 山东名医吴少怀验方。

急性阑尾炎

急性阑尾炎是最常见的外科急腹症,可发于任何年龄,多见于青壮年。临床以初见腹疼、恶心、呕吐,继见阑尾部位压痛、反跳痛、腹肌紧张之腹膜刺激症。属于祖国医学的肠痈范畴。

 化滞清热汤

【组成】 枳壳 6 克,青皮 9 克,大黄 1.8 克,芒硝 7.5 克,生姜 4.5 克,莱菔子 9 克。

【用法】 水煎服,每日 1 剂。

【功效】 清热理气,化滞消痈。

【主治】 急性阑尾炎,湿热搏结肠间,气血运行不畅者。

【来源】 北京祁振华主任医师教授验方。

 三解汤

【组成】 生大黄 9 克,桃仁 12 克,白芍 9 克,青皮 6 克,牡丹皮 9 克,生薏苡仁 15 克,陈皮 6 克,云木香 5 克,土鳖虫 9 克,败酱草 25 克,制乳香 6 克,冬瓜子 25 克,生甘草 3 克。

【用法】 每剂水煎服 3 次,连服 2～3 剂,以大便排泄数次,疼痛完全消失为度。

【功效】 理气止疼,活血通便,解毒除瘀。

【主治】 急性阑尾炎。

【来源】 甘肃名老中医柯与参验方。

 外脓破敷散

【组成】 生大黄 30 克,元明粉 18 克,丹皮 181 克,冬瓜仁 18 克,生薏苡仁 30 克,败酱草 30 克,紫花地丁 24 克,桃仁 24 克,蒲公英 30 克,乳香 10 克,没药 10 克,附子 1.5 克。

【用法】 上药装入纱布袋内,封袋口置锅内加水 4 碗,文火煎 30 分钟,入白酒 25 克,乘温取出,略挤去水,敷疼处。

【功效】 通滞清热,去瘀解毒。

【主治】 肠痈(阑尾炎、脓肿)成脓期。

【来源】 上海顾兆农主任医师验方。

 解毒通腑汤

【组成】 火生地黄 15 克,紫花地丁、红丹皮、蒲公英、败酱草各 30 克,黄连 4.5 克,生大黄(后下)、川朴各 9 克。

【用法】 水煎服,每日 1 剂。

【功效】 凉血解毒,通腑泄热。

【主治】 阑尾脓肿。

【来源】 上海著名老中医顾伯华教授验方。

 红藤丹皮大黄汤

【组成】 红藤 30 克,丹皮 15 克,大黄 15 克,桃仁泥 12 克,元明粉(分冲) 12 克,瓜蒌仁 12 克,赤芍 9 克。

【用法】 水煎时加酒 1 杯,温服。

小偏方小食物治大病

【功效】 解毒化瘀,下泄痈毒。

【主治】 肠痈化脓证。证见右下腹疼,甚则肿突如拳,便秘溺赤。

【来源】 原北京中医学院著名中医学家余无言教授验方。

肠梗阻

肠梗阻是指肠腔内容物不能顺利通过肠道而言。临床以腹疼、呕吐、腹胀和停止排便、排气等为特点。属于祖国医学的"关格""结胸"症范畴。

通关汤

【组成】 大黄 30 克,干姜 15 克,附子 10 克,莱菔子 30 克。

【用法】 水煎去渣后加蜜 60 克,将巴豆 2 枚,微炒去皮,用绵纸包裹,砸烂成面,用药液送下。

【功效】 寒热并用,理气通腑。

【主治】 肠梗阻无实结停滞者。

【来源】 天津郭霭春教授验方。

香连四逆散

【组成】 柴胡 10 克,枸橘 10 克,姜川连 5 克,广木香 5 克,炒莱菔子 10 克,槟榔 10 克,石菖蒲 10 克,蜣螂虫 20 克,炒白芍 10 克。

【用法】 水煎服,每日 1 剂。

【功效】 升降气机,辛开苦泄。

【主治】 急性肠梗阻。

【来源】 南京丁光迪副教授验方。

 内 科

感冒

感冒是感受触冒风邪,出现鼻塞、流涕、喷嚏、咳嗽、头痛、恶寒、发热、全身不适等症状的一种疾病,为常见的外感病之一。

现代医学的普通感冒、流行性感冒、病毒性及细菌性感染所引起的上呼吸道急性炎症,与中医学感冒或时行感冒相似。

 ## 感冒退热汤

【组成】 麻黄 5 克,玄参 9 克,葛根 9 克,生石膏 15 克,山药 18 克,钩藤 9 克,薄荷 6 克,桔梗 6 克,射干 6 克,柴胡 6 克,生姜 3 片,大枣(劈)3 枚。

【用法】 水煎 2 遍,分 2 次温服。服第 1 次药后约 15 分钟,饮热米汤 1 碗,取微汗。半小时后再服第 2 次药。

【功效】 解表退热、宣肺气、利咽喉。

【主治】 感冒或流感、发热不退、头项强痛、全身酸紧、恶寒、无汗、咽痛、咳嗽等。

【来源】 山东省中医研究所所长,现代著名中医学家教授验方。

 ## 风寒感冒简易方

【组成】 葱白 3 节,生姜 3 片,红糖适量。

【用法】 水煎服,每日 2 次。

【功效】 疏风散寒解表。

【主治】 风寒感冒。

【来源】 中国中医研究院西苑医院王伯岳主任医师验方。

 ## 疏解风寒方

【组成】 苏叶 4.5 克,杏仁 6 克,桔梗 3 克,炒枳壳 3 克,前胡 3 克,制香附 3 克,陈皮 3 克,炒莱菔子 4.5 克,薄荷(后下)3 克,荆芥 3 克,甘草 1.5 克,葱白(后下)10 克。

【用法】 每日 1 剂,煎 2 次分服。

【功效】 疏风散寒化湿。

【主治】 外感风寒兼湿。

【来源】 著名中医学家蒲辅周教授验方。

 ## 辛凉清热汤

【组成】 金银花 20 克,连翘 15 克,薄荷 10 克,荆芥穗 7 克,菊花 10 克,黄芩 10 克,知母 10 克,甘草 5 克,霜桑叶 10 克。

【用法】 水煎服,每日 1 剂。若口大渴者加生石膏 25 克,大青叶 15 克。

【功效】 辛凉解表,泻火清热。

【主治】 用于外感发热重、恶寒轻者。

【来源】 长春中医学院陈玉峰教授验方。

 ## 外感风痧冲剂　▶▶▶

【组成】 苍耳草 600 克,狗仔花 600 克,藤苦参 300 克,山芝麻 300 克,岗梅 300 克,两面针 300 克,蔗糖适量。

【用法】 将药制成块状冲剂,每块含生药 15 克。每次 1～2 块,开水冲服,每日 3 次。

【功效】 祛风解表。

【主治】 外感引起的全身酸痛、头痛、恶寒、发热、咽痛、鼻塞、腹痛、吐泻等。

【来源】 广西中医学院附一院李才魁副主任医师的验方。

 ## 消食解表汤　▶▶▶

【组成】 防风 9 克,荆芥 6 克,枯黄芩 9 克,知母 9 克,焦山楂 9 克,神曲 9 克,白芍 9 克,金铃炭 9 克,银花炭 9 克,木香 6 克,甘草 3 克。

【用法】 水煎服,每日 1 剂。

【功效】 祛风清热、消食行气。

【主治】 风热感冒。

【来源】 原成都中医学院院长,现代著名中医学家李斯炽教授验方。

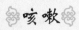 ## 咳嗽

咳嗽是指肺气上逆作声,咯吐痰液而言,为肺系疾病的主要征候之一。分外感咳嗽加内伤咳嗽两种。西医学的急、慢性支气管炎、支气管扩张、肺炎等,是常以咳嗽为主要症状的疾病,与中医学咳嗽相合。

 ## 外感咳嗽方　▶▶▶

【组成】 麻黄 3 克,杏仁 6 克,生石膏 15 克,五味子 5 克,干姜 5 克,薄荷

6 克,瓜蒌仁 6 克,炙甘草 3 克,山药 18 克,钩藤 9 克。

【用法】 水煎 2 次,早、晚分 2 次温服。

【功效】 止咳化痰,宣肺解表。

【主治】 外感咳嗽、发热、恶寒。

【来源】 现代著名中医学家,山东省中医研究所刘惠民教授验方。

 ## 青白止咳方

【组成】 青果 5 枚,白萝卜半个。

【用法】 水煎服,每日 2 次。

【功效】 化痰止咳利咽。

【主治】 咳嗽,咽部红肿。

【来源】 中国中医研究院西苑医院儿科王伯岳主任医师验方。

 ## 止咳汤

【组成】 白前、前胡、杏仁、甘草、荆芥、防风、连翘、贝母、桔梗、芦根各适量。

【用法】 水煎服,每日 1 剂。

【功效】 止咳化痰。

【主治】 外感咳嗽,月经不准而引起慢性支气管炎者。

【来源】 中国中医研究院岳美中教授验方。

 ## 清肺止咳方

【组成】 北沙参 9 克,炒黄芩 9 克,麦冬 9 克,甜杏仁(打) 9 克,川贝母(打) 9 克,白人参 5 克,川百合 9 克,冬瓜子 9 克,瓜蒌皮 9 克。

【用法】 每日 1 剂,煎 2 遍,分 3 次温服。

【功效】 清肺热,化痰益气止咳。

【主治】 咳嗽痰多,口干自汗。

【来源】 解放军总医院陈树森教授验方。

 ## 温阳止咳方

【组成】 肉桂粉 3 克(吞服),制附片 3 克,炮姜 3 克,炒潞党 6 克,炒白术

9克,炙黄芪12克,炙远志4.5克,炒熟地黄6克,炒山药12克,米炒南沙参9克,夏枯草3克,炒子芩1.5克,熟枣仁18克,煅龙齿15克,法半夏6克,炒秫米30克(煎汤代水煎药)。

【用法】 水煎服,每日1剂。

【功效】 温脾肾之阳,稍佐清肺。

【主治】 脾肾阳虚之咳嗽,痰多、口干不欲多饮,便溏,舌苔灰黑而润,脉象重取沉细无力。

【来源】 南京中医学院邹云翔教授方。

 ### 辛凉轻宣方

【组成】 冬桑叶、杏仁泥、炒枳壳、前胡、甘草各10克,桔梗6克。

【用法】 水煎,分3次服,可续服3～5剂。

【功效】 辛凉轻清宣散。

【主治】 咳嗽、喉痒、气逆作呛。

【来源】 湖北中医学院著名老中医张梦侬教授验方。

 ### 清肺定咳汤

【组成】 金荞麦20克,鱼腥草(后下)15克,白花蛇舌草20克,天浆壳12克,化橘红6克,苍耳子12克,枇杷叶(去毛包)10克,生甘草5克。

【用法】 水煎服,每日1剂。

【功效】 清热宣肺,止咳化痰。

【主治】 痰热蕴肺,久咳不愈,黏黄质稠,咯唾不爽。

【来源】 全国著名老中医朱良春主任医师验方。

 ### 辛润理肺汤

【组成】 带节麻黄4克,带皮杏仁(去尖)10克,炙甘草6克,桔梗5克,佛耳草(包)10克,橘红5克,当归10克,炮姜4克,生姜1片。

【用法】 用适量水将药浸泡30分钟,然后煎煮30分钟,每剂煎两次,将2次煎出的药液混合。每日1剂,分2次温服。

【功效】 辛润理肺。

左侧竖排:小偏方小食物治大病

【主治】 凉燥束肺,气逆干咳。症见:干咳无痰,喉中燥痒,痒甚咳甚,晨晚最剧,甚时咳则遗尿,胸膺隐痛,咳声嘶急。或见咯血。舌净苔薄有津,脉细或弦。

【来源】 南京中医学院教授名中医丁光迪验方。

复方蝉蜕枇杷叶汤

【组成】 蝉蜕、桔梗各 6 克,炙枇杷叶 15 克,牛蒡子、象贝、前胡紫苑、车前子、车前草各 9 克,甘草 4.5 克,黛蛤散(包)12 克。

【用法】 水煎服,每日 1 剂。

【功效】 疏散风热,宣肺化痰。

【主治】 风热咳嗽。

【来源】 浙江省名老中医唐福安主任医师验方。

解郁宣肺止咳方

【组成】 柴胡 12 克,黄芩 12 克,半夏 10 克,细辛 6 克,五味子 10 克,生姜或干姜 10 克,杏仁 10 克,枳壳 10 克,甘草 6 克。

【功效】 解郁散邪,宣肺止咳。

【主治】 外感咳嗽。症见夜间咳甚或昼夜阵咳,吐泡沫痰或清稀痰,苔薄白或薄黄而润,舌质正常或偏红,脉弦细、弦数或弦,病程 1 周以上者,其效颇佳。

【来源】 泸州医学院汪新象教授验方。

截咳基本方

【组成】 百部 9 克,天将壳 3 只,南天竹子 6 克,马勃 3 克。

【用法】 水煎服,每日 1 剂。

【功效】 截咳清热。

【主治】 咳嗽。

【来源】 全国著名中医专家姜春华教授验方。

❀ 支气管哮喘 ❀

支气管哮喘(简称哮喘)是在支气管高反应状态下由变应原或其他因素引

起的广泛气道狭窄的疾病,为常见的慢性病,其临床特点为发作性胸闷,咳嗽,大多呈典型呼气性困难伴哮鸣者,往往可经平喘药物控制或自行缓解。属中医学的"哮"或"喘"范畴。

宣肺化痰定喘方

【组成】 炙麻黄 10 克,杏仁 10 克,甘草 10 克,黄荆子 15 克,地龙 15 克,黄芪 20 克,制半夏 15 克,知贝母 10 克,淫羊藿 15 克,补骨脂 15 克。

【用法】 每日 1 剂,煎 2 次分服。

【功效】 化痰宣肺定喘佐以补肾。

【主治】 哮喘,肺肾两虚,宿痰伏肺,肺失宣降,肾不纳气。

【来源】 解放军总医院教授陈树森验方。

清肺化痰汤

【组成】 板蓝根 20 克,黄芩 10 克,浙贝母 10 克,橘红 10 克,天竺黄 15 克,玄参 12 克,炒杏仁 10 克,白前 10 克,鱼腥草 15 克,芦根 20 克,炙紫菀 12 克,甘草 10 克。

【用法】 轻者日服 1 剂,早晚 2 次分服,重者日服 2 剂,分 4 次服完。

【功效】 清肺化痰。

【主治】 风温、春温、冬温温邪犯肺所致的咳喘。

【来源】 河北省保定地区中医院主任医师郭中元验方。

麻黄都气汤

【组成】 麻黄 3～6 克,杏仁、山萸肉、焦楂肉各 10 克,熟地黄、炙磁石各 12～20 克,山药 10～20 克,茯苓 9～12 克,泽泻 6～9 克,丹皮 3～9 克,五味子 5～10 克,蛤蚧尾粉 1 克(分冲)。

【用法】 每日 1 剂,分 2 次煎服。若面红足寒,冷汗,吸气困难,烦躁不宁,舌苔变黑而润,脉沉细而欲绝者,加肉桂、黑锡丹(另吞)。

【功效】 补肾定喘。

【主治】 肾虚喘病。

【来源】 北京中日友好医院教授焦树德验方。

益气定喘汤

【组成】 党参 9 克,黄芪 9 克,茯苓 9 克,白术 9 克,炙紫菀 9 克,银杏仁 9 克,橘红 9 克,甘草 6 克。

【用法】 水煎服,每日 1 剂。

【功效】 益气定喘。

【主治】 脾虚哮喘,痰多气短,畏风,自汗,苔薄白,脉虚大。

【来源】 中国中医研究院西苑医院儿科主任医师王伯岳验方。

肺肾同治汤

【组成】 麻黄 9 克,桂枝 9 克,细辛 3 克,茯苓 30 克,炙甘草 6 克,五味子 9 克,当归 12 克,熟地黄 12 克,地龙 12 克。

【用法】 水煎服,每日 1 剂。

【功效】 补肾纳气,温化痰饮。

【主治】 肺实肾虚之哮喘。

【来源】 上海中医学院附属龙华医院主任医师徐嵩年验方。

化哮八宝丹

【组成】 琥珀 2 克,珍珠 2 克,朱砂 2 克,钟乳石 8 克,冰片 1 克,羊胆 6 克,蜂胶 12 克,乌贼炭 12 克。

【用法】 上药研极细末,蜂胶糊丸如绿豆大,每服 1 克,日服 3 次,每次以土茯苓 30 克,煎汤送下。

【功效】 化湿泄毒。

【主治】 过敏性哮喘。

【来源】 上海市名老中医顾丕荣主任医师验方。

咳喘合剂

【组成】 天竹子 12 克,黄荆子 15 克,石韦 30 克,佛耳草 15 克。

【用法】 上方为 1 日量,可制成合剂服用。

【功效】 清热化痰,平喘止咳。

【主治】 支气管炎及痰热哮喘。

【来源】 全国著名老中医朱良春主任医师验方。

二麻四仁汤

【组成】 炙麻黄 4.5 克,麻黄根 4.5 克,苦杏仁 9 克,桃仁 9 克,郁李仁 9 克,白果仁 9 克(打),百部 9 克,款冬花 9 克,车前草 24 克,生甘草 4.5 克,辛荑 9 克,苍耳子 9 克。

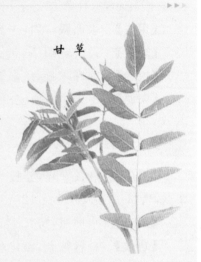
甘 草

【用法】 水煎服,哮喘大发作每日 1 剂,甚者 1 剂半;缓解期隔日 1 剂或服 5 剂停 2 日后再服。

【功效】 调气除痰,脱敏平喘。

【主治】 哮喘病。

【来源】 上海市著名老中医陈苏生研究员验方。

杏仁四子汤

【组成】 杏仁 10 克,苏子 10 克,莱菔子 10 克,葶苈子 10 克,白芥子 3 克。

【用法】 水煎服,每日 1 剂。

【功效】 祛痰定喘。

【主治】 慢性支气管炎,支气管哮喘。

【来源】 全国著名中医专家祝谌予教授验方。

补肾平喘汤

【组成】 太子参 30 克,麦冬 10 克,陈皮 10 克,姜半夏 10 克,炒苏子 15 克,地龙 15 克,五味子 10 克,补骨脂 10 克,灵磁石 30 克,乌梅肉 15 克,胎盘 6 克,桃仁 10 克。

【用法】 水煎服,每日 1 剂。

【功效】 补肾益肺,平喘止咳化痰。

【主治】 支气管哮喘,慢性喘息性支气管炎。

【来源】 中国中医研究院中医内、儿科哮喘专家陈超主任医师验方。

❀ 肺脓疡 ❀

肺脓疡是由于各种病原菌引起的肺部感染,早期为化脓性炎症,继而坏死形成脓肿,临床上以高热、咳嗽、咳大量脓臭痰为特征。症属中医学"肺痈"范畴。

苇茎汤

【组成】 苇茎、冬瓜仁、薏苡仁各 20 克,桃仁 9 克,贝母、鱼腥草各 15 克,黄芩 10 克。

【用法】 每日 1 剂,煎 2 次分服。

【功效】 清热解毒、化瘀解结。

【主治】 肺脓疡、肺痈、咳嗽、发热、胸痛。

【来源】 河南省南阳地区区院李鸣皋主任医师验方。

肺痈汤

【组成】 鲜苇茅根 24 克,生薏苡仁 18 克,旋覆花 6 克(布包),代赭石 11 克,冬瓜子 18 克,桃、杏仁各 12 克(炒研),苦桔梗 6 克,粉甘草 4.5 克,仙鹤草 18 克(炒),西洋参 4.5 克,桑白、地骨皮各 6 克,陈橘红、络各 4.5 克。

【用法】 水煎服,每日 1 剂。

【功效】 涤痰排脓、益肺托毒。

【主治】 肺脓疡成脓期或溃脓期,症见寒热、咳嗽、痰浊味臭带血、尿黄便干、脉滑数。

【来源】 北京"四大名医"之一施今墨验方。

麻苇汤

【组成】 炙麻黄 6 克,杏仁 9 克,生石膏 30 克,薏苡仁 30 克,桔梗 6 克,甘草 6 克,红藤 30 克,鱼腥草 18 克,芦根 1 支,桃仁 12 克,冬瓜子 12 克,开金锁 30 克。

【用法】 水煎服,每日1剂。

【功效】 清热解毒、化痰祛瘀。

【主治】 肺痈,风温外受,湿热内蕴。咳嗽、咯黄脓腥臭痰,胸痛,身热灼手。苔薄黄,脉细数。

【来源】 上海中医学院张伯臾教授验方。

 ## 养阴清肺汤

【组成】 鲜沙参30克,金石斛12克,太子参12克,鲜芦根30克,银花12克,丹皮9克,炙紫菀4.5克,款冬花4.5克,桔梗4.5克,枇杷叶4.5克,川、象贝母各4.5克,百部9克,十灰丸9克(分吞)。

【用法】 每日1剂,煎2次分服。

【功效】 养肺阴清肺热,佐以解毒。

【主治】 肺脓疡,肺感蕴热,外来寒邪郁久热盛而化脓,形瘦神萎,面色白,气喘,咳吐脓血腥痰。脉数。

【来源】 上海中医学院附属曙光医院夏少农主任医师验方。

大叶性肺炎

大叶性肺炎系肺实质的急性炎症,其病因分类有细菌性、病毒性、真菌、支原体等。临床上有突发的高热、寒战、胸痛、咳嗽和血痰等症状,与中医学的"肺热病""风温"相似。

 ## 养阴消炎汤

【组成】 北沙参12克,元参15克,麻黄6克,生石膏30克,枇杷叶10克,杏仁10克,百部12克,紫菀12克,前胡10克,陈皮12克,黄芩12克,地骨皮15克,瓜蒌皮15克。

【用法】 水煎服,每日1剂。

【功效】 养阴清热、宣肺止咳。

【主治】 大叶性肺炎。高热,咳嗽痰少,胸痛,气喘,口干尿黄、舌淡红、苔薄黄,脉数。

【来源】 中国中医研究院西苑医院北京名老中医郭士魁教授验方。

清肺解毒化痰汤

【组成】 金银花 20 克,连翘 20 克,鱼腥草 20 克(后下),炒黄芩 15 克,黄连 10 克,炙麻黄 9 克,杏仁 10 克,生甘草 9 克,生石膏 30 克,贝母 10 克,桔梗 10 克。

【用法】 每日 1 剂,煎 2 遍和匀,每日 3 次。

【功效】 清热化痰,宣降肺气。

【主治】 冬温(大叶性肺炎)、寒战、高热、咯铁锈色痰。

【来源】 解放军总医院陈树森教授验方。

 清肺解毒汤

【组成】 板蓝根、大青叶、鱼腥草、白花蛇舌草、银花、山海螺各 15 克,蒸百部、炙僵蚕、玄参各 8 克,甘草 3 克。

【用法】 水煎服,每日 2 剂。

【功效】 清肺解毒。

【主治】 腺毒性肺炎,疫毒侵袭,痰热壅肺之重症。

【来源】 江苏省南通市中医院朱良春主任医师验方。

 银麻汤

【组成】 银花 9 克,连翘 9 克,鲜芦根 30 克,杏仁 9 克,桃仁 9 克,桔梗 4.5 克,生麻黄 12 克,冬瓜子 12 克,淡豆豉 9 克,生薏苡仁 12 克,生石膏 30 克,竹叶 9 克,生甘草 4.5 克,牛蒡子 9 克,鱼腥草 30 克。

【用法】 每日 1 剂,煎 2 次分服。

【功效】 宣肺解表,透邪泄热。

【主治】 大叶性肺炎、恶寒发热、咳嗽、咽红肿痛、胸痛、舌苔黄腻、质红而干,脉浮滑数。

【来源】 上海中医学院附属曙光医院张鸣祥主任医师验方。

肺结核

肺结核是由结核杆菌引起的发生于肺部的慢性传染病。以身体逐渐消瘦,症见咳嗽、潮热、盗汗为特征。祖国医学称为"肺痨"。

 ## 益肺健脾汤

【组成】 炙黄芪9克,炒白术9克,炙甘草3克,杏仁9克,陈皮4.5克,半夏4.5克,蒸百部4.5克,知母9克,青蒿子4.5克,鸡内金4.5克。

【用法】 水煎服,每日1剂。

【功效】 益肺健脾清热。

【主治】 肺痨。咯血,午后潮热、咳嗽,面浮神疲,形瘦色萎、纳呆、大便干结、舌质淡胖,尖有红刺,脉细。

【来源】 上海中医学院黄文东教授验方。

 ## 培土生金膏

【组成】 太子参、北沙参、明玉竹、怀山药、白茯苓、天冬、甜杏仁生、熟地黄各120克,生甘草、紫菀、百合各60克,五味子、川贝母各30克,白茅根240克。

【用法】 上药多加水浓煎2次,滤去渣。另加冰糖1.5克,先烊化熬到滴水成珠,后加入药汁收成膏,瓷瓶封闭,埋入土中7日后取出。每次服一大匙,滚水化下,日服3次。

【功效】 培元固本,补土生金,肺肾双补。

【主治】 肺痨。

【来源】 湖北中医学院名老中医张梦侬验方。

 ## 空洞结核方

【组成】 南沙参15克,天冬、麦冬各10克,炙百部10克,炙紫菀3克,桔梗3克,肥玉竹15克,茯苓10克,生甘草3克,地骨皮10克,生牡蛎30克(先煎),十大功劳叶10克,母鸡1只(约500克)。

【用法】 取母鸡净身之肉,不放盐、酒等佐料,文火煮浓汁6杯。余药浸泡30分钟,文火煎煮40分钟,滤取药液,加水再煎30分钟过滤,将2次药液混合成2杯(约400毫升)。每次服中药鸡汁1杯,每日2次。

【功效】 养阴清火。

【主治】 空洞型肺结核,属阴虚火旺。

【来源】 苏州名中医黄一峰验方。

托里内消汤

【组成】 金银花、当归、玄参、车前子、蒲公英、甘草各适量。

【用法】 水煎服,每日 1 剂。

【功效】 清热解毒,消痈散结。

【主治】 阴虚火旺肺痨,热毒壅盛腹皮痈。

【来源】 黑龙江省老中医郑侨验方。

腹泻

腹泻即指大便次数增多,粪质清稀,甚至大便如水样为特征的病症。包括西医学中消化器官发生功能性或器质性病变导致的腹泻,如急、慢性肠炎,肠结核、肠功能紊乱,结肠过敏等以泄泻为主症状者。

二香葛根汤

【组成】 广藿香 10 克,广木香 6 克,煨葛根 10 克,橘皮 10 克,大腹皮 10 克,炒川朴 4 克,焦山楂 10 克,炒神曲 12 克,茯苓 10 克,六一散 10 克,通草 5 克,生姜 3 片,荷叶一角,扁豆叶 14 片。

【用法】 水煎服,每日 1 剂。

【功效】 芳香化脓、利湿止泻。

【主治】 暑湿泄泻、胸闷欲呕。

【来源】 中国中医研究院研究员耿鉴庭验方。

葛根健脾汤

【组成】 粉葛根 3 克,炒山药、茯苓、御米壳、谷芽、补中益气丸(包煎)各 9 克,赤石脂 12 克(先煎),米炒荷蒂 3 枚。

【用法】 水煎服,每日 1 剂。

【功效】 补中益气、健脾止泻。

【主治】 腹泻。症见肠鸣泄泻、少气懒言、四肢无力、舌淡苔白、脉虚软无力。

　　【来源】　著名中医学家秦伯未验方。

苹果止泻方

　　【组成】　苹果 1～2 个。

　　【用法】　烤熟、去皮、蘸红糖少许食之,每次可服 1～2 个,每日 2 次。

　　【功效】　涩肠止泻。

　　【主治】　用于慢性肠炎、过敏结肠炎以及其他原因引起的慢性腹泻,大便稀溏等症。

　　【来源】　山东省中医研究所所长、现代著名中医学家刘惠民验方。

沉泻方

　　【组成】　党参 10 克,山药 15 克,焦白术 10 克,煨木香 6 克,赤白药各 10 克,补骨脂 10 克,苦参 6 克,桔梗 6 克,仙鹤草 24 克。

　　【用法】　每日 1 剂,煎 2 次,各浓煎成药 200 毫升,分 2 次温服。同时取灌肠方(地榆 30 克,石菖蒲 15 克,白及 15 克)浓煎成 50 毫升趁热调入锡类散 0.9 克,和匀,于晚 8 时大便后灌肠。肛管插入不少于 15 厘米。温度保持 50℃。灌完后,腿伸直,臀部垫高 10 厘米,左侧卧 5 分钟,平卧 5 分钟,右侧卧 5 分钟,然后平卧入睡。要求保留在肠中达 8 小时以上。

　　【功效】　健脾止泻,佐以清热。

　　【主治】　经常泄泻,腹鸣隐痛,粪检有黏度及脓细胞、红细胞,检查为慢性溃疡性结肠炎者。

　　【来源】　江苏省中医院名老中医徐景藩验方。

温肾健脾止泻方

　　【组成】　台党参 18 克,炒白术 15 克,茯苓 15 克,白扁豆(花尤佳)18 克,焦山楂 18 克,炒故纸 12 克,炒神曲 12 克,炒泽泻 12 克,炒吴茱萸 9 克,五味子 9 克,炒白芍 15 克,煨诃子肉 9 克,煨肉豆蔻 6～9 克,广木香 6 克,砂仁 9 克,炙甘草 6 克。

　　【用法】　水煎服,每日 1 剂。

【功效】 温肾健脾,固肠止泻。

【主治】 肾阳虚衰,命门火微,脾失温煦,健运无权,以致胃之关门不固,大肠传导失司,而泄泻经久不愈者。

【来源】 山东中医学院附属医院陆永昌主任医师验方。

三味止泻散

【组成】 山药 150 克,诃子肉 60 克,石榴皮 60 克。

【用法】 上药共为细面,每次 4.5 克,每日 3 次,白开水送服。

【功效】 滋脾胃,涩肠固泻。

【主治】 脾虚久泻。症见腹泻日久,腹中隐隐作痛、喜按,水谷不化、舌淡苔白、脉细无力。

【来源】 黑龙江省名老中医郑侨验方。

❀ 痢疾 ❀

痢疾是以腹痛、里急后重,痢下赤白脓血为特征的疾病。西医学中的急、慢性菌痢,急、慢性阿米巴痢属本病范畴。一些结肠病变如非特异性溃疡性结肠炎、过敏性结肠炎出现类似痢疾的症状时,也按本病论治。

解毒宽肠汤

【组成】 当归 12 克,杭白芍 12 克,黄连 9 克(酒炒),莱菔子 9 克,广木香 4.5 克,薤白 15 克。

【用法】 水煎服,每日 1 剂。

【功效】 活血理气,解毒导滞。

【主治】 猝发痢疾,日夜数十行,里急后重,腹中绞痛,壮热烦躁,舌红苔黄,脉沉细而弦。

【来源】 原云南省昆明市盘龙区医院院长、著名中医学家李继昌验方。

养阴止痢方

【组成】 西洋参 3 克(另煎冲),枫石解 3 克,炒白术 4.5 克,白芍 4.5 克,茯苓9克,灵甘草2.4克,怀山药9克,麦冬9克,扁豆9克。

【用法】 水煎服,每日1剂。

【功效】 扶正养阴,健脾止痢。

【主治】 湿蒸热壅,气机失调,纳谷不化,痢下五色,形悴,口温,舌红脉沉微数。

【来源】 上海市黄浦区牯岭路地段医院主任医师奚伯初验方。

 消食利湿方

【组成】 煨肉豆蔻10克,广木香9克,槟榔9克,山楂炭12克,建神曲12克,秦皮12克,高良姜12克,黄芩10克,石菖莆15克,水灯芯30克。

【用法】 水煎服,每日1剂。积食甚者去肉豆蔻,加苹果仁9克,水湿甚小便不利者加茯苓12克,苍术9克。

【功效】 消食行气止痛,清热利湿止痢。

【主治】 积食与湿热兼杂之痢疾,症见腹部微痛,大便泻白色稠黏液汁,坠胀欲解,解便次数多量少,一昼夜达八九次或二三十次不等,小便色微黄不畅,噫气多,无气少,舌苔微白或淡黄。

【来源】 重庆市中医研究所研究员龚志贤验方。

 清热救阴方

【组成】 白头翁9克,青蒿梗4.5克,薄荷梗1.5克,黄连苦参各4.5克,厚朴6克,广木香3克,炒地榆9克,白芍18克,甘草3克。

【用法】 水煎服,每日1剂。

【功效】 消热救阴扶正止痢。

【主治】 赤痢迁延日久,中气败坏,干呕,舌绛津调,脉沉细而数。

【来源】 中国中医研究院著名中医学家冉雪峰验方。

 阴虚血痢汤

【组成】 金银花30克,生地黄榆10克,干生地黄15克,枯黄芩10克,杭白芍15克,生首乌24克,生甘草10克,杭麦冬10克,南沙参15克,明玉竹15克,墨旱莲15克,茜草根10克,阿胶15克(另炸冲)。

【用法】 水煎,分3次温服。每日1剂。

【功效】 养阴增液,败毒泻火,清热凉血。

【主治】 阴虚血痢,痢下多日不愈,全为血便,有时带花红冻子,脉沉细数,舌红苔少。口干不欲饮,不欲食,小便短赤。

【来源】 湖北中医学院著名老中医张梦侬验方。

 ## 治痢方

【组成】 香薷、青皮、陈皮各6克,苏叶、葛根、黄连、黄芩、焦三仙各10克。

【用法】 水煎服,每日1剂。

【功效】 清暑利湿、止痢。

【主治】 痢疾属暑热外迫,积滞内停者。

【来源】 北京中医学院赵绍琴教授验方。

❀ 非特异性溃疡性结肠炎 ❀

非特异性溃疡性结肠炎系一种原因未明,可能与自身免疫有关的慢性结肠炎症,病变以溃疡为主,多累及远端结肠,但也可遍及整个结肠,偶可影响回肠末端10厘米左右。病情轻重不一,常反复发作,多见于青壮年。属于中医学"泄泻""腹痛""肠风""肠澼""久痢"等病症范畴。

 ## 久汤断下汤

【组成】 炙椿皮9克,土茯苓9克,川黄连6克,炒干姜6克,石榴皮4～6克,防风4克,广木香4克,炙粟壳9克,元胡4克。

【用法】 可常法煎服,也可加大剂量改作散剂或丸剂,丸剂每服9克,散剂每服6克,日服2次。勿在铜、铁器中煎捣。

【功效】 涩肠止泻。

【主治】 慢性非特异性结肠炎,过敏性结肠炎,久泻久痢之湿热郁肠,虚实交错症。症见长期溏便中杂有脓液,或形似痢疾,先黏液脓血,后继下粪便,左下腹痛,或兼见里急后重时轻时重。

【来源】 陕西中医学院主任医师郭谦享教授验方。

肠炎汤

【组成】 党参、白术、焦楂曲、大腹皮、木香、炒扁豆、夏枯草各 10 克,失笑散(包煎)、茯苓、海藻、秦皮各 12 克,柴胡 5 克。

【用法】 水煎服,每日 1 剂。

【功效】 健脾疏肝,理气化瘀。

【主治】 用于慢性结肠炎。脾虚失运,肝气乘脾,血瘀气滞、蕴结于回肠之症。见慢性腹泻、腹痛等,便溏夹有黏液,或便秘腹泻交替出现,腹胀、食少。

【来源】 上海中医学院教授黄文东验方。

健脾利湿汤

【组成】 黄连 1.2 克,党参 12 克,白术、白芍各 9 克,木香 4.5 克,山药 12克,葛根 9 克,吴茱萸 4.5 克,甘草 4.5 克,黄柏 4.5 克,乌药 9 克,煨肉果 9 克。

【用法】 水煎服,每日 1 剂。

【功效】 健脾和中,清理湿热。

【主治】 过敏性结肠炎,左侧小腹疼痛,大便不实且有黏液。

【来源】 上海中医学院教授章庆云验方。

灌肠方

【组成】 百部 15 克,苦参 30 克,乌梅 15 克,五倍子 15 克,枯矾 10 克,大黄10 克。

【用法】 浓煎 100 毫升,用金黄散加藕汁调成糊状,每日 2 次,每次 50 毫升灌肠。

【功效】 清热燥湿。

【主治】 治疗急性直肠炎、溃疡性结肠炎、肉芽性结肠炎等。

【来源】 上海中医学院附属曙光医院主任医师柏连松验方。

白鲜皮煎

【组成】 白鲜皮 500 克,加水 1500 毫升。

【用法】 水煎浓缩,保留灌肠。1 次 30～50 毫升。

【功效】 清热祛湿。

【主治】 溃疡性结肠炎。

【来源】 沈阳市痔瘘医院副主任医师李润庭验方。

 乌梅败酱汤

【组成】 乌梅 12～15 克，败酱草 12 克，黄连 4.5～6.0 克，木香（后下）9 克，当归 10 克，炒白芍 12～15 克，炒枳实 10 克，太子参 12 克，炒白术 10 克，茯苓 15 克，葛根 12 克，炙甘草 6 克。

【用法】 水煎服，每日 1 剂，分 2 次服；或乌梅用 50％醋浸一宿去核打烂，和余药按原方比例配匀，烘干研末装入胶囊。每服生药 1.5 克，每日 2～3 次，空腹温开水送下。

【功效】 清热化湿、调气行血，健脾抑肝。

【主治】 慢性非特异性结肠炎。长期腹泻，大便黏滞成带脓血，腹痛坠胀或里急后重腔腹痞闷、纳少乏力、面色黄白、舌质淡暗、苔腻、脉弦缓滑。

【来源】 中国中医研究院教授路志正验方。

胃痛

凡以胃脘部临近心窝处，经常发生疼痛为主的病症，称为胃痛，是一种常见病。包括西医学中的急、慢性胃炎，和胃溃疡、十二指肠溃疡，胃癌以及胃神经官能症等疾病。

 行气活血止痛汤

【组成】 党参 12 克，厚朴 6 克，大黄 5 克，广木香 5 克，火麻仁 15 克，当归 12 克，藿香 10 克，槟榔 10 克，枳实 10 克，桃仁 6 克，甘草 3 克。

【用法】 水煎服，每日 1 剂。

【功效】 行气活血，祛瘀止痛。

【主治】 胃脘疼痛拒按，不能进食，大便燥结，2～3 日方解 1 次，面色黑，伴头晕乏力。

【来源】 原湖南常德市中医院院长廖仲颐验方。

和胃方

【组成】 连皮茯苓、冬瓜皮、干百合、浮小麦各 30 克,法半夏 12 克,青竹茹 24 克,生姜、青皮、陈皮、炙甘草、炒枳壳各 10 克,台乌药 15 克,大枣 8 克。

【用法】 水煎服,每日 1 剂。

【功效】 清热和胃,理气止痛。

【主治】 胃脘胀痛,发无定时,大便秘结,苔白腻或黄腻,脉弦沉。

【来源】 中国中医研究院西苑医院主任医师步玉如验方。

 健中调胃汤

【组成】 党参 15 克,白术 10 克,姜半夏 6 克,陈皮 6 克,降香 10 克,公丁香 6 克,海螵蛸 15 克,炙甘草 6 克。

【用法】 水煎服,每日 1 剂。

【功效】 健中调胃。

【主治】 消化性溃疡,慢性胃炎,症见胃痛嘈杂泛酸、苔白滑、脉沉细或弦。

【来源】 辽宁中医学院教授李寿山验方。

 安胃止痛汤

【组成】 大党参 15 克,吴茱萸 5 克,黄连炭 5 克,法半夏 10 克,陈皮 10 克,乌梅炭 10 克,白芍 10 克,炙甘草 10 克,白茯苓 10 克,厚朴 10 克,生姜 3 片。

【用法】 水煎,每剂分数次服,每次服 1 杯。2 日服 1 剂,可继服 10 剂为 1 个疗程。

【功效】 安胃和中,止呕定痛。

【主治】 胃脘部疼痛,每于食后发作,痛处拒按,有痛剧发呕的,症状时止时发多年不愈者。

【来源】 著名老中医张梦依验方。

 疏肝和胃散

【组成】 制香附、甘松、沉香曲、九香虫、刺猬皮、延胡索、降香、瓦楞子、黄连、吴茱萸、生姜汁、甘蔗叶各适量。

【用法】 水煎温服,每日1剂。

【功效】 疏肝解郁,行气止痛,活血化瘀,健胃止呕。

【主治】 肝气犯胃之胃脘痛。

【来源】 江苏省名老中医裘吉生验方。

 ### 调气散寒汤

【组成】 紫苏梗、姜半夏、青皮、陈皮、广木香、制香附、旋复梗、炒白芍、焦神曲、生姜各9克,炙甘草6克,桂枝4.5克。

【用法】 水煎服,每日1剂。

【功效】 调气和胃,散寒消食。

【主治】 寒实型胃痛,症见胃脘暴痛,痛势较剧,得温则舒,泛吐清水,缠绵不已,苔白滑、脉弦或迟。

【来源】 全国著名老中医黄文东教授验方。

 ### 三合汤

【组成】 高良姜6～10克,制香附6～10克,百合30克,乌药9～12克,丹参30克,檀香6克(后下),砂仁3克。

【用法】 水煎服,每日1剂。

【主治】 长期难愈的胃脘痛,或曾服用其他治胃痛药无效者,舌苔白或薄白,脉象弦,或沉细弦,或细滑略弦,胃脘喜暖,痛处喜按,但又不能重按,大便干或溏,虚实寒热症状夹杂并见者。包括各种慢性胃炎、胃及十二指肠球部溃疡、胃黏膜脱垂、胃神经官能症、胃癌等所致的胃痛。

【来源】 中日友好医院名老中医焦树德教授验方。

 ### 理脾愈疡汤

【组成】 党参15克,白术10克,茯苓15克,桂枝6克,白芍12克,砂仁8克,厚朴10克,甘松10克,刘寄奴15克,元胡10克,乌贼骨10克,炙甘草6克,生姜10克,大枣3枚。

【用法】 每日1剂,文火水煎2次,早、晚各服1次。

【功效】 健脾温中,理气活血。

【主治】 胃溃疡、十二指肠球部溃疡。症见胃脘隐痛,饥饿时痛甚,得食缓解,痛处喜按,喜热恶寒,胃胀嗳气,每在春秋季犯病。

【来源】 河南中医学院主任医师李振华教授验方。

 ## 加味乌贝及甘散

【组成】 三七粉30克,乌贼骨30克,川贝母30克,白及30克,黄连30克,甘草30克,砂仁15克,延胡索30克,川楝肉30克,佛手30克,广木香18克,生白芍45克。

【功效】 柔肝和胃,调气活血,制酸止痛,止血生肌。

【主治】 胃溃疡、十二指肠溃疡(肝胃不和)胃脘痛、泛酸、呕吐、黑便、呕血等症。

【来源】 名老中医贵阳中医学院袁家玑教授验方。

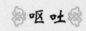 ## 呕吐

呕吐是指胃失和降,气逆于上,迫使胃中之物从口中吐出的一种病症。包括西医学的神经性呕吐、胃炎、幽门痉挛或梗阻等病以呕吐为主者。

 ## 藿香化浊汤

【组成】 藿香10克,厚朴10克,法半夏10克,白茯苓15克,陈皮10克,炙甘草10克,黄连5克,吴茱萸5克,苍、白术各10克,紫苏10克,神曲10克,生姜3片。

【用法】 水煎,分数次温服,可连服3剂。

【功效】 芳香化浊、安胃、理脾、和中。

【主治】 脘痞闷胀,次则腹中剧痛,继则呕吐酸馊食物,泻利稀黄水,便中带不消化残渣。精神疲乏。

【来源】 湖北中医学院著名老中医张梦侬验方。

 ## 和降止呕方

【组成】 半夏、黄芩、党参、藿香、川朴、炙甘草各10克,干姜6克,生姜

3 克。

　　【用法】　水煎服,每日 1 剂。

　　【功效】　和胃降逆止呕。

　　【主治】　呕吐伴头晕胸闷、咳喘。

　　【来源】　河南南阳地区人民医院主任医师李鸣皋验方。

 温经回阳方　▶▶▶

　　【组成】　附子 6 克,干姜、炙甘草各 3 克,西党参、茯苓各 9 克,浮小麦 30 克,红枣 6 枚。

　　【用法】　水煎服,每日 1 剂。

　　【功效】　温经回阳止吐。

　　【主治】　恶心呕吐,胃脘痛喜按,受凉后痛甚,四肢厥冷、面色苍白,脉细、舌淡苔薄白。

　　【来源】　浙江省中医院主任医师魏长春验方。

🌀 噎膈 🌀

　　噎膈是指吞咽困难,饮食难下,或纳即复出的病症。包括西医学的食管癌、贲门癌,它如食管憩室、食管炎、贲门痉挛等。

 养阴止噎方　▶▶▶

　　【组成】　天冬 9 克,麦冬 9 克,生地黄 9 克,熟地黄 9 克,玉竹 15 克,石斛 9 克,当归 9 克,杭芍 9 克,柿蒂 3 个,玄参 9 克,甘草 3 克。

　　【用法】　水煎服,每日 1 剂。

　　【功效】　养阴生津止噎。

　　【主治】　老年气结津亏之噎膈,噎膈食不能下,大便干、尿短、消瘦、皮肤干涩,舌质淡红,苔少而干,脉沉数无力。

　　【来源】　原云南昆明市盘龙区医院院长,著名中医学家李继昌验方。

 开道散　▶▶▶

　　【组成】　硼砂 60 克,沉香 10 克,火硝 30 克,礞石 15 克,冰片 10 克。

【用法】 上药共研细末,每次含化 1 克。

【功效】 软坚散结。

【主治】 用于噎膈。

【来源】 上海中医学院教授张伯臾验方。

 运中涤痰饮 ▶▶▶

【组成】 炙党参、北条参、焦白术、骥半夏、广陈皮、炙甘草各 15 克,西砂仁、广木香各 6 克,杭寸冬、白茯苓各 15 克。

【用法】 用水浓煎,分 3 次温服,每日 1 剂。

【功效】 健运中阳,涤痰饮,补正气,增津液,降逆气。

【主治】 中阳不运、痰饮中阻,津液衰竭之噎膈。

【来源】 湖北中医学院著名老中医张梦侬验方。

❀ 呃逆 ❀

呃逆是以气逆上冲,喉间呃呃连声,声短而频,令人不能自制为特征的病症。本病包括西医学中胃神经官能症。或某些胃、肠、腹膜、纵隔、食管、脑部等疾病导致膈肌痉挛而致呃逆。

 活血散寒止呃方 ▶▶▶

【组成】 赤芍、桃仁、红花各 9 克,老葱 3 根,川芎 4 克,生姜 2 片,红枣 7 枚,麝香 0.5 克(吞服)。

【用法】 水煎服,每日 1 剂。

【功效】 活血化瘀,散寒止呃。

【主治】 呃逆属中寒交迫血瘀者。

【来源】 北京中医学院颜德馨教授验方。

止呃方

【组成】 旋覆花 9 克,代赭石 9 克,公丁香 3 克,大黄 6 克,芒硝 9 克,柿蒂 5 只。

【用法】 每日 1 剂,煎 2 次分服。

【功效】 降逆止呃,泻热通便。

【主治】 呃逆连连,便秘。

【来源】 上海名老中医姜春华验方。

 ### 祛化湿痰止呃汤 ▶▶▶

【组成】 合欢皮 30 克,合欢花 12 克,越鞠丸 9 克(包煎),制香附 9 克,制苍术 9 克,法半夏 5 克,广深皮 6 克,炒竹茹 9 克,川石斛 12 克,海藻 12 克,玫瑰花 4 朵,另用荸荠汁、藕汁各 10 毫升冲入。

【用法】 水煎服,每日 1 剂。

【功效】 祛湿化痰,疏肝和胃。

【主治】 进食时暴怒气郁所致呃逆,苔白厚或燥黄,脉弦滑。

【来源】 南京中医学院教授邹云翔验方。

❀ 腹痛 ❀

腹痛泛指胃脘以下耻骨以上范围内发生的疼痛而言,在此主要指内科常见的腹痛,至于急腹症,如妇科疾病所致的腹痛,属外科、妇科范围;痢疾、霍乱、积聚等所致的腹痛可参考有关章节。

 ### 升槐升降汤 ▶▶▶

【组成】 升麻 30 克(醋 120 毫升,煮平焙枯),槐子 15 克,炙黄芪 12 克,白术 12 克,柴胡 12 克,当归 12 克,腹皮 30 克,木香 6 克,炙甘草 9 克。

【用法】 水煎服,每日 1 剂。

【功效】 疏通气血,升清降浊。

【主治】 气虚下陷腹痛,症见腹痛坠胀神疲、舌苔薄白、脉象沉弱。

【来源】 湖南省岳阳县人民医院名老中医易聘海验方。

 ### 温脾固肠汤

【组成】 附子、白术、赤石脂、禹余粮、茯苓、薏苡仁、木香海、参天生磺各适量。

【用法】 水煎服,每日1剂。海参另炖烂,和天生磺研细末分吞。

【功效】 温脾固肠。

【主治】 过敏性结肠炎,久泻不止,即或少获初愈,而停药数日,或饮凉水、或食一片水果,又腹泻如初。

【来源】 北京"四大名医"之一施今墨验方。

解毒活血汤

【组成】 蒲公英30克,一见喜30克,红藤15克,黄芩9克,赤芍9克,桃仁9克,川连45克,木香45克,制乳香、没药各4.5克。

【用法】 水煎服,每日1剂。另用大蒜、芒硝外敷。

【功效】 清热解毒,理气活血。

【主治】 温热血积,气血瘀滞所致腹痛、腹痛拒按、脉数有力而弦、舌红苔黄。

【来源】 上海第一医院附属儿科医院主任医师徐迪三验方。

香姜红糖散

【组成】 广木香50克,干姜350克,红糖120克。

【用法】 先把木香、干姜碾为粉末,然后和红糖调在一起,混合均匀。此为1个疗程之量,每次口服10克,白水送下,3小时1次,日用4次,连服13天。如嫌辣味过浓,可改为每次5克,一个半小时1次,日服8次。

【功效】 温中健脾,理气止痛。

【主治】 脾阳虚弱,腹中隐隐作痛,每日泻下3～5次,呈半水样便,久而不止,服附子理中丸或痛泻要方巩固不住者。

【来源】 山东中医学院教授张志之验方。

养肝健脾驱虫止痛方

【组成】 杭白芍12克,广木香3克,川楝根皮9克,雷丸6克,芜荑3克,粉丹皮3克,生甘草、怀山药15克,烧乌梅2个,槟榔6克,生地黄9克,炒地榆9克。

【用法】 水煎服,每日1剂。

【功效】 养肝健脾驱虫。

【主治】 过敏性紫癜。症见腹痛、全身有大小紫斑、神疲气短、舌质淡红有斑、脉细数无力。

【来源】 著名老中医李继昌验方。

❀ 胃 下 垂 ❀

　　胃下垂系站立位时,胃下缘达盆腔,胃小弯弧线最低点降到髂嵴连线以下的一种病症。中医学的"腹胀""恶心""嗳气""痞证"等病症中可找到类似的描述。

益气畅中汤

【组成】 炒党参9克,黄芪9克,当归9克,白芍9克,升麻9克,香附9克,郁金9克,八月札9克,厚朴花2.4克,砂仁3克(后下),沉香1.2克,清灵草9克,钩藤9克,磁石30克,宁志丹9克(包)。

【用法】 水煎服,每日1剂。

【功效】 补中益气,理气畅中。

【主治】 胃下垂(张力低下型)。胃腔胀满,腹泻,体重下降,苔薄质淡,脉细。

【来源】 上海中医学院教授章庆云验方。

马钱枳术丸

【组成】 制马钱子60克,枳实80克,白术360克。

【用法】 3药各研细末,炼蜜为丸,每丸重3克,早晚饭后各服1丸,温开水送下。

【功效】 强筋壮骨,健脾理气。

【主治】 因身体素亏,气血不足,中气下陷所致的胃、肾、子宫等下垂之征。以治胃下垂疗效最好。

【来源】 重庆市中医研究所研究员著名老中医龚志贤验方。

补胃散

【组成】 鲜猪肚1个(洗净正面朝外),白术片250克(用水浸透)。

【用法】 将白术入猪肚内,两端用索线扎紧,放入大瓦罐内,加满水(罐内须用洗净碎瓦片垫在底上,以免猪肚粘在罐底上),置火上,煮1日,将猪肚内白术取出晒干,焙枯,研成极细末(猪肚可切细脍食。每次服3克,每日3次。空腹时用米汤送下,开水亦可。服完之后,可继续按法配制,以5剂为1个疗程。轻症1个疗程可愈,重症可连用3个疗程。

【功效】 养胃健脾。

【主治】 胃下垂。午时神倦体乏。

【来源】 湖北中医学院著名老中医张梦侬验方。

 益气升陷汤

【组成】 黄芪、党参(或太子参)、银柴胡、干荷叶各适量。

【用法】 每日1剂,水煎2次分服。

【功效】 益气升陷。

【主治】 胃下垂。

【来源】 湖北省黄石市中医院副主任医师陈泽江验方。

便 秘

便秘是指排便间隔时间延长,或虽不延长而排便困难者。小儿多因脾虚失健,热结津亏而导致大便秘结不通,常伴有腹胀、纳差等症。可见于西医的习惯性便秘、巨结肠病等。

 通便汤

【组成】 茯苓、橘红、伏龙肝、钩藤各9克,炙甘草6克。

【用法】 水煎服,每日1剂。

【功效】 理气和胃。

【主治】 小儿便秘(先天性巨结肠、习惯性便秘)。

【来源】 北京儿童医院著名老中医王鹏飞验方。

硝黄散

【组成】 大黄 5 克,芒硝 20 克。

【用法】 研末,以黄酒适量调敷于脐部,纱布覆盖,胶布固定,再用热水袋热敷 10 分钟左右。一般 1～3 日大便可以畅行,然后改用药末少许填满脐孔,外盖肤疾宁贴膏,隔日换药 1 次,连用 10 天以巩固疗效。

【主治】 小儿便秘。

【来源】 江苏省南通市名中老医副主任医师吴震西验方。

通幽汤

【组成】 枳实、郁李仁、玉竹各 10 克,木香、酒制大黄、麦冬各 7.5 克,皂角、玄参各 5 克,槟榔 15 克。

【用法】 水煎服,每日 1 剂。

【功效】 下气润燥、通腑降浊。

【主治】 小儿巨结肠症。

【来源】 辽宁中医学院名中医李树勋验方。

通便利水汤

【组成】 鲜芦根 30 克,清宁片 3 克(开水泡兑),杏仁泥 9 克,旋覆花 9 克(包煎),生赭石 9 克,清半夏 9 克,嫩桑枝 24 克,广陈皮 4.5 克,肥知母 9 克,大腹绒 4.5 克,川朴花 4.5 克,莱菔子 12 克,元明粉 2.1 克(冲入),苏合香丸 1 粒(和入)。

【用法】 水煎服,每日 1 剂。

【功效】 通滞利水。

【主治】 三焦蓄水,大肠结闭,形冷甚,腹胀而鼓,大便燥秘,小溲少,脉滑而数。

【来源】 北京"四大名医"之一孔伯华验方。

惯秘方

【组成】 藿香 10 克,清半夏 10 克,厚朴 10 克,炒枳壳 10 克,白蔻仁 6 克,桔梗 10 克,杏仁泥 10 克,当归 10 克,郁李仁 10 克,桃仁泥 10 克。

【用法】 水煎,分 3 次服,2 日服 1 剂,可续服 5 剂。

【功效】 温通中阳,宣利湿热,通畅气机。

【主治】 习惯性便秘,粪便干燥坚硬,数日 1 行,伴胃脘胀闷,食呆,或呕逆嗳饱及冷酸等症。

【来源】 湖北中医学院著名老中医张梦侬验方。

 加味小柴胡汤

【组成】 柴胡 18 克,黄芩 9 克,半夏 12 克,党参 30 克,生地黄 30 克,玄参 24 克,麦冬 24 克,生白术 60 克,甘草 6 克,杏仁 9 克,桔梗 4.5 克,生姜 9 片,大枣 6 枚。

【用法】 水煎服,每日 1 剂。

【功效】 宣展枢机,通利三焦。

【主治】 便秘,粪质干硬如珠。

【来源】 山东中医学院附院院长吕同杰验方。

 调脾通结汤

【组成】 白术、苍术各 30 克,枳壳 10 克,肉苁蓉 20 克。

【用法】 用适量清水先将药物浸泡 30 分钟,每剂煎 2 次,每次慢火煎 1 小时左右,将 2 次煎出的药液混合。每日 1 剂,1 次温服。

【功效】 温中润便。

【主治】 各种便秘(虚秘)。如习惯性便秘、全身虚弱致排便动力减弱引起的便秘等。

【来源】 广东省中医院名老中医岑鹤龄验方。

 芦荟通便胶丸

【组成】 芦荟 6 克。

【用法】 将芦荟研细末,分装在 6 枚空心胶囊内。成人每次用温开水吞服 2~3 枚,日 2 次,小孩每服 1 枚,日 2 次。如无胶囊装药末,亦可用白糖温开水吞服,成人每次 2~3 克,小孩每次 1 克。

【功效】　清热通便。

【主治】　习惯性便秘，热结便秘。

【来源】　重庆市中医研究所名老中医熊寥笙验方。

🐉 病毒性肝炎 🐉

肝炎是感染肝炎病毒，引起肝脏损害的一种传染病。临床分为甲型、乙型、非甲非乙型三种。主要表现为乏力、食欲减退、恶心呕吐、肝肿大及肝功能损害。部分患者可有黄疸和发热，也有隐性感染者但较少见。中医可按胁调、腹胀、纳呆等辨证论治。

 舒肝和络饮

【组成】　北柴胡9克，生牡蛎30克，制香附9克，乌药9克，川香6克，白芍9克，当归9克，郁金6克，苍术9克，川朴6克，枳壳6克，丝络9克，冬瓜子12克。

【用法】　每日1剂，水煎2次分服。

【功效】　舒肝和络。

【主治】　慢性肝炎。

【来源】　上海市中医文献馆研究员陈苏生验方。

 五草汤

【组成】　败酱草62克，鱼腥草31克，龙胆草62克，金钱草31克，车前草31克。

【用法】　每日1剂，水煎2次分服。

【功效】　清热利湿。

【主治】　急、慢性肝炎。舌质红、苔黄或黄厚腻、脉沉弦或弦数。

【来源】　中国人民解放军第三军医大学大坪医院乔玉川验方。

 归芍和胁饮

【组成】　当归、白芍、炒枳壳、甘草、香附、姜黄、黄芩、青皮各适量。

【用法】　每日1剂，水煎2次分服。

【功效】 疏肝和胁。

【主治】 无黄疸性肝炎,右胁胀痛,脘满少食,四肢无力,肝脏肿大,大便干。

【来源】 山东省老中医吴少怀验方。

 清肝凉胆汤

【组成】 当归、川芎、白芍、柴胡、丹皮、山栀、胆草、枳壳、麦芽各适量。

【用法】 每日 1 剂,水煎 2 次,分服。

【功效】 疏肝清热,活血,理气。

【主治】 传染性肝炎,右胁胀满;烦躁,口苦,四肢倦怠,大便干,小便黄。

【来源】 山东省老中医吴少怀验方。

 急肝汤

【组成】 茵陈 30 克,酒胆草 10 克,草河车、车前草各 15 克,泽兰、蒲公英各 12 克。

【用法】 水煎服,每日 1 剂。

【功效】 清热,退黄。

【主治】 急性传染性肝炎。

【来源】 全国名老中医关幼波验方。

 疏肝和胃饮

【组成】 柴胡 10～20 克,枳壳 10 克,青皮 10 克,炒麦芽 10 克,黄芩 10～15 克,败酱草 15～20 克,连翘 15～20 克,清半夏 10 克,生姜 5 克,薄荷 8 克(后入轻煎)。

【用法】 共煎,取汁 400～500 毫升,每日 3 次,温服。

【功效】 疏肝理气,清热和胃。

【主治】 慢性肝炎。

【来源】 黑龙江中医学院教授马骥验方。

 肝郁得效方

【组成】 全当归 15 克,赤、白芍各 9 克,醋青皮 12 克,郁金 9 克,醋香附 12

克,广木香 9 克,炒枳壳 9 克,陈皮 12 克,焦白术 12 克,茯苓 12 克,醋柴胡 6 克,甘草 6 克。

【用法】 水煎服,每日 1 剂,煎 2～3 次均可。早、中、晚餐后 1～2 小时温服。

【功效】 疏肝理气,和血散瘀,健脾和中。

【主治】 胁痛脘胀,嗳气频作,消化不良,纳谷减少身倦乏力,精神郁闷等,并治慢性肝炎、肝硬化等病。

【来源】 武汉市中西医结合医院主任医师高省身验方。

 虎蛇疗肝汤 ▶▶▶

【组成】 虎杖 15 克,白花蛇舌草 30 克,贯众 15 克,太子参 15 克,白术 10 克,桑寄生 15 克,秦艽 10 克,赤芍 10 克,白芍 10 克,甘草 6 克,藿香 10 克,茯苓 10 克,益母草 10 克,郁金 10 克。

【用法】 水煎服,每日 1 剂。

【功效】 解毒利湿,调肝理脾。

【主治】 病毒性肝炎、肝硬化或其他肝脏疾患、凡有湿热蕴遇、肝脾功能失调的征候,均可选用本方。

【来源】 武汉市第九医院主任医师万文谟验方。

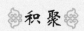 **积聚**

积聚是以腹内结块,或胀或痛为主要临床特征。多因正气亏虚,脏腑失和,气滞血瘀,痰浊蕴结腹内所致。包括西医的腹部肿瘤、肝脾肿大以及增生型肠结核、胃肠功能紊乱、不完全性肠梗阻等疾病。

 软坚丸

【组成】 皂矾(煅红醋浸)90 克,苍术(米泔水浸)15 克,甜酒曲 21 克,茵陈 60 克,生鸡内金 15 克,郁金 15 克,金钱草 30 克,青蒿 45 克,鳖甲 100 克,黄芪 60 克,山甲珠 18 克,栀子 15 克,酒大黄 9 克。

【用法】 先将鳖甲、黄芪、金钱草、茵陈、栀子、青蒿浓煎收膏至滴水成珠。再将皂矾、生鸡内金、郁金、苍术、大黄、甜酒曲、山甲珠研极细混合伴上药使其均匀,炼蜜为丸。每丸重9克,每日2次,早、晚各1丸。

【功效】 软坚散结,疏肝清热。

【主治】 肝区疼痛,肝大质硬,食欲不振,腹胀气撑,倦怠乏力,手足心热,胸、面部等有蜘蛛痣、黄疸等。舌质淡红,舌苔薄或无苔,脉弦细。

【来源】 云南林业中心医院老中医来春茂验方。

 ## 肝硬化丸

【组成】 柴胡45克,枳实60克,郁金30克,陈皮15克,当归30克,白芍60克,川芎30克,丹皮30克,云苓60克,甘草30克,砂仁15克,桃仁30克,白人参30克,白术60克,苍术30克,川朴30克,三棱30克,莪术30克,木香15克,槟榔30克,法半夏30克,乌药30克,黑丑30克,地龙30克,肉桂15克,川楝子30克,血竭30克,琥珀30克。

【用法】 上药共研细末,水泛为丸,如绿豆大,每次服9克,每日2～3次,开水吞服。

【功效】 疏肝理气,活血散结。

【主治】 慢性肝炎,早期肝硬化。

【来源】 北京"四大名医"之一施今墨验方。

 ## 化瘀益气方

【组成】 生大黄6～9克,桃仁9克,虫9克,炮山甲9克,丹参9克,鳖甲12～15克,黄芪9～30克,白术15～16克,党参6克。

【用法】 每日1剂,水煎2次,分服。

【功效】 益气活血。

【主治】 早期肝硬化。

【来源】 上海医科大学姜春华教授验方。

 ## 软肝缩脾方

【组成】 柴胡6克,黄芩10克,蝉蜕6克,白僵蚕10克,片姜黄6克,水红花子10克,炙鳖甲20克,生牡蛎20克,生大黄1克,焦三仙10克。

【用法】 上方每周5剂,每剂煎取500毫升左右,分2～4次温服,服3个月后改为每周 3 剂分服维持。

【功效】 行气开郁,活血化瘀,软肝缩脾。

【主治】 早期肝硬化,肝硬,脾大。

【来源】 北京中医学院赵绍琴教授验方。

❀ 臌胀 ❀

臌胀是因腹部胀大如鼓而命名。以腹部胀大,皮色苍黄,甚则腹水青筋暴露,四肢不肿或微肿为特征。多因酒食不节,情志所伤,感染血吸虫,劳欲过度,以积黄疸。积聚失治,使肝、脾、肾功能失调,气血水积瘀于腹内而成。主要见于西医的肝硬化腹水。

消臌利水汤

【组成】 对坐草、白毛藤、白毛根、路路通各 30 克。

【用法】 水煎服,连服 10～20 剂。

【功效】 消臌利水。

【主治】 肝硬化腹水、腹臌大坚硬,起青筋,四肢瘦,行动气喘急,面容瘦削,脉弦,或弦细,舌色深红,胃纳不佳,心情郁闷不乐,欲名臌胀实证。

【来源】 浙江省中医院主任医师魏长春验方。

化瘀通气排水方

【组成】 柴胡 9 克,赤芍 15 克,丹参 15 克,当归 15 克,生牡蛎 30 克(先下),广郁金 9 克,川楝子 12 克,桃仁 9 克,红花 9 克,桔梗 9 克,紫菀 9 克,虫 9 克,椒目 9 克,葶苈子 9 克。

【用法】 每日 1 剂,水煎 2 次分服。

【功效】 化瘀软坚,通利三焦。

【主治】 肝硬化腹水,腹大如鼓,胸胁胀满,其病多由气臌积渐而来,腹中水渍,转侧有声,鼓之则移动性浊音明显,下肢可见水肿,面色萎黄,小便短少,大便时干,脉细数。

【来源】 北京中医学院印会河教授验方。

臌胀丸

【组成】 苍术、白术各 60 克,川厚朴 60 克,炒枳实 60 克,旋覆花炭 60 克,煨三棱 60 克,煨莪术 60 克,醋炒鳖甲 90 克,绵茵陈 120 克,炒槐角 60 克,广陈皮 60 克,败酱草 90 克,赤、白芍各 60 克,红饭豆 120 克,昆布 60 克,海藻 60 克,槟榔 60 克,干虫(土鳖)30 个,干蝼蛄(土狗)30 个,蒲公英 120 克,紫花地丁 120 克。

【用法】 共炒焦,研极细。另用皂矾 120 克,入 500 毫升醋中,加热熔化,再加入粟米 1 千克,拌匀,晒干,入锅内慢火炒成炭,待烟尽,待冷,隔纸将粟米炭摊地上,约 2 小时,研极细末,再合入上药末中共研匀,后用白面粉 750 克,加醋与水各半,打成糊,和合为丸,如小豆大,晒干。每次服 30 粒,饭前糖化开水送下,每日 3 次。如服后胃中有嘈杂感,可只服 20 粒或 10 粒,待反应消失时,每日加服 5 粒,逐渐加至每次 30 粒,最多每次不超过 40 粒。如服后,病势减退,可照方配制继续多服,以愈为度。

【功效】 疏肝、理脾、活血、消瘀、清热利湿、软坚、散结。

【主治】 肝硬化腹水,脘腹坚硬胀满如鼓,肝区时痛,腹壁静脉怒张,肢体出现明显蜘蛛痣及红斑掌,四肢干瘦、食少、溺短、神倦、体困、动则气短作喘,也有发生黄疸的,日久失治,则正气衰竭,发生肝昏迷而致死亡。

【来源】 湖北中医学院张梦依验方。

益脾消水饮

【组成】 柴胡(陈醋炙)15～20 克,鳖甲(陈醋炙酥、捣细)20～25 克,白术(土炒)10～15 克,丹参 15～20 克,红参 8～15 克,白茯苓 15～25 克,陈皮 10～20 克,蓬莪术(醋炙)10～15 克,大腹皮 15～25 克,丹皮 15～20 克。

【用法】 以上诸药,用文火煎取药汁 500 毫升,1 日分 3～4 次、食后服。

【功效】 化瘀,健脾利水。

【主治】 肝硬变。

【来源】 黑龙江中医学院教授马骥老中医验方。

舒肝开肺方

【组成】 柴胡 10 克,赤芍 30 克,当归 15 克,丹参 30 克,生牡蛎 30 克(先下),广郁金 10 克,川楝子 12 克,桃仁 10 克,土鳖虫 10 克,桔梗 10 克,紫菀 10 克。

【用法】 水煎服,每日 1 剂。

【功效】 开利肺气,通畅三焦气道。

【主治】 肝性腹胀(慢性肝炎、肝硬化、肝硬化腹水)。

【来源】 著名中医专家印会河验方。

 ## 补气利水汤

【组成】 党参、当归各 12 克,黄芪、木瓜、茅根、冬瓜皮、茯苓、笋片各 30 克,白芍、白术、香附、薏苡仁、陈皮、泽泻各 20 克,陈瓢皮 50 克,红花 10 克。

【用法】 水煎服,每日 1 剂。一般服 5 剂后小便利,腹胀稍减。继服 30 剂为 1 个疗程。若小便不多,腹胀加剧者可加白术 120 克,甘遂 30 克,焙干研细粉,装入胶囊中备用,每日 1 次,每次 3 克,以汤剂送服,7 日为 1 个疗程。腹胀消后,可去药粉,单服水药。

【功效】 补气行水、祛湿消满。

【主治】 肝硬化腹水(气虚湿阻型)症见面黄形瘦、语音低微、息促气短、体倦乏力、腹大胀满、饮食减少、食后胀甚、舌淡胖、苔薄白或滑润。

【来源】 安徽名老中医王正雨验方。

 ## 臌胀消水丹

【组成】 甘遂粉 10 克,琥珀 10 克,枳实 15 克,沉香 10 克,麝香 0.15 克。

【用法】 上药共研细末,装入胶囊,每次 4 粒,于空腹时用大枣煎汤送服。间日 1 剂。

【功效】 行气逐水。

【主治】 肝硬化腹水。

【来源】 贵阳中医学院教授主任医师李昌源验方。

脱肛

脱肛又称肛管直肠脱垂,系直肠黏膜、肛管直肠全层和部分乙状结肠向下移位、脱出肛外的一种疾病,多见于体质虚弱的老年人及小儿。

收肛散

【组成】 五倍子 9 克,炒浮萍草 9 克,龙骨 9 克,木贼草 9 克。

【用法】 共研细末,干擦或麻油调敷。

【功效】 收涩固脱。

【主治】 肛门直肠黏膜脱垂Ⅰ、Ⅱ度。

【来源】 上海中医学院曙光医院教授柏连松验方。

 ## 益气升肠汤

【组成】 黄芪 15 克,当归 10 克,党参 15 克,白术 10 克,柴胡 10 克,升麻 10 克,炙甘草 10 克,椿树皮 10 克,陈皮 10 克,罂粟壳 10 克。

【用法】 水煎,每日 1 剂,3 次分服。

【功效】 益气升阳。

【主治】 脱肛。

【来源】 湖北中医学院名中医张梦侬验方。

 ## 脱肛液

【组成】 明矾 6 克,盐酸普鲁卡因 1 克,加水至 100 毫升。

【用法】 注射于直肠周围或直肠黏膜层与肌层之间。

【功效】 固肠收涩。

【主治】 直肠脱垂。

【来源】 沈阳市痔瘘医院主任医师李润庭验方。

 ## 脱肛口服方

【组成】 党参 30 克,升麻 12 克,卷柏 9 克,蒲公英 30 克,炙甘草 6 克。

【用法】 每日 1 剂,水煎 2 次分服。

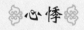
心悸

心悸是指患者自感心中急剧跳动,惊慌不安,不能自主,或脉见参伍不调的一种征候。包括西医中各种原因引起的心律失常,如心动过速、心动过缓、过早搏动、心房颤动与扑动、房室传导阻滞、束支传导阻滞、病态窦房结综合征、预激综合征、心力衰竭、心肌炎、心包炎以及一部分神经官能症等。

宁心饮

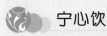

【组成】 太子参 15～30 克,麦冬 15 克,五味子 6 克,浮小麦 30 克,甘草 6 克,大枣 7 枚,丹参 15 克,百合 15 克,龙牡各 30 克,磁石 30 克。

【用法】 每日 1 剂,水煎 2 次,分服。

【功效】 益气养阴,宁心调神。

【主治】 心悸难宁,胸闷烦热,口干津少,少寐多梦,或伴汗出。苔少质红,脉细数或有间歇。多用于窦性心动过速、室上性心动过速、心脏神经官能症等。

【来源】 上海中医学院附属岳阳医院主任医师朱锡祺验方。

渗湿逐饮汤

【组成】 半夏 10 克,风化硝 10 克(冲),茯苓 31 克,花槟榔 10 克,猪苓 31 克,郁李仁 16 克。

【用法】 每日 1 剂,水煎 2 次,分服。

【功效】 渗湿逐饮。

【主治】 胃脘跃动(痰饮心悸)。症见心悸心慌,伴有失眠,头晕等。

【来源】 北京中医医院老中医奏厚生验方。

心律失常方

【组成】 生地黄 12 克,丹皮 12 克,知母 9 克,黄柏 6 克,黄连 6 克,龙眼肉 12 克,玉竹 12 克,莲子肉 12 克,枣仁 9 克,夜交藤 15 克,珍珠母 15 克。

【用法】 每日 1 剂,水煎 2 次,分服。

【功效】 清热安神。

【来源】 河北中医学院薛芳副教授验方。

风心方

【组成】 橘络、丝瓜络各 6 克,青葱根、茜草根、旋覆花、赤芍、归尾、桃仁、

小偏方小食物治大病

红花、青蒿各 6 克,鳖甲 25 克,大黄虫丸 1 丸(分吞)。

【用法】 水煎服,每日 1 剂。

【功效】 补气养阴、活血化瘀、疏通经络。

【主治】 风心病心衰晚期症见大肉已脱,上气喘满,心悸怔忡,腹胀攻撑,纳差便溏,肚大青筋,下肢水肿等,舌边有瘀斑或青筋暴,脉来两天关浮弦或虚数无根。

【来源】 全国著名中医专家岳美中教授验方。

温阳补气活血汤

【组成】 黄芩 30 克,桂枝 12 克,瓜蒌 12 克,丹参 30 克,制附子 1.2 克,薤白 12 克,枳壳 12 克,红花 12 克,炙甘草 10 克。

【用法】 水煎服,每日 1 剂。

【功效】 温阳益气、活血通脉。

【主治】 病态窦房结综合征。

【来源】 河南医科大学第一附属医院朱道范验方。

人参芍药散

【组成】 人参、麦冬、五味子、黄花、当归、芍药、甘草各适量。

【用法】 每日 1 剂,水煎 2 次,分服。

【功效】 益气补血,活血化瘀,养心调脉。

【主治】 心律失常。

【来源】 浙江名老中医柯德明验方。

加味生脉饮

【组成】 党参、麦冬、五味子、龙骨、牡蛎、钩藤、当归、白芍、枸杞子、甘草各适量。

【用法】 水煎服,每日 1 剂。

【功效】 益气生血,镇痉安神,益补肝肾,收敛心气。

【主治】 气血两亏之心悸。

【来源】 黑龙江省名老中医郑侨验方。

❀ 失眠 ❀

失眠由于外感或内伤等病因,致使心、肝、胆、脾、胃、肾等脏腑功能失调,心神不安而成本病。失眠在古代书籍中称为"不得眠""目不瞑",亦有称为"不得卧"者。包括西医的神经官能症、高血压、脑动脉硬化、贫血、肝炎、更年期综合征以及某些精神病等。

 ### 理消汤

【组成】 川厚朴、槟榔片、焦麦芽、藿香、广木香、陈皮、首乌藤、杭芍、神曲各适量。

【用法】 每日1剂,水煎2次,分服。

【功效】 理气消食,和中安眠。

【主治】 肝胃不和,失眠多梦,中脘胀满疼痛,不思饮食,胸闷不舒,眩晕疲困,舌苔白厚,质红,脉弦,右关有力。

【来源】 北京市宣武区中医医院老中医刘春圃验方。

 ### 百合夏枯草汤

【组成】 百合30克,夏枯草15克。

【用法】 每日1剂,水煎2次,分服。

【功效】 养阴平肝安神。

【主治】 长时间失眠,神情不安,心悸,烦躁,脉弦,舌苔薄而舌质红。

【来源】 浙江省中医院主任医师魏长春验方。

 ### 复方丹参酒

【组成】 丹参50克,石菖蒲50克,玄胡50克,五味子30克。

【用法】 上药共研粗粉,加白酒500毫升,泡2周后,需要时睡前服5～10毫升。

【功效】 活瘀安神。

【主治】 心烦意乱,不能入睡,睡亦不深,多梦易醒者。

【来源】 解放军军医进修学院陈树森教授验方。

 ### 去痰君安汤

【组成】 法半夏、陈皮、炙甘草、炒枳壳、瓜蒌皮、炒枣仁、竹茹各 10 克,茯苓 10 克,薏苡仁 15 克,高粱米(秫米)60 克,生姜 3 片。

【用法】 水煎,分 3 次服,5 剂为 1 个疗程,如病未痊愈,可续服 5 剂。

【功效】 化痰饮,决壅塞,通经络,和阴阳。

【主治】 入夜张目不瞑,因而经常失眠,形体一般较胖,脉多弦滑寸大。虽常服安神镇静之剂,效均不显。

【来源】 湖北中医学院张梦侬教授验方。

 ### 惊恐不寐方

【组成】 炒枣仁、生甘草、朱寸冬、陈皮、郁李仁、远志肉、枳实、法半夏各 10 克,茯苓、丹参、龙牡粉、猪胆皮(酒炒)各 15 克。

【用法】 水煎,分 3 次温服,5 剂为 1 个疗程。

【功效】 镇静安神,祛痰涤饮。

【主治】 白日猝然受惊,入夜常不能寐,寐则惊悸而寤,故白日常感头目眩晕胀闷。

【来源】 湖北中医学院张梦侬教授验方。

 ### 地芍二至丸

【组成】 法半夏、夏枯草各 10 克,生地黄、白芍、女贞子、墨旱莲、丹参、合欢皮各 15 克,生牡蛎、夜交藤各 30 克。

【用法】 上药睡前 1 小时服头煎,夜间醒后服二煎,夜间不醒者,次日早晨服二煎。

【功效】 育阴潜阳,交通心肾,清泄痰火。

【主治】 顽固性失眠。

【来源】 江苏省南通市中医院主任医师陈伯涛验方。

 ### 补心安神膏

【组成】 黄芪 60 克,党参 30 克,沙参 60 克,生地黄 60 克,当归 60 克,赤芍

60 克,白芍 60 克,川芎 60 克,阿胶 30 克,黄芩 20 克,川黄连 10 克,女贞子 30 克,墨旱莲 60 克,金樱子 60 克,五味子 60 克,远志肉 30 克,生牡蛎 80 克,珍珠母 80 克,焦麦芽 60 克,鸡内金 60 克,桑葚 60 克,鲜葡萄 2.5 千克,鲜苹果 4 千克(切片),蜂蜜 150 克,冰糖 60 克。

【用法】 将上药除阿胶外共入锅中,煎煮 4 小时,去净药渣,置文火上浓缩,加鲜葡萄和鲜苹果,再煎,再去净渣,加蜂蜜、冰糖徐徐收膏,同时将阿胶溶化于膏内,以滴水成珠为度,贮于瓶中。每日早、晚各服 10 克,开水化服。

【功效】 健脾安神,养血宁心。

【主治】 用脑过度,失眠,食欲不佳,大便秘结,症属心脾两虚,或伴见脾虚食滞者。

【来源】 北京中医学院著名老中医赵绍琴教授验方。

 ### 潜阳宁神汤

【组成】 夜交藤 30 克,熟枣仁 20 克,远志 15 克,柏子仁 20 克,茯苓 15 克,生地黄 20 克,玄参 20 克,生牡蛎 25 克,生赭石(研)60 克,川连 10 克,生龙骨 20 克。

【用法】 水煎服,每日 1 剂。

【功效】 滋阴潜阳,清热宁心,益智安神。

【主治】 心烦不寐,惊悸怔忡,口舌干燥,头晕耳鸣,手足烦热,舌红苔薄,脉象弦数或滑。

【来源】 黑龙江"四大名医"之一,张琪研究员验方。

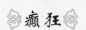 ## 癫狂

癫症以精神抑郁、表情淡漠、沉默痴呆、语无伦次、静而少动为特征,多由痰气郁结、蒙蔽心窍所致。狂症以精神亢奋、狂躁刚暴、喧扰不宁、毁物打骂、动而多怒为特征。多由痰火壅盛,迷塞心窍所致。类似于西医学的某些精神病。

 ### 加味温胆汤

【组成】 清半夏 10 克,广皮 10 克,茯苓 12 克,远志 10 克,竹茹 12 克,枳实 10 克,九节石菖蒲 10 克,矾郁金 10 克,天竺黄 10 克,磁石 30 克,生龙齿 15 克,

生牡蛎 15 克,胆南星 10 克,朱砂 1.5 克(冲)。

【用法】 每日 1 剂,水煎 2 次分服。

【功效】 舒肝宁心,化痰开窍。

【主治】 沉默寡言,或喃喃自语,精神失常。

【来源】 天津市长征医院老中医玉秀儒验方。

 ## 枕中丹

【组成】 龟版 15 克,生龙骨 15～20 克(先煎),远志、九节石菖蒲各 15 克。

【用法】 水煎服,每日 1 剂。

【功效】 收敛心气,养心安神。

【主治】 癫狂症。

【来源】 哈尔滨市名老中医吕德苗验方。

 ## 解醒汤

【组成】 柴胡 20 克,青皮 20 克,香附 20 克,郁金 20 克,桃仁 30 克,炒枣仁 30 克,合欢 20 克,石菖蒲 15 克,龙骨 20 克,半夏 15 克,甘草 10 克。

【用法】 水煎服,每日 1 次。

【功效】 疏肝化瘀,开窍安神。

【主治】 癫症、郁症等。

【来源】 辽宁中医学院副教授郑统魁验方。

 ## 癫狂清脑汤

【组成】 石决明 30 克(先煎),玳瑁 6 克(先煎),天麻 9 克,川芎 9 克,天竺黄 12 克,郁金 9 克,紫贝齿 30 克(先煎),生地黄 12 克,麦冬 9 克,蚤休 12 克,灵芝草 9 克,脐带 1 条。

【用法】 水煎服,每日 1 剂。相隔 6 小时服。服药期间避声响,早卧早起,闲情逸致,忌食家禽头足(十日为 1 个疗程)。

【功效】 平肝熄风,清脑止痫。

【主治】 癫痫(小儿与成人原发性与继发性)以及肝风病、脑系疾患。

【来源】 上海市南市中医院主任医师方宝华验方。

❀ 自汗 ❀

自汗是指不管朝夕动或不动,时常汗出。由于人体阴阳失调、营卫不和、腠理开阖不利所致。包括西医中的甲状腺功能亢进、自主神经功能紊乱等。

固表育阴汤

【组成】 炙黄芪 30 克,黄精 30 克,当归 12 克,知母 9 克,干生地黄 12 克,地骨皮 10 克,生龙骨 30 克,生牡蛎 30 克,浮小麦 30 克,玄参 30 克,麦冬 10 克,炙甘草 12 克。

【用法】 水煎,每日 1 剂,分 2 次服。

【功效】 益气固表,育阴潜阳。

【主治】 气阴两虚,自汗、盗汗并见者。

【来源】 商丘地区名老中医郑惠民验方。

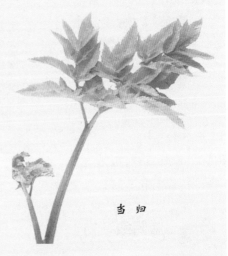
当归

五倍子散

【组成】 五倍子适量。

【用法】 研极细末,瓶贮备用,每次 2～3 克,用温开水调成糊状,临睡时敷肚脐窝,上盖纱布,以胶布固定,次晨除去。

【功效】 固表止汗。

【主治】 自汗、盗汗。

【来源】 解放军军医进修学院陈树森教授。

补阳汤

【组成】 人参、黄芪、白术、甘草、五味子各适量。

【用法】 水煎,每日 1 剂,分 2 次服。

【功效】 益气固表。

小偏方小食物治大病

【主治】 自汗,卫气不固,津液外泄。

【来源】 北京中医学院秦伯未教授验方。

 ## 止汗验方

【组成】 淡豆豉(捣碎)10 克,霜桑叶 6 克,小米 50 克。

【用法】 锅中入水 2 碗,入淡豆豉、霜叶,置火上,沸后,文火煎煮刻许,去渣留液,放入小米,再煮成粥,临睡前温服,每日 1 剂,连用 5 天。

【功效】 固表敛津。

【主治】 自汗。

【来源】 名中医顾兆农验方。

盗汗

入眠出汗,醒后汗止,谓之盗汗。祖国医学认为多属阴虚。多见于西医的结核、自主神经功能紊乱以及产后体虚盗汗等。

 ## 滋阴敛汗方

【组成】 石斛 9 克,麦冬 9 克,连翘 15 克,山栀 9 克,黄芩 15 克,浮小麦 30 克,龙骨 9 克,牡蛎 30 克,白芍 9 克,五倍子 9 克,川续断 9 克,桑寄生 30 克,十大功劳叶 12 克,甘草 3 克。

【用法】 水煎服,每日 1 剂,分 2 次温服。

【功效】 滋阴敛汗。

【主治】 盗汗。属阴虚内热者。

【来源】 河南名老中医孙一民主任医师验方。

 ## 止汗汤

【组成】 生地黄 6 克,元参 15 克,沙参 9 克,石斛 9 克,麦冬 9 克,山栀 9 克,连翘 9 克,竹叶 9 克,龙骨 9 克,牡蛎 30 克,浮小麦 30 克,五倍子 9 克。

【用法】 水煎,每日 1 剂,分 2 次服。

【功效】 养阴,清热,止汗。

小偏方小食物治大病

【主治】 阴虚内热之盗汗。

【来源】 河南名老中医孙一民主任医师验方。

三物敛汗饮

【组成】 牡蛎 30 克,黄芪、麻黄根各 20 克。

【用法】 水煎,每日 1 剂,分 2 次服。

【功效】 养阴敛汗。

【主治】 盗汗。

【来源】 河南名老中医孙一民主任医师验方。

桑叶饮

【组成】 桑叶适量。

【用法】 焙干研末,米汤每次送 6 克。

【功效】 固表止汗。

【主治】 夜汗。

【来源】 名老中医魏龙骧教授验方。

加味牡蛎散

【组成】 煅牡蛎 100 克,生黄芪 100 克,麻黄根 50 克,五味子 50 克。

【用法】 上药研粗末,瓶贮备用。每次 10～20 克,用浮小麦同煮,滤去渣热服,每日 2 次。

【功效】 益气敛阴止汗。

【主治】 夜寐盗汗,体常自汗,属气虚表弱,卫阳不固之症。

【来源】 名老中医陈树森主任医师验方。

二味敛汗散

【组成】 五倍子粉 2～3 克,飞辰砂 1～1.5 克。

【用法】 加水调成糊状,涂在塑料薄膜上敷于脐窝,用胶布固定,2 小时为 1 次。

【功效】 滋阴敛汗。

【主治】　肺结核盗汗。

【来源】　名医刘敬东验方。

 补虚止汗方

【组成】　生、熟地黄各 15 克,仙茅 12 克,淫羊藿 12 克,肉苁蓉 12 克,五味子 3 克,菟丝子 24 克,栀子 12 克,浮小麦 12 克,炙鳖甲 12 克,豆衣 24 克,阳起石 15 克,白芍 15 克,蛇床子 12 克。

【用法】　水煎,每日 1 剂,分 2 次服。

【功效】　滋阴固涩,益肾助阳。

【主治】　盗汗并阳痿。

【来源】　名老中医衡少白验方。

眩晕

眩晕是目眩与头晕的总称。目眩即眼花或眼前发黑,视物模糊;头晕即感觉自身或外界景物旋转,站立不稳,两者常同时并见,故统称为眩晕。可见于西医的梅尼埃病、迷路炎、内耳药物中毒、前庭神经元炎、位置性眩晕、晕动病、脑动脉粥样硬化、高血压病、椎基底动脉供血不足、阵发性心动过速、房室传导阻滞、贫血、中毒性眩晕、眼原性眩晕、头部外伤后眩晕、神经官能症等。

 黄芩泻火汤

【组成】　黄芩、山栀、制军、白芍、甘草、生地黄、钩藤、怀牛膝各适量。

【用法】　每日 1 剂,水煎 2 次,分服。

【功效】　清肝泻火。

【主治】　高血压初起,患者体盛性刚,烦躁易怒,口苦烘热,目赤,头痛,头胀,大便干结,脉弦劲,舌红,苔黄,血压常有波动,且以收缩压为主。

【来源】　浙江省中医院魏长春主任医师验方。

 降压膏

【组成】　熟地黄 30 克,女贞子 20 克,牡丹皮 15 克,槐米 15 克,夏枯草 30

克,桑寄生 24 克,牛膝 15 克,生石决明 30 克。

【用法】 每日 1 剂,水煎 2 次,分服。

【功效】 滋阴潜阳,降压止眩。

【主治】 肝肾阴虚,髓海失充所引起的眩晕症。对年老阴阳失调而引起的高血压症,尤为适应。其降压效果可靠,且不易反复。

【来源】 河南临汝县中医院老中医桂清理验方。

 ## 清泻肝胆方

【组成】 柴胡 9 克,黄芩 15 克,半夏 12 克,青皮 9 克,枳壳 9 克,竹茹 9 克,龙胆草 9 克,栀子 9 克,蔓荆子 12 克,苍耳子 9 克,大青叶 15 克。

【用法】 每日 1 剂,水煎 2 次,分服。

【功效】 清泄肝胆。

【主治】 内耳性眩晕,症见头晕目眩,羞明畏光,耳胀耳鸣,口苦,甚则汗出呕吐,苔白腻,脉弦。

【来源】 北京中医学院印会河教授验方。

 ## 降压汤

【组成】 川芎 12 克,菊花 20 克,地龙 10 克,川牛膝 15 克,夏枯草 30 克,地骨皮 30 克,玉米须 30 克。

【用法】 每日 1 剂,水煎 2 次,分服。

【功效】 平肝清热,通络止痛。

【主治】 因肝胆上亢所致的眩晕头痛、耳鸣、脉弦实等证。

【来源】 重庆市中医研究所研究员龚志贤名老中医验方。

 ## 定眩汤

【组成】 党参 30 克,白术 30 克,茯苓 24 克,当归 24 克,白芍 30 克,川芎 9 克,陈皮 6 克,半夏 6 克,泽泻 15 克,赭石粉 18 克,柴胡 9 克,荷叶 15 克,生龙骨 30 克,生牡蛎 30 克。

【用法】 水煎服,每日 1 剂。

【功效】 补气养血,健脾祛痰,升清降浊。

【主治】 耳源性眩晕（梅尼埃病）。

【来源】 山东中医学院附院院长主任医师吕同杰验方。

 ## 平肝清晕汤

【组成】 生白芍 12 克，石决明 15 克，白蒺藜 12 克，菊花 9 克，生地黄 12 克，龙骨 15 克，牡蛎 15 克。

【用法】 水煎，每日 1 剂，分 2 次温服。

【功效】 滋阴平肝，潜阳清晕。

【主治】 肝阳上元之眩晕。

【来源】 山西省中医研究所名老中医张子琳教授验方。

 ## 气虚眩晕煎

【组成】 炙黄芪 20 克，别直参 10 克，老鹿角 15 克（先煎），桂枝 10 克，川芎 10 克，酒炒柴胡 10 克，炙甘草 5 克。

【用法】 将上药放入容器内，加冷水浸过药面，浸泡 15 分钟后进行煎煮。待沸后改用微火，再煎 15 分钟，滤取药汁；药渣再加少量冷水，如上法煎煮，沸后 15 分钟滤取药汁倾入前药汁中，分 2 次服（1 日量）。

【功效】 益气壮阳。

【主治】 气虚眩晕。

【来源】 成都市第一人民医院主任医师施治全验方。

头痛

头痛是临床常见的症状之一，凡外感或内伤头痛为主者，皆属头痛。可见于传染性及感染性发热之疾病、高血压、颅内疾病、神经官能症、偏头痛等疾病。

 ## 偏头痛熏方

【组成】 透骨草 30 克，川芎 15 克，细辛 15 克，白芷 15 克，白僵蚕 1 岁 1 个。

【用法】 纳药砂锅内，煮沸数分钟，取一厚纸，中孔约手指大，覆锅，薰痛侧耳孔及疼痛部位 10～20 分钟,每日 2～3 次,每剂药用 2～3 日。

【功效】 活血止痛。

【主治】 偏头痛(血管神经性头痛,三叉神经痛)。

【来源】 开封市第二人民医院主任医师崔玉衡验方。

 ## 头痛嗡鼻散

【组成】 白芷 10 克,冰片 1 克。

【用法】 先将白芷研细末,再将冰片研细和匀,再研至极细末为度,磁瓶收贮备用。每用少许嗡鼻散,左痛嗡左鼻,右痛嗡右鼻,或用棉球蘸药粉少许塞鼻孔亦可,日 2～3 次。

【功效】 疏风止痛。

【主治】 偏头痛,神经血管性头痛发作,风痰上扰及血瘀头痛均可。

【来源】 解放军军医进修学院陈树森教授验方。

 ## 天麻半夏汤

【组成】 天麻 10 克,勾藤 15 克(后下),制半夏 15 克,白芷 10 克,藁本 10 克,玄明粉 6 克(冲服),川芎 15 克。

【用法】 每日 1 剂,煎 2 遍和匀,3 次分服。

【功效】 平肝潜阳,降逆止痛。

【主治】 风痰上扰之头痛,头痛昏沉,纳呆恶心,甚至呕吐。

【来源】 解放军军医进修学院陈树森教授验方。

 ## 震消汤

【组成】 制首乌、制龟版、煅磁石各 25 克,女贞子、草决明、白芍、龙牡粉各 15 克,杭菊花、苦丁茶、白蒺藜、牛膝、石斛各 10 克,真珠母粉 30 克。

【用法】 加水浓煎,分 3 次服。可连服 5～10 剂。以后再发按原方续服如此反复治疗,可得到根治。

【功效】 镇逆消瘀,活血通络。

【主治】 脑震荡后遗头痛,头脑昏闷胀痛,尤以颞部及后脑部为甚,呕逆。

【来源】 湖北中医学院张梦侬教授验方。

偏头痛饮

▶▶▶

【组成】 珍珠母 30 克（先煎），龙胆草 2～3 克，杭菊花 9～12 克，防风 3～5 克，当归 6～9 克，白芍 9 克，生地黄 12～18 克，川芎 5 克，全蝎 2～4 克，蟅虫 5～9 克，地龙 9 克，牛膝 9 克。

【用法】 每日 1 剂，煎 2 次服。

【功效】 清肝潜阳，活血通络。

【主治】 偏头痛。

【来源】 浙江名老中医陆芷青主任医师验方。

凉血清肝汤

▶▶▶

【组成】 生地黄 15 克，丹皮 9 克，赤、白芍各 9 克，元参 12 克，龙胆草 6 克，决明子 30 克，柴胡 6 克，菊花 9 克，酒军 6 克，枳壳 9 克，甘草 5 克。

【用法】 水煎服，每日 1 剂。

【功效】 清肝凉血。

【主治】 血管神经性头痛，表现为肝化风，血热上冲，症见头胀痛欲裂，太阳穴经脉隆起跳痛，面目红赤，烦躁易怒，夜寐不安，多梦易惊，甚则目眩妄见，口臭饮冷，大便秘结，小便黄赤，舌质鲜红，脉见弦数。

【来源】 全国著名老中医赵金铎验方。

加味芎辛汤

▶▶▶

【组成】 川芎、细辛、白芷、牛蒡子、延胡索、法半夏各适量。

【功效】 疏风活血止痛。

【主治】 偏头痛。

【来源】 中国中医研究院基础理论研究所周超凡验方。

霹雳汤

▶▶▶

【组成】 全蝎 2 只，制川乌 4.5 克，制草乌 4.5 克，白芷 12 克，川芎 9 克，白僵蚕 9 克，生姜 6 克，甘草 3 克。

【用法】 上药 1 剂，用 500 毫升清水，先入川乌、草乌煎煮 30 分钟，然后加入余药再煎 20 分钟,去渣,将 2 次煎出的药液混合。每日 1 剂,分 2 次服用。

【功效】 驱风止痛。

【主治】 偏头痛。

【来源】 南京军区总医院名中医沙星垣验方。

 头痛舒煎剂

【组成】 细辛 4 克,吴茱萸 3 克,炙全蝎 5 克,白僵蚕 10 克,制南星 4 克,白附子 6 克,石决明 15 克,天麻 9 克,生石膏 20 克,红花 10 克,川芎 5 克,苦丁茶 3 克,生甘草 3 克。

【用法】 水煎,每日 1 剂,分 2 次温服。

【功效】 清化痰热,平肝熄风,活络止痛。

【主治】 血管性头痛。

【来源】 南京中医学院著名老中医孟澍江教授验方。

三叉神经痛

三叉神经分布区内反复发作的、阵发性短暂剧烈疼痛,称三叉神经痛。属祖国医学"偏头风"症。

 熄风止痛汤

【组成】 生石膏 24 克,葛根 18 克,黄芩 9 克,赤芍 12 克,荆芥穗 9 克,钩藤 12 克,薄荷 9 克,甘草 9 克,苍耳子 12 克,全蝎 6 克,蜈蚣 3 条,柴胡 12 克,蔓荆子 12 克。

【用法】 水煎,每日 1 剂,分 2 次服。

【功效】 祛风通络止痛。

【主治】 对三叉神经痛,屡试屡验。

【来源】 名老中医赵锡武验方。

 四味芍药汤

【组成】 白芍、生牡蛎各 30 克,丹参、甘草 15 克。

【用法】 水煎,每日1剂,分2次服。

【功效】 柔肝潜阳,活络熄风。

【主治】 三叉神经痛。

【来源】 名老中医夏度衡验方。

 风静络和疼止汤

【组成】 荆芥炭9克,元胡12克(炒),白蒺藜9克,钩藤12克,生石膏30克(先煎),白僵蚕90克,炒蔓芥9克,香白芷4.5克,广陈皮4.5克,全蝎粉3克(另吞)。

【用法】 水煎服,每日1剂。

【功效】 祛风通络止痛。

【主治】 三叉神经痛。

【来源】 上海中医学院附属曙光医院名医马瑞寅验方。

 三叉1号片

【组成】 川芎、桃红、红花、蔓荆子各9克,菊花、地龙、白芍各12克,细辛6克。

【用法】 先将细辛、菊花提取挥发油后同余药(白芍用半量)煎制成膏状,加等倍95%发油乙醇,过滤,再浓缩至膏状,再以半量白芍细粉与煎膏制成颗粒,喷入挥发油,加润滑剂压片,每片重0.35克,含生药8.2克。服法:从每次8片开始,每日3次,依病情,最大量为每次16～20片,每日3次。

【功效】 活血祛风通络。

【主治】 三叉神经痛。

【来源】 天津医学院附属医院名中医方都验方。

面肌痉挛

面肌痉挛症,以一侧面肌的阵挛性收缩为特点,以中年妇女为多,病因未明,似属祖国医学"筋惕肉胴症"范畴。

 镇痉汤

【组成】 秦艽、防风、白芷、白附子、僵蚕、白花蛇舌草各适量。

【用法】 水煎,每日 1 剂,2 次服。

【功效】 散风祛疾,活络止痉。

【主治】 原发性面肌痉挛症,属外风合痰型。多兼头痛、鼻塞、恶风、肢体痛,苔薄白腻、脉浮滑。

【来源】 天津名老中医朱广仁验方。

 ### 龙齿牡蛎汤

【组成】 生熟地黄、枸杞子、白芍、钩藤、白附子、僵蚕、生龟版、生龙齿、生牡蛎、地龙、全蝎各适量。

【用法】 水煎,每日 1 剂,分 2 次服。

【功效】 盲阴平肝,祛痰熄风解痉。

【主治】 原发性面肌痉挛症,属风阳夹痰型者。常兼眩晕、头痛、耳鸣、肢麻震颤,舌红苔腻,脉弦细而滑。

【来源】 天津名老中医朱广仁验方。

 ### 祛痰清肝汤

【组成】 胆草、黛蛤散、柴胡、郁金、竹茹、胆南星、僵蚕、全蝎各适量。

【用法】 水煎,每日 1 剂,分 2 次服。

【功效】 清泄肝火,祛痰止痉。

【主治】 面肌痉挛,肝火痰扰型。

【来源】 天津名老中医朱广仁验方。

❀高血压病❀

高血压病,又称原发性高血压。是以动脉血压升高,尤其是舒张压持续升高为特点的全身性、慢性血管疾病。可参考中医学"眩晕""头痛""卒中"等症治疗。

 ### 黄精四草汤

【组成】 黄精 20 克,夏枯草、益母草、车前草、豨莶草各 15 克。

【用法】 先将上药用水浸泡 30 分钟,再煎煮 30 分钟,每剂煎 2 次,将 2 次煎出的药液混合。每日 1 剂,早晚分服。

【功效】 清肝平肝,通经利尿降压。

【主治】 高血压病。

【来源】 全国著名中医专家董建华教授验方。

 活络蠲痹饮

【组成】 天麻 10 克,钩藤 20 克,木瓜 10 克,萆薢 15 克,当归 15 克,白芍 15 克,续断 12 克,黄芪 15 克,牛膝 10 克,僵蚕 12 克,松节 15 克,威灵仙 15 克。

【用法】 水煎,每日 1 剂,分 2 次服。

【功效】 熄风蝎痹,养血活络。

【主治】 高血压病,卒中半身不遂,手足不能举动,麻木不仁,关节酸痛或略吐痰涎者。

【来源】 湖南中医学院教授、博士研究生导师郭振球验方。

 柔肝熄风汤

【组成】 枸杞子 12 克,杭菊花 12 克,夏枯草 12 克,桑寄生 15 克,刺蒺藜 12 克,何首乌 12 克,全当归 9 克,赤、白芍各 12 克,大元参 12 克,怀牛膝 12 克,净钩藤 9 克,广地龙 9 克,珍珠母 24 克。

【用法】 方中珍珠母 1 味,煎药时用纱布包好,先煎 15 分钟。钩藤煎药时要后下,即头煎不下,3 煎再下,两煎药兑在一起,350 毫升左右,分 2 次早、晚饭后 1 小时温服。

【功效】 柔肝熄风,清热,降压,解痉。

【主治】 肝肾阴虚,水不涵木,肝阳偏亢所致之眩晕(高血压、卒中先兆)、口干舌燥、腰膝无力、头重脚轻之症。

【来源】 全国著名中医专家赵金铎主任医师验方。

 三草汤

【组成】 夏枯草、龙胆草、益母草、芍药、甘草各适量。

【用法】 水煎,每日 1 剂,分 2 次服。

【功效】 清肝平肝。

【主治】 各期高血压病。

【来源】 全国著名中医专家刘渡舟教授验方。

 平衡汤

【组成】 肥玉竹 15 克,制首乌 15 克,丹皮 6 克,杭菊 12 克,连翘心 10 克,竹卷心 10 克,煅石决明 15 克,黑山栀 10 克,竹沥夏 10 克,抱木神、黑元参、生白芍各 12 克。

【用法】 水煎,每日 1 剂,分 2 次服。

【功效】 益肝平肝敛阳,清心化痰宁神。

【主治】 高血压病,症见头晕脑热,烦躁火升,神倦者。

【来源】 全国著名老中医曹惕寅验方。

 降压灵

【组成】 附片 15 克(先熬),熟地黄 30 克,泽泻 20 克,山萸肉 12 克,丹皮 10 克,山药 20 克,黄芩 15 克。

【用法】 水煎,每日 1 剂,分 2 次服。

【功效】 滋肾阴,补肾阳。

【主治】 高血压病,阴阳俱虚型。

【来源】 四川名医贾河先验方。

 高血压食疗方

【组成】 杭州黄菊花、绿茶各适量。

【用法】 泡浓茶饮服。

【功效】 平肝熄风,利尿降压。

【主治】 高血压病。

【来源】 名老中医李仲守主任医师验方。

 降压汤

【组成】 菊花、白芍、炒黄芩、玄参、怀牛膝、石决明、甘草各适量。

【用法】 水煎服,每日1剂。

【功效】 平肝镇静,滋阴潜阳。

【主治】 肝阳上亢之眩晕、头痛。

【来源】 黑龙江省名老中医郑侨验方。

❀ 腰痛 ❀

腰痛是指腰部一侧或两侧疼痛,包括脊柱疾患,如类风湿脊柱炎、肥大性脊柱炎、结核性或化脓性脊柱炎等;脊柱旁软组织疾病,如腰肌劳损、纤维组织炎等;脊神经根受刺激所致的腰背痛,如脊髓压迫症、急性脊髓炎等;内脏疾病,如肾脏病(肾盂肾炎、肾炎、肾结核、肾结石、肾下垂、肾积水、肾积脓等),以及急性胰腺炎、穿透性溃疡、胆囊炎、胆石症、子宫后倾后屈、慢性附件炎、慢性前列腺炎等。

补肾强腰方

▶▶▶

【组成】 金狗脊12克,川续断9克,桑寄生15克,杜仲9克,牛膝9克,木瓜9克,薏苡仁30克,鲜猪腰子1个(切开去肾盂白色部分,洗净先煎,取汤煎药)。

【用法】 每日1剂,水煎2次,分服。

【功效】 补肾强腰。

【主治】 肾虚腰痛,腰痛不举,但无压痛及敲击痛,气短,尿无力,脉虚细,苔少。

【来源】 北京中医学院印会河教授验方。

舒筋止痛散

▶▶▶

【组成】 延胡索、肉桂、当归、牛膝、桃仁、乳香、没药各适量。

【用法】 等份研末,黄酒炖温,送服6克,并由伤科施行提端和按摩整复手术,勿使久延。

【功效】 舒筋活络止痛。

【主治】 强力举重、闪挫受伤引起的腰痛。

【来源】 北京中医学院秦伯未教授验方。

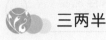 三两半

【组成】 党参31克,黄芪31克,当归31克,牛膝15克,杜仲24克,川续断18克,玄胡15克。

【用法】 每日1剂,水煎2次,分服。

【功效】 补肾壮筋止痛。

【主治】 腰肌劳损。稍站即累,久坐即痛,休息略缓,疲劳加重。

【来源】 中国人民解放军第三军医大学大坪医院乔玉川教授验方。

 强腰散

【组成】 川乌30克,肉桂30克,干姜30克,白芷20克,制南星20克,赤药20克,潮脑30克。

【用法】 将上药共研为细粉末,每次用30～50克,开水冲调如糊状,摊于纱布上,趁热时敷贴于痛处,隔日1换。

【功效】 温散寒邪,行滞通阻,活血镇痛。

【主治】 慢性腰腿痛(寒痹型、劳损型)。

【来源】 成都市名老中医张鉴铭验方。

水肿

水肿是因感受外邪,劳倦内伤,或饮食失调,使气化不利,津液输布失常,致水液潴留,泛滥于肌肤,引起以头面、眼睑、四肢、腹背甚至全身水肿等为临床特征的病症。与西医的急、慢性肾小球肾炎、肾病综合征、充血性心力衰竭、内分泌失调,以及营养障碍等疾病所出现的水肿较为相近。

 益气化瘀补肾汤

【组成】 生黄芪30克,淫羊藿30克,石韦15克,熟附子10克,川芎10克,红花10克,全当归10克,川续断10克,怀牛膝10克。

【用法】 本方须用益母草90～120克,煎汤代水煎药。水煎服,每日1剂。

【功效】 益气化瘀,温阳利水,补身培本。

【主治】 慢性肾炎已久,肾气亏虚,络脉瘀滞,气化不利,水湿潴留,肾功损害,缠绵不愈者。

【来源】 南通市中医院主任医师朱良春验方。

 ## 瞿附通阳汤

【组成】 瞿麦9克,熟附子6克,怀山药9克,茯苓24克,天花粉9克,车前子9克,椒目3克,枫树果(路路通)15克,怀牛膝9克。

【用法】 水煎服,每日1剂。

【功效】 通阳利水。

【主治】 慢性肾炎(水肿病),小便稀少,腹部膨大,手按之腹软而不坚,脉象沉迟或软弱,舌色淡红或舌质淡白干燥,血压高,气促急,体温低。

【来源】 浙江省中医院主任医师魏长春验方。

 ## 辛凉解毒消肿汤

【组成】 连翘10克,射干10克,银花30克,霜桑叶12克,杭菊花12克,板蓝根12克,生石膏12克,薄荷3克,蒲公英15克,杏仁10克,鲜茅根60克,生甘草3克。

【用法】 水煎服,每日1剂。

【功效】 清热解毒,宣降肺气,调整三焦。

【主治】 急性肾炎风热型,症见头痛发热,咽喉肿痛,咳嗽气喘,口渴喜饮,全身水肿。尿少赤涩,大便干。舌苔白,中心黄,舌质红,脉沉滑数或弦大躁动。血压升高。

【来源】 北京中医医院姚正平老中医验方。

 ## 风水饮

【组成】 麻黄6克,生石膏30克(先下),苏叶、杏仁、陈皮各10克,苍术、白术各12克,茅根、大小蓟各15克,甘草6克。

【用法】 水煎服,每日1剂。

【功效】 宣肺透表,消热和水。

【主治】 急性肾炎引起全身性水肿。

【来源】 著名中医专家董建华教授验方。

 土茯苓茅根汤 ▶▶▶

【组成】 土茯苓 200 克,白茅根、益母草、爵床各 50 克,桑寄生 30 克,女贞子 35 克,党参、栀子各 25 克,炙黄芪、熟地黄各 20 克,川续断、牛膝各 15 克。

【用法】 水煎服,每日 1 剂,早、晚各 1 次。

【功效】 健脾益胃,分清利浊。

【主治】 慢性肾病,蛋白尿,腰痛乏力,眼睑水肿,尿赤,汗出,五心烦热,舌淡苔白,脉沉弦而虚。

【来源】 长春中医学院任继学教授验方。

 白茅根汤 ▶▶▶

【组成】 白茅根 30～60 克,薏苡仁 15～30 克,赤小豆 15～30 克。

【用法】 上药浸泡 30 分钟,再煎煮 30 分钟,每剂煎 2 次,将 2 次煎出的药液混合。每日 1 剂,日服 2 次。

【功效】 清利湿热,滋养阴液。

【主治】 肾炎水肿,症属湿热伤阴所致者。

【来源】 江西省中医药研究所著名老中医万友生教授验方。

 消肿汤 ▶▶▶

【组成】 生黄芪 30 克,防己 10 克,茯苓 15 克,白术 10 克,车前草 30 克,墨旱莲 15 克,泽泻 10 克,石韦 20 克,阿胶 10 克(烊化),益母草 30 克,白茅根 30 克。

【用法】 水煎,每日 1 剂,分 2 次服。

【功效】 健脾利湿,滋阴养血。

【主治】 脾肾亏虚之水肿。

【来源】 全国著名老中医祝谌予教授验方。

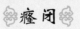 癃闭

"癃闭"是指小便量少、点滴而出、甚则闭塞不通为主证的一种疾患。以小

便不利,点滴而短少,病势较缓者称为"癃";点滴不通,病势较急者称为"闭"。

 猪苓通关启闭汤

【组成】 猪苓12克,茯苓15克,泽泻10克,飞滑石20克,生黄芪15克,肉桂3克,阿胶15克(烊化),知母15克,黄柏6克,没药5克,海金砂6克,生蒲黄3克,琥珀1.5克(冲服)。

【功效】 通关启闭利尿。

【主治】 老人癃闭(前列腺肿大),淋症(肾盂肾炎泌尿系结石等)。

【来源】 天津中医学院杨锦堂教授验方。

 化瘀补肾汤

【组成】 丹参15克,赤芍15克,桃仁10克,红花10克,淫羊藿15克,补骨脂15克,海藻15克,黄芪20克。

【用法】 每日1剂,煎2遍和匀,日3次分服。

【功效】 活血化瘀,补肾益气。

【主治】 老年人前列腺增生症,夜尿频多,排尿不爽,溺有余沥,甚至发生癃闭。

【来源】 解放军军医进修学院陈树森教授验方。

 麻黄五苓汤

【组成】 麻黄、桂枝、杏仁、茯苓、猪苓、泽泻、木通、白术各15~30克,甘草5~10克。

【用法】 每日1剂,水煎2次,上、下午各服1次。

【功效】 通关启闭,利尿。

【主治】 急性热病因风寒湿热壅塞太阳经腑气机之癃闭。

【来源】 江西中医学院万友生教授验方。

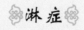 **淋症**

淋症以小便频急、淋沥不尽、尿道涩痛、小腹拘急、痛到脐中为特征,主要见

于西医某些泌尿系统的疾病。如肾盂肾炎、膀胱炎、肾结核、泌尿系统结石、膀胱癌以及乳糜尿等病症。

芳化解毒汤

【组成】 当归12克,连翘9克,赤小豆30克,蒲公英15克,藿香9克,佩兰12克,萹蓄30克,炒知母12克,炒黄柏12克,败酱草30克,石韦30克,滑石18克,甘草3克,益智仁12克,川萆薢15克,乌药9克。

【用法】 每日1剂,水煎2次,分服。

【功效】 芳化解毒,分清通淋。

【主治】 泌尿系感染湿热型,体内素有湿郁或外受湿邪,湿郁化热,湿热下注膀胱成淋。症见尿频、尿急,尿道疼痛,尿意不尽,且混浊,小腹胀,恶心呕吐,食纳不佳,身倦体重,口渴不思饮。午后发热,舌苔白腻中心黄,脉滑数。

【来源】 北京中医医院姚正平老中医验方。

清热利湿养阴汤

【组成】 大青叶、板蓝根、草河车各18克,车前草20克,生地黄15克,川黄柏12克,肥知母10克,威喜丸6～10克,生龟版、六一散各10～30克,苦参片24克。

【用法】 水煎服,每日1剂,2个星期为1个疗程。

【功效】 清热利湿养阴。

【主治】 乳糜尿(尿浊、膏淋)。

【来源】 上海中医学院附属曙光医院主任医师张羹梅验方。

益肾温化汤

【组成】 虎杖15克,海金砂20克(包煎),牛膝25克,荔枝核15克,盐茴香15克,官桂15克,威灵仙15克,蒲公英50克,萹蓄15克,瞿麦15克,仙茅10克。

【用法】 水煎服,每日1剂,每日3次。

【功效】 温肾化气,渗湿解毒。

【主治】 慢性淋症(尿路感染),医者误用寒凉之品,或病久未愈,肾气受伤,肝失疏泄,膀胱气化不周,湿毒盘据下焦之候。症见淋症日久,小便频急,小腹坠胀,腰酸乏力,尿有余沥,颜面青黄而暗,舌质淡红,舌体胖大,苔薄白或少,脉多沉弦无力或沉虚。

【来源】 长春中医学院任继学教授验方。

芙蓉清解汤

【组成】 芙蓉花 15 克,忍冬藤 20 克,蒲公英 20 克,板蓝根 15 克,紫花地丁 15 克,车前草 15 克,泽泻 15 克,黄柏 12 克,木通 10 克,萹蓄 15 克,连翘 12 克。

【用法】 水煎服,每日 1 剂。

【功效】 解毒、清热、利湿。

【主治】 尿路感染。

【来源】 湖北省中医药研究院附属医院肾病研究室李丹初主任医师验方。

生地黄连栀汤

【组成】 生地黄 20～30 克,黄连 9 克,栀子(炒黑)9 克,赤芍 9 克,丹皮 9 克,瞿麦 12 克,滑石 9 克,木通 9 克,地骨皮 9 克。

【用法】 水煎服,每日 1 剂。

【功效】 凉血、通淋、清热。

【主治】 急性膀胱炎。

【来源】 中国中医研究院余瀛鳌验方。

苦参消浊汤

【组成】 苦参 30 克,熟地黄、山萸肉各 15 克,怀山药、草薢、车前子各 20 克,石菖蒲、乌药、益智仁、炮山甲各 10 克。

【用法】 水煎温服。每日 1 剂,早、晚 2 次分服。

【功效】 益肾养精,清热祛湿。

【主治】 膏淋、尿浊(乳糜尿)。

【来源】 安徽中医学院主任医师李济仁教授验方。

❀遗精❀

遗精俗称"跑马"。它是指在没有性交、手淫的情况下,精液自尿道口自行

小偏方小食物治大病

泄出为主证的一种疾病。多发于睡眠时,尤其以夜间多发。

 ## 双补固精丸

【组成】 人参、五味子、枸杞子、金樱子、石菖蒲各适量。

【用法】 研细末,炼蜜为丸,每粒 10 克,每服 1 粒,每日 2 次。

【功效】 阴阳双补,固精止泻。

【主治】 屡犯手淫后,时有梦遗或滑精,发作频繁,腰酸乏力,头晕,记忆力差,属心肾两虚精关不固者。

【来源】 全国著名中医专家陈树森教授验方。

 ## 五子固精丸

【组成】 熟地黄、黄芪、山萸肉、煅龙骨、莲须、韭子、益智仁、覆盆子、金樱子、五味子、黄柏炭各 60 克,五倍子 250 克,白茯苓 120 克,山药 120 克,砂仁 30 克。

【用法】 共炒研末,炼蜜为丸如梧桐子大,每次 50 丸,每日 3 次,空腹开水送下。

【功效】 补肾固精。

【主治】 遗精,属肾虚型。

【来源】 湖北中医学院名老中医张梦侬教授验方。

 ## 复方水蛭散

【组成】 水蛭 3 克,朱砂 0.3 克,琥珀 0.3 克。

【用法】 取生水蛭用炒热之滑石粉烫(不能炒黑),轧面,加朱砂、琥珀,合研面,白水送服,每日 1～2 次。

【功效】 缩阳固精。

【主治】 遗精、滑精。

【来源】 名老中医柳学洙验方。

 ## 滋阴降火汤

【组成】 桑寄生 25 克,砂仁 5 克,金狗脊 15 克,盐知母 6 克,白蒺藜 10 克,炒丹参 10 克,盐黄柏 6 克,沙蒺藜 10 克,炒丹皮 10 克,石莲肉 20 克,五味子 10

克,生、熟地黄各 6 克,芡实米 15 克,五倍子 10 克,金樱子 10 克,莲须 10 克,益智仁 10 克。

【用法】 水煎,每日 1 剂,分 2 次服。

【功效】 滋阴降火,补肾固精。

【主治】 相火妄动之遗精。

【来源】 已故名老中医施今墨验方。

遗精方

【组成】 五倍子 30 克,茯苓 60 克。

【用法】 上药共研细末为丸或为散。每日空腹服 6 克,早、晚各 1 次,温水送服。

【功效】 固精止泄。

【主治】 遗精梦泄,或滑精不止。

【来源】 山东中医学院名老中医张灿教授验方。

阳痿

阳痿是指男子青壮年时期,由于虚损、惊恐或湿热等原因,致使宗筋失养而弛纵,引起阴茎痿弱不起。临房举而不坚的病症。包括现代医学的性神经官能症及某些慢性疾病表现以阳痿为主者。

补肾壮阳丸

【组成】 人参 30 克,淫羊藿 30 克,肉苁蓉 30 克,枸杞子 30 克。

【用法】 上药研细末,炼蜜为丸,每粒 2 克,每服 1 粒,每日 2～3 次。或用白酒 500 毫升泡 2 周后,每服 5～10 毫升,每日 2～3 次。

【功效】 补肾壮阳。

【主治】 阳痿阴冷,性欲减退,未老先衰,神疲乏力。

【来源】 解放军军医进修学院陈树森教授验方。

蜘蜂丸

【组成】 花蜘蛛 30 只(微焙),炙蜂房 60 克,熟地黄 90 克,紫河车、淫羊藿、肉苁蓉各 60 克。

【用法】 共研细末,蜜丸如绿豆大。每服 6～9 克,早、晚各 1 次,开水送下。

【功效】 滋阴壮阳。

【主治】 劳倦伤神,思虑过度,精血暗耗,下元亏损,而致阳痿不举。

【来源】 江苏名老中医朱良春主任医师。

 ### 补肾丸

【组成】 蛤蚧 1 对,熟地黄、菟丝子、金樱子、巴戟天、淡肉苁蓉各 45 克,紫河车 30 克。

【用法】 研末为丸,每次 1 丸,每日 2 次。

【功效】 补肾壮阳。

【主治】 阳痿、滑精由肾阳虚衰而致者。

【来源】 江苏省名老中医朱良春主任医师验方。

 ### 补肾涩精强阳丸

【组成】 制首乌、山药各 120 克,淫羊藿(羊脂炙)、蛇床子、阳起石(煅透)各 90 克,菟丝子、远志肉、益智仁、补骨脂、当归、茯苓、续断、石莲子(带壳炒)、芡实、金樱子、红参须、韭子、小茴香、枸杞子各 60 克。

【用法】 共研细末,炼蜜为丸,如梧桐子大。空腹服,每服 50 丸,每日 2 次,盐开水送下。

【功效】 补肾涩精壮阳。

【主治】 阳痿。

【来源】 湖北名老中医张梦侬教授验方。

 ### 壮阳起痿丸

【组成】 潞党参、炒白术、枸杞子、冬虫夏草、熟地黄、阳起石、净韭子各 12 克,炙鳖甲、炙龟版各 30 克,杜仲、制锁阳、淫羊藿、当归身、川续断、肉苁蓉、破故纸、紫河车、炙甘草各 9 克,菟丝子 15 克。

【用法】 上方各研细末,和匀,炼蜜为丸,如梧桐子大,金铂为衣。每次

3~6克,每日3次,1个月为1个疗程。

【功效】 益肾壮阳。

【主治】 阳痿。

【来源】 江西名老中医俞济生验方。

亢痿灵

【组成】 蜈蚣18克,当归、白芍、甘草各60克。

【用法】 先将当归、白芍、甘草晒干研细,过90~120目筛,然后将蜈蚣(不去头足或烘烤)研细,再将2种药粉混合均匀,分为40包(也可制成水丸)。每次半包~1包,早、晚各1次,空腹用白酒或黄酒送服。15天为1个疗程。待勃起坚而有力,同房能成功后,仍需服药巩固10~15天。

【功效】 疏通肝经郁闭。

【主治】 阳痿。

【来源】 外交部通信总台卫生所名医陈玉梅验方。

益精壮阳汤

【组成】 熟地黄、山萸肉、炒山药、茯苓、枸杞子、肉苁蓉、锁阳、淫羊霍、巴戟肉、白人参、炒枣仁、菟丝子、天冬、甘草各适量。

【用法】 水煎服,每日1剂。

【功效】 填精益髓,壮阳补肾。

【主治】 阴阳两亏之阳痿症。

【来源】 黑龙江省名老中医郑侨验方。

精液异常症

精液异常为男性不育症的首要因素,一般可分为无精或少精,精液质量差和精液不液化四类。祖国医学认为,肾主藏精,有繁衍后代的功能,若肾虚则精之生化失常,可出现精子异常病变,如临床所见肾阴阳俱虚,导致精子计数低,肾阳虚反映精子活动力迟缓和成活率低,肾阳虚多见精子数量少等。均可说明肾与男性不育症及精液生成的密切关系,因此,中医治疗精液异常多以补益肾精,调整阴阳为大法。

通精煎

【组成】 丹参15克,莪术15克,牛膝15克,柴胡10克,生牡蛎30克,生黄芪20克。

【用法】 水煎服,每日1剂,3个月为1个疗程,1～2个疗程见效。

【功效】 活血通络。

【主治】 精索静脉曲张造成的少精症。

【来源】 全国著名中医专家戚广崇验方。

 补肾生精丸

【组成】 生晒参、鹿茸、五味子、淫羊藿各30克。

【用法】 上药研细末,炼蜜为丸,每粒2克,每服1粒,每日2～3次。或用白酒500毫升泡2周后,每服5～10毫升,每日2～3次。

【功效】 补肾生精。

【主治】 阳痿阴冷,精子减少或性交不能射精,男子不能生育,肾阳虚弱等症。

【来源】 解放军军医进修学院陈树森教授验方。

 生精五子汤

【组成】 熟地黄、菟丝子、覆盆子、枸杞子、淫羊藿、肉苁蓉、补骨脂、蛇床子、女贞子各适量。

【用法】 水煎服,每日1剂。

【功效】 补肾生精。

【主治】 精子数减少或精子活动力低下。

【来源】 北京名医刘沈秋主任医师验方。

 男子不育1号方

【组成】 菟丝子、覆盆子、五味子、车前子、枸杞子、女贞子、沙苑子、紫河车、黄精、制首乌、桑螵蛸、当归、鹿角胶(霜)、肉苁蓉各适量。

【用法】 水煎服,每日1剂。

【功效】 补肾生精。

【主治】 精子减少症,腰膝酸软,神疲乏力,精液稀薄,性欲淡漠,舌淡红,苔薄白,脉沉细。

【来源】 中国中医研究院万如忱副主任医师验方。

 ### 黄氏增精丸

【组成】 雄蚕蛾 90 克,鹿角胶 90 克,炮附子 90 克,韭子 60 克,淫羊藿 100 克,怀牛膝 30 克,菟丝子、肉苁蓉、覆盆子各 60 克,黄精 15 克,枸杞子 30 克,石斛 15 克。

【用法】 共研细末,炼蜜为丸,每丸重 9 克,早、中、晚各服 1 丸,黄酒送下。

【功效】 温补肾阳,增精益髓。

【主治】 无精子症肾阳虚型。

【来源】 内蒙名老中医黄海波验方。

 ### 化精汤

【组成】 生薏苡仁 30 克,生地黄 10 克,麦冬 15 克,女贞子 10 克,滑石 20～30 克,茯苓 10 克,虎杖 12 克。

【用法】 水煎服,每日 1 剂。15 日为 1 个疗程,服 1～2 个疗程可效。

【功效】 滋阴清热,健脾渗湿。

【主治】 精子不液化症。

【来源】 北京中医学院第一附属医院施汉章主任医师验方。

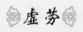 # 虚劳

虚劳又称虚损。是由多种原因所致的,以脏腑亏损,气血阴阳不足为主要病机的多种慢性衰弱征候的总称。现代医学的多种慢性或消耗性疾病均属本病范畴。

 ### 补肾调经方

【组成】 大生地黄 12 克,地骨皮 12 克,玄参 9 克,麦冬 9 克,杭白芍 9 克,生首

乌9克,川续断9克,菟丝子9克,太子参15克,制黄精15克,当归9克,丹参10克。

【用法】 水煎,每日1剂,分2次服。

【功效】 滋养肝肾,佐以益气养血,调理月经。

【主治】 经闭。

【来源】 上海名医唐锡元副主任医师验方。

 ### 补肝益肾汤

【组成】 女贞子30克,墨旱莲30克,生地黄15克,熟地黄15克,枸杞子15克,山茱萸12克,桑葚子30克,黄精12克,菟丝子12克,首乌15克。

【用法】 水煎,每日1剂,分2次服。

【功效】 补益肝肾。

【主治】 再生障碍性贫血,肝肾阴虚型。

【来源】 四川名老中医贾河先验方。

 ### 干血痨方

【组成】 当归9克,生地黄10克,川芎5克,香附9克,丹参10克,茺蔚子9克,广郁金9克,日日红3克,生首乌10克,神曲12克。

【用法】 水煎,每日1剂,分2次服。

【功效】 养血活血,健脾理气。

【主治】 干血痨。

【来源】 上海名医唐锡元副主任医师验方。

 ### 利水止血汤

【组成】 生地黄20克,木通6克,竹叶10克,白茅根30克,小蓟10克。

【用法】 每日1剂,分2次服。

【功效】 利水止血。

【主治】 慢性肾炎,尿中红细胞持续存在者。

【来源】 四川名老中医贾河先验方。

 ### 生血增白汤

【组成】 人参10～15克,白术15克,当归10克,首乌20克,淫羊藿20克,菟丝子 20 克,肉桂 3～6 克,枸杞子 20 克,女贞子 20 克,赤芍 30 克。

【用法】 人参另煎对服,余药以水 900 毫升浸泡 2 小时,用中小火煎 40 分钟倒出,2 煎以水 700 毫升煎 30 分钟倒出,早、晚空腹温服。

【功效】 补肝肾,养血活血。

【主治】 虚劳、血劳,症见面色白、身倦懒言、动则气短、食少便溏、腰脊酸冷、两足痿弱。包括贫血、慢性再障、白细胞减少诸病。

【来源】 名老中医梁贻俊主任医师验方。

❀ 痹 症 ❀

痹症是以肌肉、筋骨、关节发生酸痛,麻木、重着、屈伸不利,甚或关节肿大、灼热等为主要表现的病症。它包括现代医学的"风湿性关节炎""肌肉风湿症""类风湿性关节炎""痛风"等病。

黄芪桂枝汤

【组成】 生黄芪 30 克,白术 12 克,桂枝 12 克,羌活、独活、防己、当归、白芍各 12 克,桑枝 30 克,炙甘草 6 克。

【用法】 水煎,每日 1 剂,分 2 次服,同时配合针灸、外洗方治疗。

【功效】 温经散寒,祛风化湿,消肿止痛。

【主治】 类风湿性关节炎。

【来源】 福建中医学院名老中医黄宗勖教授验方。

抗风湿汤

【组成】 菟丝子 10～15 克,制狗脊 10～15 克,炒杜仲 10～15 克,生川续断 10～15 克,大熟地黄 15～20 克,怀牛膝 10～15 克,肉桂 5～10 克,党参 10～15 克,炒白术 10～15 克,当归 10～15 克,炒白芍 10～15 克,炙川乌 6～15 克,细辛 3～15 克,独活 6～12 克,防风 6～12 克,威灵仙 10～15 克。

【用法】 水煎,每日 1 剂,2 次温服。

【功效】 温补肝肾、益气养血,佐以祛风散寒燥湿。

【主治】 慢性风湿性关节痛、风湿肌肉痛、腰痛、坐骨神经痛。

【来源】 全国著名风湿病专家王为兰教授验方。

通痹丸

【组成】 桂枝 30 克,当归 60 克,红花 20 克,山柰 90 克,白芷 13 克,细辛 15 克,羌、独活各 30 克,桑寄生 60 克,广木香 30 克,补骨脂 30 克,骨碎补 30 克,络石藤 60 克,陈皮 30 克,牛膝 30 克,威灵仙 30 克,炙乳香、没药各 15 克,片姜黄 30 克,六曲 30 克,参三七 15 克。

【用法】 上药共研细末,用鸡血藤 150 克,鹿衔草 150 克,2 味煎汤泛丸,丸如梧桐子大,每日 18 克,早晚分服。

【功效】 温经散寒,通络止痛。

【主治】 关节炎并劳损,腰椎肥大等症。

【来源】 全国著名老中医黄一峰验方。

五藤饮

【组成】 忍冬藤、络石藤、青风藤、海风藤、鸡血藤各 15 克,制川乌 3 克。

【用法】 先煎川乌 30 分钟,后纳诸药再煎 20 分钟,每日 1 剂,晚间顿服。病重者每日 2 剂,早、晚各 1 剂。

【功效】 搜风通络,活血止痛。

【主治】 痹症。治疗 135 例,总有效率为 94.1%。

【来源】 四川名中医张从善验方。

除痹方

【组成】 制草乌 7 克,穿山甲 50 克,红花 25 克,桃仁 20 克,苍术 25 克,白芍 20 克,甘草 15 克。

【用法】 水煎,每日 1 剂,分 2 次服。

【功效】 搜风祛湿,活血通络。

【主治】 风湿性关节炎。

【来源】 黑龙江省牡丹江市中医院名中医初振才验方。

复方三蛇酒

【组成】 白花蛇 1 条,蕲蛇 30 克,乌梢蛇 30 克,蜈蚣 5 条,防己 30 克,防风

小偏方小食物治大病

91

30 克,全蝎 10 克,蜣螂虫 10 克,露蜂房 15 克,生地黄 30 克,羌活 30 克,忍冬藤 30 克,海风藤 30 克,金雀花根 30 克,桑枝 30 克,甘草 30 克,高粱酒 2500 毫升。

【用法】 诸药捣碎,浸入酒内,1 周后即可服。每次 10～15 毫升,亦可制成丸(片)剂,均有良效。

【功效】 搜风通络,活血止痛。

【主治】 类风湿关节炎,症状持久,痹痛顽固,关节变形明显,症属寒湿阻络者。

【来源】 浙江省宁波市中医院张沛虬验方。

 十味散

【组成】 生川乌、生草乌、生附子、豨莶草、肉桂、干姜各 30 克,生南星、生乳香、生没药、细辛各 20 克。

【用法】 上药研为粗末,取适量用白酒或 95％ 酒精调湿,纱布包敷患病关节,上盖一塑料薄膜,以防药物渗漏,后用绷带固定。每晚睡前外敷,次晨取下。一般敷药后 10 分钟左右局部即有热感,疼痛随即逐渐减轻,亦可外敷热水袋,促使药物进一步发挥作用。

【功效】 散寒燥湿,通络止痛。

【主治】 寒湿筋骨痹痛。

【来源】 兰州军区医院李春橄副主任医师验方。

❀ 坐骨神经痛 ❀

坐骨神经痛是指坐骨神经通路上,即腰、臀部、大腿后、小腿后外侧和足外侧的疼痛症状群。可按中医"痹症""腰腿痛"论治。

 一味定痛饮

【组成】 老鹳草 30 克。

【用法】 水煎,1 日服完。

【功效】 祛风湿,止痹痛。

【主治】 坐骨神经痛。

【来源】 名老中医朱良春主任医师验方。

温经止痛汤

【组成】 黄芪15克,熟地黄15克,附子12克,淫羊藿15克,巴戟天15克,杜仲15克,桑寄生15克,当归15克,赤芍15克,白芍15克,川芎9克,怀牛膝15克,鸡血藤30克。

【用法】 水煎,每日1剂,分2次服。

【功效】 温肾通络。

【主治】 急性坐骨神经痛。

【来源】 名医任邦定验方。

瘀去络通汤

【组成】 当归15克,丹参30克,乳香10克,没药10克,黄芪30克,怀牛膝12克,鸡血藤30克,蜈蚣2条,全蝎6克,桃仁10克。

【用法】 水煎,每日1剂,分2次服。

【功效】 活血祛瘀,通络止痛。

【主治】 坐骨神经痛(气滞血瘀型)。

【来源】 四川名老中医贾河先验方。

龙蛇四物汤

【组成】 地龙10克,白花蛇1条(研末冲服),乌梢蛇10克,祁蛇10克,木瓜10克,甘草6克,当归10克,赤芍10克,白芍10克,川芎10克,生地黄10克,熟地黄15克,桂枝10克。

【用法】 水煎服,每日1剂。其中白花蛇研末,病重每条日2次冲服;病轻每条分2~3日为6次冲服,一般20剂左右显效。病程长的加用地龙、白花蛇、乌梢蛇、祁蛇4物汤浸酒,每日2次,每次15~30毫升,饭前空腹服。

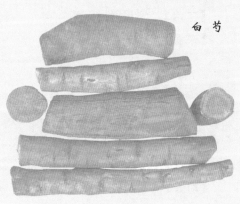

白芍

【功效】 养血活血,祛风通络。

【主治】 风寒湿兼瘀的坐骨神经

痛。治疗 20 例,痊愈 14 例,有效 4 例,总有效率为 90%。

【来源】 江西中医学院黄海龙副教授验方。

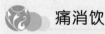 ## 痛消饮

【组成】 麻黄 10 克,熟地黄 30 克,鹿角霜 15 克,干姜 12 克,白芍 30 克,甘草 10 克,黄花 30 克,制川乌 15 克(先煎),白芥子 10 克。

【用法】 水煎,每日 1 剂,分 2 次服。

【功效】 温经通络止痛。

【主治】 坐骨神经痛,寒湿内闭型。

【来源】 四川名老中医贾河先验方。

痛风

痛风是一种嘌呤代谢紊乱引起的疾病,临床表现以急性或慢性痛风性关节炎伴反复急性发作,血液尿酸浓度增高。属中医"痹症"范畴。

 ## 痛风验方

【组成】 三角风 6 克,八角风 6 克,九节风 6 克,鸡血藤 6 克,白通草 6 克,黑马草 6 克,花椒根 6 克。

【用法】 好白酒 250 毫升浸泡 7 天,即可服用,服完后加白酒 250 毫升浸泡,每次服 9～15 克,能饮酒者可服 30 克。

【功效】 祛风通络止痛。

【主治】 痛风。

【来源】 名老中医蒲辅周验方。

 ## 祛风饮

【组成】 生地黄 90 克,玉竹 15 克,羌、独活各 9 克,细辛 3 克,制川乌 9 克,苍术 9 克,当归 9 克,白花蛇舌草 9 克。

【用法】 水煎,每日 1 剂,分 2 次服。

【功效】 养阴祛风除湿。

【主治】 痛风。发于产后者尤佳。

【来源】 全国著名中医专家姜春华教授验方。

 龙牡芍苓汤

【组成】 昆布 30 克,海藻 30 克,生龙骨 30 克,生牡蛎 30 克,浙贝 10 克,赤芍 10 克,太子参 30 克,茯苓 12 克,熟地黄 12 克,山药 30 克,淫羊藿 30 克。

【用法】 水煎,每日 1 剂,分 2 次服。

【功效】 软坚化痰,健脾补肾。

【主治】 痛风,有痛风石沉积者。

【来源】 四川名老中医贾河先验方。

 乌桂四物汤

【组成】 当归、川芎、赤芍、熟地黄、桂枝、乌蛇、炙附子、甘草各适量。

【用法】 水煎服,每日 1 剂。

【功效】 补血通络,温经散寒。

【主治】 痛痹症。

【来源】 黑龙江省名老中医郑侨验方。

红斑性肢痛症

红斑性肢痛症是以肢体远端(特别是两足)阵发性血管扩张、伴烧灼样痛,皮肤温度升高和肤色变红为临床特征的自主神经系统疾病。目前西医尚无特效药物,本病从症状分析,可归属祖国医学"痹症"范畴,尤与"血痹"相类似。

 解毒止痛汤

【组成】 金银花 15 克,蒲公英 15 克,紫花地丁 10 克,木瓜 5 克,赤芍 10 克,鸡血藤 30 克,鬼箭羽 10 克,乳香 3 克,没药 3 克,黄柏 10 克。

【用法】 水煎,每日 1 剂,分 2 次送服。

【功效】 清热解毒,通络止痛。

【主治】 红斑性肢痛症。

【来源】 全国著名中医皮肤专家赵炳南验方。

 解毒化瘀汤 ▶▶▶

【组成】 乳香、没药、桃仁、红花、当归、黄芪、银花、赤芍、黄柏、元参、丹参各适量。

【用法】 上药加水 1000 毫升,煎取 400 毫升,过滤;再加水 500 毫升,煎至 200 毫升,过滤;第 3 煎加水 500 毫升,煎至 200 毫升,过滤。3 煎兑在一起,混匀,分 3 次服。10 岁以下小儿减半。

【功效】 清热解毒,活血通络。

【主治】 红斑性肢痛症。

【来源】 河南邓县中医院唐祖宣主任医师验方。

 白虎桑藤汤 ▶▶▶

【组成】 生石膏 30 克,知母 12 克,甘草 9 克,桂枝 12 克,忍冬藤 30 克,桑枝 30 克,桃仁 12 克,赤芍 12 克,防己 12 克,牛膝 12 克。

【用法】 水煎服,每日 1 剂。

【功效】 清热凉血,通络止痛。

【主治】 红斑性肢痛症,热痹型。

【来源】 江门市名中医聂祯祥验方。

 红斑 2 号洗剂 ▶▶▶

【组成】 川红花 6 克,黄柏 12 克,苍术 12 克,当归尾 12 克,大黄 15 克,豨莶草 30 克,冬瓜皮 30 克,苍耳子 30 克。

【用法】 上药加清水适量,煎汁,待冷却后浸洗患部,每次约半小时;必要时,可将药渣再煎 1 次浸洗。

【功效】 清热燥湿,活血通络。

【主治】 红斑性肢痛症,热痹型。

【来源】 江门市名中医聂祯祥验方。

❀**糖尿病**❀

糖尿病是一种由遗传基因决定的全身慢性代谢性疾病,由于体内胰岛素的相对或绝对不足而引起糖、脂肪和蛋白质代谢的紊乱,其主要特点是高血糖及糖尿,临床表现为多饮、多尿、多食及消瘦等症状。属祖国医学"消渴"的范畴。

 ### 降糖方

【组成】 生黄芪30克,生地黄30克,苍术15克,元参30克,葛根15克,丹参30克。

【功效】 益气养阴活血。

【主治】 气阴两虚型糖尿病。

【来源】 全国著名中医专家祝谌予教授验方。

 ### 自拟消渴方

【组成】 山药、龙骨、牡蛎、天花粉、知母、麦冬、党参、玄参各适量。

【用法】 水煎,每日1剂,分2次服。

【功效】 生津益气,滋阴潜阳。

【主治】 阴虚下消。

【来源】 名老中医郑侨验方。

 ### 清热养阴汤

【组成】 生石膏30克,黄精30克,黄芪30克,人参叶10克,知母10克,生地黄10克,熟地黄15克,元参10克,枸杞子10克,山药10克。

【用法】 水煎,每日1剂,分2次服。

【功效】 清热养阴,兼补肺肾。

【主治】 糖尿病。

【来源】 全国著名中医专家陈树森教授验方。

 ### 滋肾明目汤

【组成】 当归、川芎、干地黄、熟地黄、芍药各3克,桔梗、人参、山栀子、黄连、白芷、蔓荆子、菊花、甘草、灯芯草、细茶各1.5克。

【用法】 水煎,每日1剂,分2次服。

【功效】 滋养肝肾明目。

【主治】 糖尿病性白内障。

【来源】 日本著名汉方医家矢数道明博士验方。

 ## 清渴基本方

【组成】 生黄芪 30 克,淫羊藿 15 克,杭白芍 30 克,生甘草 10 克,乌梅 10 克,葛根 10 克。

【用法】 水煎,每日 1 剂,分 2 次服。

【功效】 补肾益气,生津敛阴。

【主治】 消渴。

【来源】 全国著名中医专家关幼波教授验方。

 ## 祛瘀降糖方

【组成】 木香 10 克,当归 15 克,益母草 30 克,川芎 15 克,葛根 30 克,丹参 30 克,赤芍 12 克,黄芪 30 克,山药 30 克,苍术 12 克。

【用法】 水煎,每日 1 剂,分 2 次服。

【功效】 活血化瘀,健脾益气。

【主治】 糖尿病血瘀型。

【来源】 四川名中医贾河先验方。

 ## 清热生津汤

【组成】 槐花 40 克,天花粉 20 克,葛根 15 克,胡黄连、苦参各 20 克,黄柏 15 克,知母 25 克,白术、山药各 20 克。

【功效】 清热生津。

【主治】 糖尿病。

【来源】 辽宁中医学院附属医院名老中医李玉奇验方。

❀肥胖症❀

超过标准体重 20% 时,称肥胖症。可参考中医"症湿""脾虚""瘀滞"等症施治。

加味防己黄芪汤

【组成】 黄芪 30 克,防己 12 克,白术 10 克,甘草 4 克,生姜 10 克,大枣 3 枚,草决明 20 克,黄芩 10 克。

【用法】 水煎服,每日 1 剂。

【功效】 益气健脾利湿。

【主治】 单纯性肥胖并高脂血症。

【来源】 中国中医研究院李春生副教授验方。

 消肥除湿方

【组成】 陈皮 6 克,制半夏 6 克,云苓 12 克,炒薏苡仁 30 克,制苍术 6 克,大腹皮 10 克,冬瓜皮 10 克,制香附 10 克,泽泻 10 克,车前草 10 克。

【用法】 每日 1 剂,分 2 次服。

【功效】 除湿消肥。

【主治】 单纯性肥胖。

【来源】 名老中医杨树千验方。

 清通饮

【组成】 胡黄连 10 克,番茄叶 10 克,生大黄 10 克,生地黄 10 克,夏枯草 12 克,草决明 12 克。

【用法】 水煎服,每日 1 剂。

【功效】 清胃通腑,凉血润肠。

【主治】 肥胖以多食,大便秘结为主者。

【来源】 中国中医研究院翁维良教授验方。

 清降饮

【组成】 生大黄 10 克,乳香 10 克,生蒲黄 10 克,川芎 12 克,红花 12 克。

【用法】 水煎,每日 1 剂,分 3 次服。

【功效】 理气活血。

【主治】 肥胖易怒,月经不调或闭经。

【来源】 中国中医研究院翁维良教授验方。

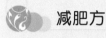 减肥方

【组成】 黄芪 15 克,党参 15 克,防己 15 克,白术 15 克,首乌 30 克,泽泻 60 克,山楂 30 克,茵陈 30 克,水牛角 30 克,淫羊藿 30 克,大黄 10 克。

【用法】 水煎服,每日 1 剂。

【功效】 燥湿化痰,消食理气。

【主治】 单纯性肥胖症。

【来源】 四川名医贾河先验方。

蛔虫病

蛔虫病是蛔虫寄生于人体所造成的疾病,除肠道症状外,有时蛔虫可钻入胆道引起胆道蛔虫病。本病属于祖国医学的"虫证"范畴。

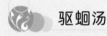 驱蛔汤

【组成】 美舌藻 30～50 克。

【用法】 煎汤睡前或早晨空腹 1 次服下,连用 3 天为 1 个疗程,小儿用量酌减。

【功效】 驱蛔止痛。

【主治】 蛔虫病。有吐蛔虫史,或便蛔虫史,或大便化验蛔虫卵阳性者。

【来源】 北京名老中医陈树森教授验方。

乌梅大白汤

【组成】 使君子 6 克(炒香),炒榧子 9 克,乌梅 3 克,鹤虱 6 克,胡黄连 6 克,槟榔 9 克,香附 6 克,厚朴 6 克,甘草 3 克。

【用法】 水煎,每日 1 剂,分 2 次服。

【功效】 驱虫,理气解痉止痛。

【主治】 肠道蛔虫症。

【来源】 河南名老中医孙一民主任医师验方。

楝根皮汤

【组成】 鲜苦楝根皮 15～20,干品量减半。

【用法】 取鲜苦楝根皮,刮去表面粗皮用白皮,煎汤睡前或晨起空腹 1 次服完。

【功效】 驱虫止痛。

【主治】 蛔虫病。

【来源】 北京名老中医陈树森教授验方。

 利胆排虫汤

【组成】 木香 15 克,金钱草或茵陈 30 克,郁金 9 克,苦楝皮 15 克,槟榔 9 克,枳壳 9 克,乌梅 12 克,黄芩 9 克,使君子 15 克,大黄 9 克(后下)。

【用法】 水煎,每日 1 剂,分 2 次服。

【功效】 利胆排虫。

【主治】 胆道蛔虫。

【来源】 辽宁中研院名医贺瑞麟验方。

 驱虫定痛汤

【组成】 乌梅 15 克,川楝子 12 克,川椒 10 克,槟榔 6 克,木香 8 克,细辛 1 克,黄连 2 克(此为成人量,小儿酌减)。

【用法】 水煎,每日 1 剂,分 2 次服。

【功效】 安蛔,驱虫,行气定痛。

【主治】 胆道蛔虫症。症见脘腹疼痛,或剧痛、绞痛、钻顶样痛,痛时辗转不安,时痛时止,呕吐蛔虫等。本方对胆道蛔虫病有特效,且无不良反应,经献方人多年临床实践,一般药 1～2 剂后,即能缓解疼痛。

【来源】 名中医谢兆丰验方。

 清热安蛔汤

【组成】 茵陈 30 克,黄芩 10 克,银花 30 克,柴胡 10 克,白芍 16 克,延胡索 10 克,槟榔 10 克,苦楝皮 10 克,板蓝根 30 克,黄连 10 克。

【用法】 水煎,每日 1 剂,分 2 次服。

【功效】 清热安蛔。

【主治】 胆道蛔虫病继发感染,伴发烧,严重时可出现黄疸者。

【来源】 四川名医贾河先验方。

绦 虫 病

绦虫病,属于寄生虫病的一种,大多由于吃了没有煮熟的含有囊虫蚴(绦虫的幼虫)的猪肉或牛肉所引起。患者可有轻度肛痒,约有半数患者有上腹部或全腹隐痛。祖国医学中归属于"虫证"。

 复方槟榔煎

【组成】 槟榔 60～80 克,南瓜籽仁粉 50～90 克(如带皮则用 80～125 克),玄明粉 20 克。

【用法】 先服南瓜籽粉,2 小时后服槟榔煎剂(60～80 克,打碎或切片,加水 500 毫升,煎到 150～200 毫升),再过半小时服玄明粉 20 克,开水和服。一般 3～4 小时内即有完整活动的虫体排出。

【功效】 泻下驱虫止痛。

【主治】 绦虫病。

槟 榔

【来源】 北京名老中医陈树森教授验方。

 排虫汤

【组成】 生南瓜子仁 120 克,槟榔煎剂 200～300 毫升,50%硫酸镁 30～40 毫升。

【用法】 清晨空腹,将南瓜子于 15～20 分钟内嚼碎服完,1～2 小时后服槟榔煎剂(槟榔 120～150 克,加水 500 毫升,煎 1 小时),再过 1 小时服 50%硫酸镁 30～40 毫升。

【功效】 驱虫止痛。

【主治】 肠道绦虫病。

【来源】 名中医李玉幸验方。

小偏方小食物治大病

癌痛

癌痛,见于各种癌症晚期,可参考中医"胁痛""黄疸""胃脘痛""腹痛"等症治疗。

退黄消肿方

【组成】 石见穿 30 克,白花蛇舌草 30 克,丹参 15 克,八月札 15 克,平地木 15 克,广郁金 9 克,小金钱草 15 克,半枝莲 30 克。

【用法】 水煎,每日 1 剂,分 2 次服。

【功效】 清热利湿退黄,消肿止痛。

【主治】 肝癌出现黄疸,肝区胀痛者。

【来源】 浙江中医学院名老中医潘国贤教授验方。

消肿止痛膏

【组成】 制乳香、没药各 30 克,龙胆草 15 克,煅寒水石 60 克,铅丹 15 克,冰片 15 克,密陀僧 30 克,干蟾皮 30 克,公丁香 15 克,雄黄 15 克,细辛 15 克,大黄 30 克,姜黄 50 克,生南星 20 克。

【用法】 各为细末,和匀。用时取酌量药粉调入凡士林内,摊于纱布上,贴敷肿块部位,隔日一换。

【功效】 消肿止痛。

【主治】 肝癌,肝肿大,肝区疼痛。

【来源】 浙江中医学院名老中医潘国贤教授验方。

化瘀止痛散

【组成】 生鳖甲 18 克,人参 18 克,花椒 9 克。

【用法】 共为细粉,分为 6 包,每晚服 1 包,开水送下。连服 3 包后腹痛可减轻,连服 24 包为 1 个疗程。

【功效】 化瘀止痛。

【主治】 宫颈癌腹痛。

【来源】 河北省名老中医王鸿儒验方。

抑痛散

【组成】 白术 30 克,半夏 30 克,木香 9 克,血竭 9 克,雄黄 6 克,瓦楞子 30 克。

【用法】 将上述 6 味混和研粉,分成 30 份,每次 1 份,用开水冲服,每日 3 次。每次并同时服蛋白吸附斑蝥素 1 剂。蛋白吸附斑蝥素的制备:取鲜鸡蛋 1 个,将蛋一端打一个 0.5 厘米直径的小洞,将一只筷子插入洞内,把蛋内容物搅散,后放入 7 只去足斑蝥虫,用潮湿草纸把整个蛋包裹,然后再包上一层黄土浆,最后置炭火上烘,估计烘到黄土干裂蛋熟为度。服用时打开蛋,去掉斑蝥虫,服之蛋内容物,每日 3 次,每次 1 个。

【功效】 活血化瘀止痛。

【主治】 晚期胃癌疼痛。

【来源】 福建名老中医陈孝明验方。

加味推气散

【组成】 姜黄、枳壳、桂心、当归、红藤、厚朴、蜈蚣、郁金、柴胡、丹参各 30 克,制南星、半夏、大黄各 18 克,白芍 60 克,炙甘草 12 克。

【用法】 共研细末,用白参、生姜各 6 克,白术、桃仁各 9 克,大枣 9 枚,水煎送服本品,每日 3 次,每次 12～16 克。

【功效】 活血理气止痛。

【主治】 各种癌症引起之疼痛。治疗 44 例患者,服上药 2～6 日后疼痛均消失。

【来源】 浙江名中医胡安黎验方。

镇疼汤

【组成】 干燥鼠妇 60 克。

【用法】 加水适量,煎 2 次,取汁 240 毫升,口服每日 4 次,每次 60 毫升。

【功效】 通络止痛。

【主治】 肝癌剧痛。

【来源】 宁波市名中医姚善业验方。

外科、骨科

疖

疖是指生于皮肤表浅部位的急性化脓性炎症,随处可发。表现为局部红、肿、热、痛,突出根浅,肿势局限(范围多在1～2厘米)。脓出即愈。相当于现代医学的单个毛囊及其皮脂腺或汗腺的急性化脓性炎症。轻者仅外治即可,严重者内外同治效果较好。

消疖方

【组成】 黄连6克,黄芩10克,丹皮10克,赤芍10克,银花10克,蚤休10克,连翘10克,三棵针15克,生甘草6克。

【用法】 先将上药用适量清水浸泡30分钟,再放火上煎煮30分钟,水煎2次。每日1剂,将2次煎出的药液混合,早、晚各服1次。

【功效】 清热解毒。

【主治】 疖病(坐板疮、发际疮)。

【来源】 中国中医研究院广安门医院著名皮肤科专家朱仁康验方。

藿香解毒汤

【组成】 藿香、香薷、银花、连翘、土茯苓、蕺菜、马齿苋、佩兰、赤芍、防风、白芷、夏枯草、蒲公英、勾藤各适量。

【用法】 水煎,每日1剂,分3次服。

【功效】 消热除湿,解毒消肿。

【主治】 夏日暑热疖疮。

【来源】 成都中医学院文琢之教授验方。

清热凉血解毒方

【组成】 黄连6克,黄芩6克,黄柏9克,山栀9克,广夕角3克,鲜生地黄

30 克,赤芍 6 克,粉丹皮 9 克,白术 6 克。

【用法】 每日 1 剂,水煎 2 次分服。

【功效】 清热凉血解毒。

【主治】 多发性疖肿。

【来源】 上海中医研究所夏少农研究员验方。

 疖疮消

【组成】 银花 18 克,连翘 15 克,苍术 18 克,黄柏 18 克,归尾 9 克,赤芍 9 克,猪苓 9 克,茵陈 30 克,车前子 9 克。

【用法】 每日 1 剂,水煎 2 次分服。

【主治】 疖疮。

【来源】 北京中医医院房芝萱教授验方。

 清解片

【组成】 大黄、黄芩、黄柏、苍术各适量。

【用法】 上方共研细末和匀轧片,每片含生药 0.3 克。每日 2～3 次,每次 5 片。

【功效】 清热解毒,化湿通便。

【主治】 疮疡湿热内盛,便秘里实者。

【来源】 上海中医学院曙光医院顾伯华教授验方。

 痈

"痈"乃气血为毒邪壅塞不通之义,有内痈与外痈之分。本篇单论外痈。外痈是一种发生于皮肉之间的急性化脓性疾患,其特点是局部光软无头,红肿疼痛(少数初起皮色不变),结块范围多在 9～12 厘米,发病迅速,易肿、易脓、易溃、易敛,可有寒热等全身症状。多属于现代医学的皮肤浅表脓肿和发生在各部位的急性化脓性淋巴结炎。

 化腐拔毒生肌膏

【组成】 珍珠 5～6 粒(或用珍珠代),琥珀 3 克,青黛 3 克,冰片 0.5 克,黄丹 100 克,麻油 240 毫升。

【用法】 将珍珠粒纳入豆腐内加水煎 2 小时,取出珍珠晒干研末,以瓦罐煎麻油至浓黑,将黄丹慢慢撒入油中,并不断搅拌,勿令沸出罐外,文火熬至滴水成珠,加入琥珀、青黛、冰片成药粉,搅匀即成。治疗时按疮口大小,用纸摊膏,贴于疮口上,每日换药 1 次。

【功效】 活血化瘀,祛腐敛疮,拔毒生肌。

【主治】 疮疡溃后,脓血淋漓,久不收口者。

【来源】 广西南宁市第二医院名中医敖肇时验方。

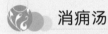

消痈汤

【组成】 金银花、蒲公英、鲜生地黄各 15～30 克,连翘、赤芍、花粉、川贝母、陈皮、蚤休、龙葵各 9～15 克,白芷 6～9 克。

【用法】 每日 1 剂,水煎 2 次分服。

【功效】 消热解毒,散瘀消肿,活血止痛。

【主治】 蜂窝组织炎,痈症初起,深部脓肿等化脓性感染。

【来源】 北京中医院赵炳南教授验方。

加减仙方活命饮

【组成】 银花、菊花、防风、白芷、木香、陈皮、赤芍、乳香、没药、浙贝母、花粉、薄荷、瓜壳、夏枯草、蒲公英、山药、甘草各适量。

【用法】 水煎,每日 1 剂,3 次分服。

【功效】 疏风清热,活血解毒。

【主治】 痈未溃、已溃及后期皆可应用。

【来源】 成都中医学院文琢之教授验方。

治痈 1 号方

【组成】 银花 18 克,蒲公英 24 克,连翘 15 克,茵陈 30 克,生黄柏 15 克,防己 12 克,猪苓 9 克,云苓 9 克,白芷 9 克,桔梗 9 克,归尾 9 克,赤芍 9 克,车前子 9 克,甘草 3 克。

【用法】 水煎服,每日 1 剂。

【功效】 托里解毒,利湿化瘀。

【主治】 痈成脓期。

【来源】 北京中医医院房芝萱教授验方。

 治痈2号方 ▶▶▶

【组成】 黄芪18克,党参18克,白芷9克,桔梗9克,甘草3克,云苓15克,白术12克,陈皮6克,当归9克,赤芍9克,连翘15克,银花15克,红花9克。

【用法】 每日1剂,水煎2次分服。

【功效】 托里生肌,清除余毒。

【主治】 痈溃破期。

【来源】 北京中医医院房芝萱教授验方。

 疽

"疽"是气血为毒邪阻滞而不行之义。发于筋骨,病变部位较深,病情较重。临床分为有头疽和无头疽两类,有头疽多属阳证,相当于现代医学的化脓性骨髓炎、化脓性关节炎骨关节结核等。本节主要讨论有头疽。

 阳证大发散 ▶▶▶

【组成】 炙甲片6克,白及6克,天南星6克,樟脑6克,皂矾4.5克,青黛4.5克,火硝4.5克,冰片1克,麝香1个。

【用法】 除麝香、冰片外,先将皂矾研细,再和入余药共研极细,过筛,最后加入冰片、麝香研匀。外敷。

【功效】 软坚散结消肿。

【主治】 痈疽结块,肿胀散漫。

【来源】 上海中医研究所张赞臣研究员验方。

 疏气消肿汤 ▶▶▶

【组成】 炒柴胡4克,川芎4克,当归6克,赤芍4克,青皮6克,忍冬藤12

克,制香附 9 克,炒枳壳 6 克,全蝎 1 克。

【用法】 水煎,每日 1 剂,2 次分服。

【功效】 理气和络,活血散结。

【主治】 胁疽、肋疽。

【来源】 北京名老中医凌云鹏验方。

 阳证铁箍散 ▶▶▶

【组成】 降香 240 克,生大黄 1 千克,降香 120 克,没药 120 克,赤豆 1.5 千克,生黄芩 240 克,木鳖子 500 克,生南星 120 克,山慈姑 120 克,陈小粉 1 千克(炒焦),芙蓉叶 240 克。

【用法】 共研细末,用恭汁,蜂蜜调敷。

【功效】 清热消肿。

【主治】 痈疽,疔毒红肿散漫者。

【来源】 上海中医研究所张赞臣研究员验方。

 消肿化毒膏 ▶▶▶

【组成】 露蜂房、杏仁各 30 克,黄芪 22.5 克,蛇蜕(盐水洗净)、元参各 15 克,乱发如鸡蛋大一团(去油垢),麻油 300 毫升,黄丹 150 克。

【用法】 先将菜油、乱发入锅中熬,候发烊尽,加杏仁;待杏仁黑色,布滤去渣,加黄芪、元参,熬 1~2 小时,再加蜂房、蛇蜕搅熬至紫黑色;滤去渣,用慢火熬;最后下黄丹,急搅千余转,滴水不散,膏即成。摊于牛皮纸或黄蜡油纸上,贴于患处。

【功效】 消肿散结,拔毒生肌。

【主治】 痈疽发背及各种疱疖,已溃、未溃均可贴敷。

【来源】 南通市中医院朱良春主任医师验方。

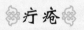 疔疮

疔疮是指发病迅速而危险性较大的疾病。多发于颜面、手足等处,如处理不当,发于颜面者极易走黄而致生命危险。疔的范围很广,包括西医学之疖、痈、皮肤炭疽、急性淋巴管炎及坏疽的一部分等在内。

疔疮膏

【组成】 芝麻 200 克,制松香 500 克,黄蜡 250 克,川白蜡 50 克,制乳香 120 克,制没药 125 克,百草霜 125 克,铜绿 125 克。

【用法】 将芝麻油入锅中煎沸至 140～160℃,入松香。溶化后下白蜡、黄蜡,溶后过滤去渣,再倒入锅内,下乳香,候涨潮,落潮后再入没药;又经涨潮落潮后,下铜绿,最后放百草霜;再待涨潮落潮后,倒入盛器内稍冷却即成。用时每次一般用 2～5 克,或视疔疮部位大小增损用量,将其捻成圆形薄饼,中厚边薄,贴敷患处,外用纱布包好,胶布固定。

【功效】 消肿止痛软坚,活血散瘀,拔毒提脓。

【主治】 疔疮。

【来源】 湖南省长沙市名老中医文湘舫验方。

消疔丸

【组成】 明雄黄 30 克,生锦纹 60 克,巴豆霜(拣取白肉纸包压去油净)12 克。

【用法】 上方各为细末,少加飞面 15～18 克,米醋同杵为丸,如凤仙子大。每服 3～5 丸,最多不超过 9 丸,不可多用。温开水吞,泄 1～2 次,预备绿豆汤冷饮数口即止。

【主治】 疔疮大毒,火炎方张,大便不行者。

【来源】 浙江省名老中医张山雷验方。

七味治疔汤

【组成】 夏枯草、菊花、紫花地丁、银花、蒲公英各 9～15 克,蚤休 6 克,生甘草 3 克。

【用法】 每日 1 剂,水煎 2 次分服。

【功效】 清热解毒。

【主治】 颜面疔疮,手部疔疮,多发性疖肿。

【来源】 北京名老中医凌云鹏主任医师验方。

解毒追疔汤

【组成】 黄连 2 克,黄芩 6 克,银花 12 克,蚤休 6 克,山萸肉 9 克,丹皮

6 克,牛蒡子 9 克,菊花 12 克,生甘草 6 克。

【用法】 每日 1 剂,水煎 2 次分服。

【功效】 清热解毒,凉血散结。

【主治】 疫疔。

【来源】 河南名中医李在明。

 香蓉散

【组成】 木芙蓉花叶、天仙子、莲钱草各适量。

【用法】 将采摘的木芙蓉花叶、莲钱草用清水洗净晾干。

【功效】 上以 3 味药分别低温烘干,研末,按 8∶3∶1 的比例,调匀混合。用时取其适量,用温开水调成糊状,均匀抹在纱布上,贴于患处,敷满整个部位,每日换药 1 次。

【主治】 颜面疔疮。

【来源】 湖南中医学院附一院名中医周聪和验方。

丹毒

丹毒因染毒而发,以突然皮肤鲜红成片,色如涂丹而得名。多发于下肢、头面,初起伴有寒热、头痛、骨楚等症,局部为小片红斑,继则很快蔓延成大片鲜红,高出皮面,境界清楚,压之色减,放之又显鲜红,摸之灼手,触痛。严重者可神昏,有一定的危险性。西医学亦称丹毒,认为是丹毒链球菌侵入皮肤或黏膜的网状淋巴管所引起的急性感染。

 加减普济消毒饮

【组成】 金银花 12 克,连翘 9 克,活芦根(去节)1 支生甘草 3 克,黑山栀 9 克,冬桑叶 9 克,荆芥 9 克,防风 9 克,元参 9 克,黄连 3 克,黄菊花 9 克,生地黄 12 克,马勃 2.4 克,苏薄荷 4.5 克(后下),板蓝根 30 克。

【用法】 水煎,每日 1 剂,2 次分服。

【主治】 面部丹毒。

【来源】 上海中医学院曙光医院张羹梅教授验方。

火丹灵

【组成】 银花 25 克,蒲公英 30 克,连翘 20 克,紫花地丁 15 克,川军 3 克,野菊 15 克,归尾 10 克,赤芍 10 克,红花 10 克,猪苓 10 克,陈皮 6 克,车前子 10 克(包),甘草 10 克。

【用法】 水煎,每日 1 剂,2 次分服。

【功效】 清热解毒。

【主治】 火丹。

【来源】 北京中医院房芝萱主任医师验方。

 水丹灵

【组成】 银花 20 克,蒲公英 25 克,连翘 15 克,黄芩 10 克,猪苓 10 克,云苓 15 克,川军 3 克,生地黄 15 克,归尾 10 克,赤芍 10 克,红花 10 克,牛膝 10 克,生薏苡仁 30 克,车前子 10 克(包)。

【用法】 每日 1 剂,水煎 2 次分服。

【功效】 清热解毒利水。

【主治】 水丹。

【来源】 北京中医院房芝萱主任医师验方。

 湿丹灵

【组成】 麻黄 3 克,桂心 10 克,杏仁 10 克,生黄芪 15 克,当归 10 克,云苓皮 20 克,赤芍 10 克,冬瓜皮仁 30 克,猪苓 10 克,泽泻 10 克,苍、白术各 25 克,龙胆草 10 克,甘草 30 克,车前子 10 克(包煎)。

【用法】 水煎,每日 1 剂,2 次分服。

【功效】 温化寒湿,活血益气。

【主治】 湿丹。

【来源】 北京中医院房芝萱主任医师验方。

 丹毒熏洗方

【组成】 苦参 30 克,黄柏 30 克,白芷 24 克,地肤子 30 克,大黄 30 克,白矾

30 克,雄黄 18 克,蛇床子 30 克,花椒 30 克,甘草 30 克。

【用法】 上药水煎,热罨溻渍。对湿热毒邪所致丹毒,屡用屡验。

【功效】 清热解毒,利湿祛风。

【主治】 丹毒由湿热毒邪所致者。

【来源】 河南省名老中医廉振三验方。

痔疮

直肠下端黏膜或肛管皮肤下静脉丛发生扩大、曲张所形成的静脉团称为"痔"。位于齿线以上者为内痔;以下者为外痔;一部分在齿线上,另一部分在齿线下者为混合痔。痔的治疗方法较多,成功经验极为丰富。

 ### 化痔片

【组成】 槐米 50 克,三七 10 克,三棱 40 克,茜草 40 克,枳实 40 克。

【用法】 水焦浓缩制成片剂,每片 1 克,每次 6 片,每日 3 次。

【功效】 凉血行气,止血散瘀。

【主治】 各期内痔,血栓外痔。

【来源】 沈阳市痔瘘医院李润廷主任医师验方。

 ### 痔疮熏洗方

【组成】 白芷 12 克,五倍子 30 克,木瓜 18 克,川椒 12 克,生白矾 9 克,槐蘑 30 克,马齿苋 60 克,甘草 12 克。

【用法】 水煎先熏后洗。

【功效】 祛湿解毒,杀虫止痒。

【主治】 痔疮初起肿痛或津水流血。

【来源】 北京中医院名老中医房芝萱验方。

 ### 枯痔液

【组成】 雄黄 4.5 克,赭石 9 克,血竭 9 克,轻粉 0.3 克,红粉 0.3 克,黄连 4.5 克,朱砂 3 克,冰片 3 克,枯矾 21 克。

【用法】 上方分别研末,先将黄连、血竭、雄黄、赭石放入干净砂锅内,加水600毫升文火煎至200毫升时,用4层纱布过滤;再将剩下的药渣放回砂锅并放入红粉、轻粉、朱砂,加水400毫升,文火煎至150毫升时过滤;然后将砂锅洗净,把2次滤液放入,烧开后加入枯矾不断搅拌,药液由涂红变为淡黄时离火,稍冷后放入冰片搅拌,稍加热后,加盖,冷却后过滤,最后抽滤、灭菌、消毒,分装瓶内即成。用时先对痔及附近部位常规消毒。痔疮表面黏膜完整者,可直接注射在痔核中央,但应离开齿状线,以最高点进针,针与痔表面成45°进针,注射量0.3~0.07毫升,每个痔核注射一针,若痔核表面黏膜糜烂兼有出血者,可用点状注射法,药量视情况掌握在0.1~0.3毫升,每星期注射1次。

【功效】 去腐生新,活瘀枯痔。

【主治】 各类痔疮。

【来源】 河南中医学院名中医郭继禹验方。

 ## 榆槐肠连丸

【组成】 黄连37.5克,黄芩225克,槐角150克,炒槐米112.5克,地榆炭112.5克,生地黄112.5克,当归75克,荆芥75克,阿胶75克,猪大肠80克。

【用法】 将猪大肠煮烂,余药共研细末,诸药混合加炼白蜜为丸。

【功效】 清化湿热,凉血止血。

【主治】 肠热便血,脏毒下血,肛门水肿,灼热坠痛者。

【来源】 全国著名肛肠病专家丁泽民验方。

 ## 消痔汤

【组成】 马齿苋30克,大枣30枚,地榆30克,槐角20克,当归20克,党参30克,元肉20克。

【用法】 煎时以猪前肘肉为料(以猪头肉为最好),切成碎片,煎成肉汤,再以肉汤加白糖20克,煎上药,每日1剂,每剂服3次,服药后可再吃猪肉。

【主治】 痔疮。

【来源】 甘肃名老中医刘东汉验方。

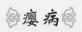 ### 瘿病

瘿是发生在颈部结喉处的疾病,因其如缨络之状而名之。它类似现代医学

所称的甲状腺功能亢进,单纯性甲状腺肿(气瘿),甲状瘤或囊肿(肉瘿),甲状腺癌(石瘿)等甲状腺疾患。

 ## 治瘿方

【组成】 银柴胡 12 克,昆布 15 克,海藻 15 克,夏枯草 12 克,陈皮 12 克,川贝 10 克,当归 12 克,半夏 10 克,生龙骨 30 克,生牡蛎 30 克。

【用法】 水煎,每日 1 剂,2 次分服。

【功效】 化痰解郁,软坚散结。

【主治】 瘿病属痰气郁结者。

【来源】 中国中医研究院郭士魁教授验方。

 ## 养阴化痰消瘤汤

【组成】 白芍 15 克,玄参 9 克,夏枯草 30 克,海浮石 30 克,制香附 12 克,白芥子 12 克。

【用法】 水煎,每日 1 剂,2 次分服。

【功效】 养阴疏气化痰。

【主治】 甲状腺腺瘤及囊肿。

【来源】 上海中医研究所夏少农研究员验方。

 ## 散结消瘿汤

【组成】 牡蛎粉 24 克,夏枯草 60 克,蒲公英、紫花地丁各 30 克,昆布、天葵子、海藻各 15 克,黄药子、炒橘核、浙贝母、银柴胡、野菊花、甘草各 10 克。

【用法】 水煎,每日 1 剂,3 次分服。

【功效】 清热化痰,软坚散结。

【主治】 瘿瘤。

【来源】 湖北中医学院名老中医张梦侬验方。

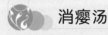 ## 消瘿汤

【组成】 昆布 12 克,海藻 12 克,夏枯草 15 克,牡蛎 30 克,生地黄 30 克,三棱 10 克,莪术 10 克,炒山甲 10 克,甘草 3 克。

【用法】 水煎服,每日1剂。同时以华南胡椒全植株2份、野菊花1份,同捣烂后加少许食盐捣匀,按瘤体大小取适量,隔水蒸热,待温度适中时敷患处。

【功效】 行气散瘀,软坚散结。

【主治】 甲状腺瘤(瘿瘤),乳痈等。共治疗百余例,效果显著。

【来源】 广东省封开县名老中医李穆堂验方。

❀ 瘰疬 ❀

本病多生于颈项,甚至连及胸,常结块成串,累累如贯珠之状,故名瘰疬。俗称"疬子颈"或"老鼠疮"。本病发病缓慢,病程较长,多为气郁、虚劳所致。相当于西医学所称之颈部淋巴结核。

紫色溃疡膏

【组成】 轻粉9克,红粉9克,琥珀9克,血竭9克,乳香45克,青黛9克,黄连30克,蜂蜡90克,麻油500毫升,煅珍珠面0.3克。

【用法】 上药前8味研细面,将麻油置于火上见数开后,加入蜂蜡搅匀,离火冷却再加药粉搅匀成膏,直接涂抹在疮面部位。

【功效】 化腐生肌,煨脓长肉。

【主治】 淋巴结结核,下肢溃疡,女阴溃疡。

【来源】 北京中医院赵炳南教授验方。

瘰疬方

【组成】 炒橘核(打)、天葵、煨莪术、浙贝母、炒枳实、法半夏各10克,海藻昆布各15克,紫花地丁、牡蛎粉、蒲公英各30克,夏枯草、白花蛇舌草各60克。

【用法】 水煎1剂,2日分6次服,10剂为1个疗程。

【功效】 行气散结,化痰软坚,清热解毒。

【主治】 螺疬。无论已溃、未溃均可服用。

【来源】 湖北中医学院名老中医张梦侬验方。

活血化坚汤

【组成】 当归、川芎、赤芍、银花、天花粉、桔梗、陈皮、厚朴、防风各9克,皂角刺、贝母、僵蚕、灵脂、乳香、白芷各 6 克,甘草 3 克。

【用法】 水煎,每日 1 剂,2 次分服。

【功效】 活血化坚。

【主治】 一切瘰疬及瘿瘤痰核初起未溃者。

【来源】 河南名中医李在明验方。

 加味消瘰丸

【组成】 玄参、牡蛎、浙贝、白芥子、淡海藻、淡昆布、木香、郁金、夏枯草、甘草各适量。

【用法】 水煎,每日 1 剂,3 次分服。

【功效】 疏肝解郁,化痰软坚。

【主治】 颈淋巴结核不红肿者。

【来源】 成都中医学院文琢之教授验方。

❀乳痈❀

乳痈是乳房部最常见的急性化脓性感染疾病,多发生于产后尚未满月的哺乳期妇女,也可发生于妊娠期。初起乳房肿痛,可有结块,或伴有寒热、头痛、呕恶等症,继则局部皮肤红、酿脓、破溃。若久不收敛,可形成窦道。相当于现代医学的急性乳腺炎。

 平疡止痛膏

【组成】 生川乌、生草乌各 50 克,乳香、没药各 25 克,桃仁 90 克,大黄 100 克,白芷、黄药子、黄柏各 75 克,蜈蚣、全蝎各 20 克,山柰 180 克,樟脑 500 克。

【功效】 乳痈。

【主治】 山柰、乳香、没药、樟脑研细后用适量 95％酒精拌成糊,生川、草乌、白芷、桃仁、大黄、黄柏、黄药子用植物油 2000 毫升,炸至白芷焦黄,再加入全蝎、蜈蚣,继续炸至白芷焦黑过滤后取黄丹 700～750 克,放入油中,炼至滴水成珠,冷却到 20℃左右,将上述酒精药糊加入,搅匀分摊牛皮纸上,密封备用。用时外贴患处 2 日换药 1 次,化脓后禁用。

【来源】 湖北中医学院熊魁悟教授验方。

橘叶汤

【组成】 细苏梗 9 克,淡黄芩 5 克,焦山栀 9 克,银花 12 克,橘叶 12 克,蒲公英 30 克,青皮 6 克,生石膏 12 克,代代花 7 朵。

【用法】 水煎,每日 1 剂,2 次分服。

【功效】 清热疏气。

【主治】 妊娠期乳腺炎。

【来源】 北京名老中医凌云鹏验方。

 消乳痈汤

【组成】 皂角刺 60～120 克,当归、赤芍、白芍各 10 克,柴胡、生甘草各 6 克。

【用法】 水煎服,每日 1 剂。

【功效】 软坚散结,理气活血。

【主治】 乳痈之炎性肿块。

【来源】 名老中医胡慧明教授验方。

 乳痈汤

【组成】 银花、生芪各 18 克,连翘 15 克,赤芍、归尾、红花、皂刺、白芷、桔梗、漏芦、通草各 9 克,炒山甲 9 克,甘草 3 克。

【用法】 水煎,每日 1 剂,2 次分服。

【功效】 清热解毒,理气托脓。

【主治】 乳痈脓肿期。

【来源】 北京中医院房芝萱教授验方。

 和乳汤

【组成】 当归、蒲公英各 30 克,天花粉、贝母各 9 克,穿山甲、甘草各 6 克。

【用法】 水煎,每日 1 剂,2 次分服。

【功效】 清热解毒,消肿散结。

【主治】 乳痈初起,恶寒作热。

【来源】 河南名中医李在明验方。

✿ 乳癖 ✿

乳癖是发生在乳房部的慢性非化脓性肿块,临床以乳房胀痛和乳房内出现肿块为主要表现。不同年龄的妇女皆可发生。相当于现代医学之乳房囊性增生病和乳房纤维腺瘤等病。

 消瘀散结汤

【组成】 鹿角20克,浙贝母15克,瓜蒌20克,乳香20克,没药20克,香橼20克,白芍30克,甘草10克(无鹿角可用鹿角霜代之)。

【用法】 诸药收入容器内,加水浸泡1小时,即行煎煮。剩药液约100毫升为宜。煎2次,将药液混合一起,分2次服之。

【功效】 理气活血,软坚散结。

【主治】 乳核肿痛,或时渗乳汁,或乳汁带血。

【来源】 黑龙江著名老中医陈景河主任医师验方。

 活血逐瘀汤

【组成】 丹参15~30克,乌药6~12克,白僵蚕6~12克,三棱9~15克,白芥子9~15克,厚朴6~12克,橘红9~15克,土贝母9~15克,沉香1.5~3克。

【用法】 每日1剂,水煎2次分服。

【功效】 活血逐瘀,软坚内消。

【主治】 腹部包块,乳房纤维瘤,体表小肿物或寒性脓肿关节肿胀(鹤膝风)等。

【来源】 北京中医院赵炳南教授验方。

 乳癖汤

【组成】 淫羊藿9克,肉苁蓉9克,玄参9克,白芍9克,橘核、叶各9克,广郁金10克,陈香橼20克,当归12克。

【用法】 每日1剂,水煎2次分服。

【功效】 疏肝和营,壮阳软坚。

【主治】 乳腺小叶增生症。

【来源】 上海中医研究所夏少农教授验方。

 ## 乳块消

【组成】 丹参、橘叶各15克,王不留行、川楝子、土鳖虫、皂刺各10克。

【用法】 水煎,每日1剂,2次分服,或浓缩制成糖衣片47片,每日服12片,分2次服。3个月为1个疗程,服1个疗程效不显著者,每日剂量增至24片。

【功效】 疏肝理气,活血化瘀。

【主治】 乳腺增生病。

【来源】 北京中医学院东直门医院名老中医杜玉堂副主任医师。

 ## 乳核消

【组成】 旋覆花(布包)、炒橘核、炒枳实、天葵子、赤芍、法半夏、浙贝母、制香附、青皮各10克,夏枯草60克,牡蛎粉、紫花地丁、蒲公英各30克。

【用法】 水煎1小时半,分3次温服,每日1剂,20剂为1个疗程,疗程间隔20日。

【功效】 疏肝行气,软坚散结。

【主治】 乳房痰核。

【来源】 湖北中医学院名老中医张梦侬验方。

胆囊炎

胆囊炎是指病原体通过各种途径进入胆囊所引起的急、慢性炎症,临床多以胁腹绞痛为主要特征。为常见急腹症之一。中医学无此病名,多参照"胁痛""腹痛""黄疸"等病进行辨证治疗。

 ## 加减大柴胡汤

【组成】 柴胡15克,赤芍15克,黄芩15克,半夏9克,枳壳9克,大黄9克

（后下），茵陈 30 克，郁金 9 克，金钱草 60 克，蒲公英 30 克，瓜蒌 30 克。

【用法】 水煎，每日 1 剂，2 次分服。

【功效】 疏肝利胆。

【主治】 胆囊炎、胆石症、胆道感染等疾患。

【来源】 北京中医学院教授印会河验方。

 柔肝煎

【组成】 生地黄、首乌、枸杞子、茵陈、虎杖、生大黄、生山楂、鸡内金、玫瑰花、佛手、绿萼梅各适量。

【用法】 水煎，每日 1 剂，2 次分服。

【功效】 养肝柔肝，疏肝利胆。

【主治】 慢性胆囊炎，胆石症（肝阴不足型）。

【来源】 上海中医学院龙华医院朱培庭教授验方。

 金钱开郁汤

【组成】 金钱草 30 克，柴胡 9 克，枳实 9 克，白芍 9 克，炙甘草 3 克，郁金 9 克，乌贼骨 9 克，浙贝母 9 克。

【用法】 水煎，每日 1 剂，2 次分服。

【功效】 疏肝利胆，解郁镇痛，清热化石。

【主治】 慢性胆囊炎，胆石症。

【来源】 全国著名老中医魏长春主任医师验方。

胆石症

胆石症是指胆固醇或胆红素在胆系所致结石的疾病，以右上腹痛，寒战高热及黄疸典型的三联症为特点，可有呕恶、便秘等症。属中医学胁痛、黄疸等病的讨论范畴。

 疏肝利胆汤

【组成】 柴胡 10 克，黄芩 8 克，海金砂（草）15 克，金钱草 15 克，鸡内金 10

克,川郁金 8 克,炒金铃子 10 克,白芍 10 克,炒枳实 10 克,赤茯苓 15 克,车前子 10 克。

【用法】 以水煎服,日服 3 次。

【功效】 疏肝利胆,清热除湿,理气和营,止痛散结。

【主治】 肝胆湿热蕴结之胆石症、胆囊炎、急性黄疸及血吸虫病肝硬化腹水等。

【来源】 湖北中医学院教授李培生验方。

 ### 胆道排石汤

【组成】 柴胡、枳实各 9 克,虎杖、郁金各 15 克,制大黄 9 克,大叶金钱草 30 克。

【用法】 水煎,每日 1 剂,2 次分服。

【功效】 利胆排石。

【主治】 胁痛(胆石症)。

【来源】 上海医科大学姜春华教授验方。

 ### 茵陈排石汤

【组成】 茵陈 30 克,生山栀 10 克,生大黄 10 克,元明粉 10 克,金钱草 30 克,广郁金 15 克,蒲公英 15 克,广木香 9 克,枳实 10 克。

【用法】 水煎,每日 1 剂,2 次分服。

【功效】 清利湿热,利胆排石。

【主治】 胆石症。

【来源】 解放军总医院陈树森教授验方。

 ### 排石定痛汤

【组成】 酒炒龙胆草 10 克,金钱草 60 克,海藻 15 克,昆布 15 克,降香 5 克,夏枯草 30 克,蒲公英 30 克,紫花地丁 30 克,旋覆花 10 克(包),天葵子 10 克,煨三棱 10 克,红柴胡 10 克,硝石(即火硝)15 克。

【用法】 上药除硝石 1 味分 5 次另行冲服外,加水 2500 毫升浓煎至 900 毫升,分 2 日 5 次服。15 剂为 1 个疗程,痛止即停药。平时可 4 日服药 1 剂(即

2 日服药 1 剂,休息 2 日),5 剂可服 20 天,服完停药 20 天。

【功效】 泄火为主,佐以疏肝清胆,散结软坚,化石止痛。

【主治】 胆道结石。

【来源】 湖北中医学院名老中医张梦侬验方。

疏肝利胆排石汤

【组成】 柴胡、郁金、黄芩、白芍、鸡内金、川楝子、延胡索各 10 克,枳实、大黄(后下)各 6 克,青皮、陈皮、甘草各 5 克,金钱草 20 克。

【用法】 水煎服,每日 1 剂。

【功效】 疏肝理气,利胆排石。

【主治】 胆石症(肝郁气滞型)。

【来源】 浙江省名老中医盛循卿验方。

尿石症

尿石症包括肾、输尿管、膀胱和尿道的结石,是泌尿系统常见疾病之一,属中医学"石淋""砂淋"及部分"血淋""气淋"的范畴。

化瘀尿石汤

【组成】 赤芍、川牛膝、乳香、没药、三棱、莪术、桃红、山甲、皂角刺、白芷、枳壳、厚朴、青皮、金钱草、车前子、生苡米各适量。

【用法】 水煎,每日 1 剂,分 3 次服。

【功效】 活血化瘀,软坚散结排石。

【主治】 用于体积较大,长期停留不移动或合并肾积水的上尿路结石,属邪实无虚象者。临床治疗结石横径 0.6～1.1 厘米,纵径在 1～2 厘米,且部分合并肾积水而有手术指征患者。

【来源】 中国中医研究院刘猷枋教授验方。

逐石汤

【组成】 金钱草 30～60 克,海金砂 3 克(冲服,或海金砂藤 20 克),木通 10

克,生地黄 12 克,白芍 10 克,琥珀末 3 克(冲服),广木香 4.5 克(后下),鸡内金 9 克,甘草 4.5 克。

【用法】 水煎,每日 1 剂,2 次分服。

【主治】 淋症(泌尿系结石)。

【来源】 广州中医学院教授邓铁涛验方。

 溶石方

【组成】 鱼脑石 500 克,琥珀 150 克,硝石(火硝)100 克。

【用法】 先将鱼脑石醋炒,3 药共研细末,过筛,每次 3～4 克,日服 3 次。或金钱草 50 克煎汤,代水送服,或每次用白糖、陈醋各 5 克水溶化后送服。

【功效】 溶解尿石。

【主治】 尿路结石。服药 2～3 个月,结石即可溶化。

【来源】 河南信阳名老中医吴一渊主任医师验方。

 石淋汤

【组成】 冬葵子 30 克,金钱草 60 克,滑石、干生地黄、玄参、榆白皮、车前子、石韦各 15 克,硝石 15 克(分三次冲服),另加五加皮、生地黄榆各 500 克,半炒炭,半生用,2 味共研细末,分成 30 包(布包扎好)。

【用法】 上药除硝石分冲外,每剂加入五加皮、地榆粉末 1 包,加水熬浓汁,分 3 次 1 日服完,停药 2 日,再如上法服药 1 剂,以 30 剂为 1 个疗程。

【功效】 散结软坚,清热利湿。

【主治】 泌尿系结石。

【来源】 湖北中医学院名老中医张梦侬验方。

 三金排石汤

【组成】 海金砂 60 克,川金钱草 60 克,鸡内金 12 克,石韦 12 克,冬葵子 9 克,滑石 15 克(包),车前子 15 克(包)。

【用法】 水煎,每日 1 剂,2 次分服。

【功效】 利尿排石。

【主治】 泌尿系结石。

【来源】 北京中医学院印会河教授验方。

 ## 活血排石汤

【组成】 金钱草、海金砂、鸡内金、川楝子、石韦、木香、车前子、皂角刺、丹参、三棱、元胡、大黄、红花各适量。

【用法】 每日1剂,水煎温服。

【功效】 行气活血,通淋排石。

【主治】 肾、输尿管、膀胱结石。

【来源】 黑龙江省宝泉岭管理局中心医院潘树和老中医验方。

 # 妇 科

痛 经

痛经即指妇女在经期前后或行经期间,小腹部有较剧烈疼痛,并随月经周期发作。临床以经行小腹疼痛并随月经周期发病为本病的主要特征,以青年妇女特别是未婚女子多见。痛经一病可发生于子宫发育不良、子宫过于前屈和后倾、子宫颈管狭窄、或子宫内膜呈片状排出、或盆腔炎、子宫内膜异位等疾病。

 ## 活血散瘀汤

【组成】 当归尾、川芎、赤芍、苏木、丹皮、官桂、延胡索、乌药、刘寄奴、生地黄各适量。

【用法】 每日1剂,2次分服。

【功效】 破血行气,止痛。

【主治】 痛经属血瘀者。

【来源】 全国著名中医专家秦伯未验方。

 ## 痛经宁

【组成】 当归9克,赤芍15克,川芎6克,柴胡6克,丹皮9克,香附15克,延胡索 6 克,白芥子 6 克,郁金 9 克,蒲黄 10 克,五灵脂 15 克,甘草 6 克,夏枯草 15 克,皂刺 9 克,九香虫 15 克。

【用法】 水煎服,每日 1 剂。

【主治】 痛经偏血瘀者。

【来源】 天津中医学院王敏之副教授验方。

 ## 热性痛经方 ▶▶▶

【组成】 当归 10 克,川芎 10 克,赤芍 12 克,大生地黄 12 克,红藤 30 克,败酱草 20 克,金铃子 10 克,炒五灵脂 12 克,炙乳香、没药各 5 克。

【用法】 先将上药用清水浸泡 30 分钟,再煎煮 30 分钟,每剂煎 2 次,于经行腹痛开始每日 1 剂,早、晚各服 1 次。

【主治】 经行腹痛,往往于经行第一天腹痛甚剧,或见血块落下则痛减。舌质红、苔薄黄,脉弦或弦数。

【来源】 上海中医学院附属岳阳医院名老中医沈仲理教授验方。

 ## 香桃止痛汤 ▶▶▶

【组成】 香肉桂、小茴香、炙甘草各 6 克。

【用法】 水煎服。原发性痛经者,月经来潮前每日服 1 剂,连服 3 剂,若月经未至,则加服 1～2 剂,一般需连用 3 个月经周期。继发性痛经者,月经前后均需服药。

【主治】 各型严重痛经。

【来源】 山东中医学院副教授李广文验方。

 ## 理气温经汤 ▶▶▶

【组成】 陈艾 6 克,制香附 9 克,当归 6 克,续断 9 克,白芍 6 克,熟地黄 9 克,煨木香 4.5 克,台乌药 6 克,川楝子 9 克,黄芪 9 克,肉桂 2.4 克。

【用法】 水煎服,每日 1 剂。

【功效】 温经理气。

【主治】 临经腹痛较剧,腰酸,经来量少不畅,夹有紫红血块,脉沉细带弦,舌苔薄白。

【来源】 全国著名妇科专家朱小南验方。

 内异化瘀方

【组成】 当归9克,丹参9克,川芎4.5克,川牛膝9克,制香附9克,赤芍9克,血竭3克,制没药6克,延胡索9克,苏木9克,失笑散15克。

【用法】 每于经来前3天即开始服用,水煎,每日1剂,分2次服。

【功效】 活血化瘀。

【主治】 子宫内膜异位症。

【来源】 上海中医学院附属龙华医院教授王大增验方。

 消痛方

【组成】 柴胡、郁金、香附、川楝、元胡、蒲黄、五灵脂、当归、白芍各适量。

【用法】 水煎服,每日1剂。

【功效】 疏肝理气,活血止痛。

【主治】 痛经。

【来源】 全国名老中医陈雨苍教授验方。

 止痛快

【组成】 当归、益母草各15克,川芎6克,细辛5克,丹参20克,白芍、泽兰、元胡、川药、白芷各10克。

【用法】 水煎服,每日1剂。经前1周开始服用,服6剂为1个疗程,连服3个月经周期。

【功效】 活血化瘀,理气止痛。

【主治】 痛经。

【来源】 陕西中医学院名医杨鉴冰验方。

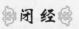 **闭 经**

闭经即指发育正常的女子逾18岁尚未初潮,或已行经而又中断达3个月以上者。临床以经水不通为其主要特征,不同年龄的行经妇女皆可发生。

活血汤

【组成】 当归尾 9 克,桃仁 9 克,红花 9 克,泽兰 9 克,益母草 12 克,丹参 30 克,白芍 9 克,柴胡 6 克,香附 9 克,陈皮 9 克,牛膝 9 克,甘草 3 克。

【用法】 水煎,每日 1 剂,分 2 次服。

【功效】 活血理气。

【主治】 闭经,气滞血瘀型。

【来源】 河南名老中医孙一民主任医师验方。

 补虚通经汤

【组成】 党参、黄芪、当归、熟地黄、茜草、乌贼骨、川芎、香附各适量。

【用法】 水煎,每日 1 剂,分 2 次口服。

【主治】 闭经虚证。

【来源】 上海著名中医妇科教授唐吉父验方。

 育肾养血方

【组成】 炒当归 9 克,生、熟地黄各 9 克,川芎 9 克,熟女贞子 9 克,淫羊藿 12 克,肉苁蓉 9 克,狗脊 9 克,山萸肉 9 克,制黄精 12 克,河车大造丸 9 克(吞)。

【用法】 每日 1 剂,水煎服,1 个月为 1 个疗程,通常观察 3 个月,最好能观察基础体温。

【主治】 原发性闭经。

【来源】 上海名老中医蔡小荪主任医师验方。

 通经开闭汤

【组成】 紫河车 9 克,紫丹参 9 克,巴戟 9 克,川牛膝 9 克,木瓜 9 克,淫羊藿 9 克,杜仲 9 克,熟地黄 9 克,白芍 6 克,紫石英 9 克(先煎),白术 9 克,黄芪 9 克。

【用法】 水煎服,每日 1 剂。

【功效】 补肝肾,益气血。

【主治】 闭经,身体羸瘦,头晕眼花,小便频数,腰酸畏寒,精神疲惫舌淡、苔白。

【来源】 全国著名专家朱小南验方。

 疏通汤 ▶▶▶

【组成】 党参 12 克,白术 9 克,茯苓 15 克,麦冬 9 克,丹参 12 克,丹皮 9 克,桃仁 9 克,鸡血藤 15 克,灯芯草 1.8 克,制香附 6 克,延胡索 9 克。

【用法】 水煎服,每日 1 剂。

【功效】 健脾疏肝,化瘀。

【主治】 闭经,口干欲饮,面浮心烦。便干溲少,苔薄腻,脉细软。

【来源】 全国著名中医妇科专家钱伯煊验方。

 养阴通经汤 ▶▶▶

【组成】 瓜蒌 15 克,石斛 12 克,元参、麦冬、车前子各 9 克,生地黄、瞿麦、益母草、牛膝各 12 克,马尾连 6 克。

【用法】 水煎服,每日 1 剂。

【主治】 闭经,属阴虚胃热型者。

【来源】 全国著名中医专家刘奉五验方。

 女金丹 ▶▶▶

【组成】 当归 150 克,川芎、元胡、桃仁、红花、三棱、莪术各 50 克,丹皮 45 克,青皮、枳壳、广皮、赤芍、炙甘草、香附各 40 克,木香 25 克。

【用法】 共为细末,炼蜜为丸,每丸重 15 克,每日 3 次,每次 1 丸。

【主治】 闭经,属气血瘀滞者。凡气血瘀滞之闭经,用之皆效。

【来源】 黑龙江中医学院名医高仲山教授验方。

🌸 月经不调 🌸

　　月经不调即指月经的周期、经期和经量等发生变化。其包括月经先期、月经后期、月经先后无定期,经量过多、经量过少等症。临床以经期、量、色、质改变为特征,不同年龄的行经妇女均可发生本病,是妇科常见病之一。

疏肝调经汤

【组成】 柴胡、炒川芎各 4.5 克,瓜蒌皮、郁金、制香附、全当归、炒赤芍、失笑散(包)各 10 克,制乳香 3 克。

【用法】 水煎服,每日 1 剂,经行前 3 日开始,连服 10～12 日。

【功效】 疏肝通络。

【主治】 月经先后无定期,经量少而色黯,兼有行经时乳房胀痛,胸胁不舒,少腹两侧引痛,舌边尖红,苔黄腻,脉小弦滑。

【来源】 浙江名老中医朱承汉验方。

 调经汤

【组成】 全当归 12 克,白芍、云苓、怀山药各 10 克,熟地黄 15 克,川芎、香附各 6 克,益母草、柴胡各 9 克。

【用法】 水煎服,每日 1 剂。

【主治】 月经不调。

【来源】 全国名老中医赖良蒲验方。

 益气摄经汤

【组成】 党参、禹余粮各 15 克,生黄芪、仙鹤草、乌贼骨各 20 克,白术、荆芥炭、茜草炭各 10 克,柴胡、升麻炭各 5 克,炮姜炭 3 克。

【用法】 水煎服,每日 1 剂。

【主治】 月经过多,属中气虚陷,气不摄血者。

【来源】 名老中医陈丹华验方。

 益气调经汤

【组成】 当归 4.5 克,川芎 4.5 克,白芍 9 克,熟地黄 9 克,黄芪 15 克,党参 9 克,炒艾叶 3 克,阿胶 9 克(烊化),川续断 6 克,白术 6 克,地骨皮 9 克。

【用法】 1 剂 2 煎,共取 200 毫升,分 2 次温服。

【功效】 益气止血。

【主治】 月经量多,属气虚血热者。

【来源】 全国著名中医专家蒲辅周验方。

温散理血汤

【组成】 当归12克,金毛狗脊9克,香附9克,丹参9克,酒白芍9克,益母草9克,艾叶4.5克,桑寄生12克,葫芦巴9克,玄胡9克,炮姜4.5克,失笑散9克。

【用法】 砂糖为引服,每日1剂。

【功效】 温经散寒,活血化瘀。

【主治】 月经失调,症属血为寒凝,阳气不足者。

【来源】 著名老中医胡占元验方。

调气和血汤

【组成】 当归6克,川芎4.5克,官桂6克,吴茱萸9克,三棱6克,莪术6克,制香附6克,大茴香3克,川楝子6克(炒黑),元胡3克,葱白6厘米(后下)。

【用法】 1剂2煎,共取200毫升,分早、晚2次温服。另外,香附丸180克,每晚服6克,白开水送服。

【功效】 调和气血,兼活血消瘀。

【主治】 月经不调,属气血不和,兼有瘀结者。

【来源】 全国著名中医专家蒲辅周验方。

带下症

带下症即指妇女带下量明显增多,色、质、臭气异常,或伴全身或局部症状者。带下一病临床极为常见,素有"十女九带"之说,以带量、色、质及气味等发生改变为本病的特征。现代医学的盆腔炎、宫颈炎等多科疾病均可在带下症中辨症治疗。

败酱红藤汤

【组成】 败酱草30克,红藤30克,鸭跖草20克,赤芍12克,丹皮12克,金铃子9克,延胡索12克,柴胡梢6克,生薏苡仁30克,制乳香6克,制没药6克,连翘9克,黑山栀9克。

【用法】 水煎,每日1剂,分2次服。

【功效】 清热泻火、化湿祛瘀。

【主治】 急性盆腔炎。

【来源】 上海市第一人民医院蔡小荪主任医师验方。

 ### 加味消炎汤

【组成】 金银花、败酱草、生石膏、白花蛇舌草、草河车各30克,蒲公英、连翘、薏苡仁、丹参各15克,赤芍12克,丹皮、大黄各10克。

【用法】 水煎服,每日1剂。

【功效】 清热解毒,活血化瘀。

【主治】 急性盆腔炎,属热毒炽盛,急性炎症型。

【来源】 天津市中心妇产科医院主任医师张丽蓉验方。

 ### 清热解毒汤

【组成】 连翘15克,银花15克,蒲公英15克,紫花地丁15克,瞿麦12克,萹蓄12克,冬瓜子30克,黄芩9克,车前子9克(另包),丹皮9克,赤芍6克,地骨皮9克。

【用法】 水煎服,每日1剂。

【主治】 急、慢性盆腔炎,属于湿毒热盛者。

【来源】 全国著名妇科专家刘奉五验方。

 ### 消炎止带散

【组成】 枯矾、蛇床子、银花、儿茶、土茯苓各100克,氯霉素150克,泼尼松(强的松)5克。

【用法】 以生理盐水棉球蘸药粉涂子宫颈处,24小时后自行取出。每月上药1～2次。

【主治】 子宫颈炎。

【来源】 天津河西医院名医李慎燕验方。

 ### 理化止带汤

【组成】 焦术24克,苍术12克,升麻30克,草薢30克,益智12克,首乌

小偏方小食物治大病

30 克,牡蛎 15 克,枣皮 15 克。

【用法】 浓煎,每日 2 剂,口服。

【功效】 理气升阳,化湿止带。

【主治】 白带日久,延月不治。继而如崩状,绵绵不断,色清无臭,伴形体消瘦,精神萎靡,厌食便溏,舌淡白,脉细微。

【来源】 湖南名老中医易聘海验方。

 温阳散结汤

【组成】 鹿角片 10 克,大熟地黄 30 克,白芥子 6 克,川桂枝 10 克,炮姜 10 克,生黄芪 30 克,麻黄 5 克,昆布 15 克,海藻 15 克,皂角刺 6 克。

【用法】 水煎,每日 1 剂,分 2 次服。

【功效】 温阳散结。

【主治】 慢性盆腔炎,症属阳虚寒凝者。

【来源】 名老中医姚寓晨主任医师验方。

子宫脱垂

子宫脱垂即指妇女子宫下脱,甚则挺出于阴户之外者。其病多发于产后,临床以子宫从正常位置沿阴道下脱为特征。传统中医学称之为"子宫脱垂"。

 子宫脱垂方

【组成】 枳壳 30 克,菟丝子 15 克,棉花根 30 克,黄芪 3 克,升麻 6 克,柴胡 6 克,党参 30 克,白术 10 克,当归 12 克,陈皮 10 克,鳖甲骨 1 个(醋炙)。

【用法】 水煎,每日 1 剂,分 2 次服。

【主治】 子宫脱垂。

【来源】 四川省名医贾河先验方。

 收脱汤

【组成】 黄芪 24 克,续断 15 克,菟丝子 15 克,山茱萸 12 克,柴胡 9 克,升麻 6 克,桔梗 9 克,益母草 15 克,莲蓬壳 1 个。

【用法】 水煎服,每日 1 剂。

【主治】 子宫脱垂。

【来源】 湖南名老中医朱卓夫验方。

 ### 加减补中益气汤

【组成】 党参 24 克,鸡血藤 18 克,生黄芪 60 克,白术 9 克,当归 9 克,炒升麻 24 克,柴胡 9 克,红藤 24 克,蒲公英 24 克,琥珀末 6 克(冲服或布包煎)。

【用法】 水煎服,每日 1 剂。

【功效】 升提益气。

【主治】 子宫脱垂,面色苍白畏冷,疲惫,心悸气短,大便溏薄,小便频数,舌淡、苔光薄、脉虚细。

【来源】 成都中医学院教授王渭川验方。

 ### 加减十全大补汤

【组成】 党参 60 克,鸡血藤 18 克,生黄芪 60 克,桑寄生 15 克,菟丝子 15 克,白术 9 克,茯苓 9 克,生、熟地黄各 12 克,当归 9 克,炒升麻 24 克,鹿角胶 15 克,桔梗 9 克,鱼鳔胶 9 克。

【用法】 水煎服,每日 1 剂。

【功效】 补气益血。

【主治】 子宫脱垂,面色萎黄,皮肤干燥,头晕目眩,耳鸣,腰酸骨痛,大便秘结,舌淡红、苔光、脉濡缓。

【来源】 成都中医学院教授王渭川验方。

 ### 升脱汤

【组成】 黄芪 24 克,西党参 24 克,焦术 24 克,山药 30 克,当归 12 克,枣皮 15 克,五味子 15 克,诃子 12 克,熟地黄 15 克,升麻 24 克,白头翁 15 克,天麻 15 克。

【用法】 浓煎取汁,日服半剂。

【功效】 升阳举陷、补气益血。

【主治】 子宫脱垂。

【来源】 湖南老中医易聘海验方。

阴痒

阴痒即指妇女外阴部及阴道内瘙痒,痒痛难忍,甚至波及肛门周围,或伴有带下增多或时出黄水。临床以前阴瘙痒,甚至波及后阴及大腿内侧为特征,现代医学的滴虫性阴道炎、真菌性阴道炎及妇女外阴白斑症等均属本病范畴。

 苦参外洗方

【组成】 苦参、白鲜皮、蛇床子各 30 克,冰片 3 克,防风 15 克,荆芥 10 克,花椒 20 克,透骨草 35 克。

【用法】 上药除冰片外,煎取药液,再入冰片 1.5 克,乘热外熏外阴 10～20 分钟,待药液稍凉后,徐徐洗涤患处,每日 1 剂,早、晚各 1 次。

【功效】 祛风清热,胜湿止痒。

【主治】 阴痒。

【来源】 浙江名老中医彭云辉验方。

 止痒合剂

【组成】 生、熟地黄各 10 克,麦冬、天冬各 10 克,当归 10 克,白芍、赤芍各 10 克,鸡血藤 15 克,黄芪 12 克,防风 10 克,刺蒺藜 15 克,苦参 10 克。

【用法】 水煎,每日 1 剂,分 2 次服。

【功效】 养血润肤,疏风止痒。

【主治】 女阴瘙痒,属血虚风燥型。

【来源】 全国著名皮肤科专家赵炳南教授验方。

 加减全虫方

【组成】 全虫 6 克,皂刺 6 克,刺蒺藜 15 克,苦参 10 克,白鲜皮 15 克,泽泻 10 克,当归 10 克,首乌藤 30 克,生地黄 15 克,生槐米 15 克。

【用法】 水煎,每日 1 剂,分 2 次服。

【功效】 祛风利湿,养血润肤。

【主治】　女阴瘙痒,症属风湿蕴阻型。

【来源】　全国著名中医皮肤科专家赵炳南教授验方。

阴痒洗剂

【组成】　蛇床子 30 克,黄柏 12 克,枳壳 10 克,紫草 30 克,苦参 30 克,明矾 10 克,椒目 20 粒。

【用法】　煎水外洗。

【主治】　阴痒。

【来源】　成都中医学院王渭川教授验方。

归白止痒汤

【组成】　当归、白鲜皮 12 克,贝母、牛膝各 10 克,苦参 15 克,连翘、蒲公英各 20 克,蝉蜕 6 克。

【用法】　水煎,每日 1 剂,头煎内服,2 煎加枯矾 6 克,熏洗。

【主治】　阴痒属湿热型者。

【来源】　全国名老中医王法良验方。

治痒方

【组成】　内服:生白芍 20 克,黄芩 18 克,香附 15 克,白芷 12 克,蛇床子 21 克,丹参 15 克,龙胆草 12 克,荆芥 10 克,防风 12 克,泽泻 15 克,车前子 12 克,炙甘草 15 克;外洗:花椒 15 克,白矾 12 克,苍耳子 21 克,蛇床子 30 克,黄柏 15 克。

【用法】　内服方:水煎服,每日 1 剂;外洗方:水煎熏洗,每晚 1 次。

【主治】　妇女阴痒。连用 3～7 天,即可痊愈。

【来源】　河南郑州名医牧书奇验方。

外阴瘙痒方

【组成】　大生地黄 30 克,粉丹皮 9 克,马鞭草 30 克,地肤子 12 克,黄柏 9 克,玄参 12 克,龙胆草 9 克,川楝子 9 克,鹿衔草 30 克,炙鳖甲 15 克,苏木 9 克,石韦 12 克。

【用法】 水煎服,每日1剂。配合外用方:密陀僧6克,龙骨4.5克,煅石膏4.4克,炮山甲3克,飞滑石7.5克,制南星4.5克,肥皂荚4.5克(去子筋)。将上药共研细末,凡士林调匀,搽于外阴痒处。

【功效】 养血凉血,清肝止痒。

【主治】 外阴瘙痒,延及阴道作痒。

【来源】 上海中医学院名老中医沈仲理验方。

妊娠恶阻

妊娠恶阻是指妇女妊娠初期,出现恶心呕吐,头重眩晕,心中烦闷,四肢倦怠沉重,欲多睡卧,择食嗜酸,晨起泛恶,或食入即吐者。恶阻属妊娠期最常见的疾病反应。轻者,经一段时间即可逐渐恢复,重者,可影响母体健康及胎儿发育,或诱发多种疾病。临床多表现为孕后出现恶心、呕吐、懈怠嗜睡、择食嗜酸等症,是妇产科常见病之一。

益气和胃汤

【组成】 党参、白术、茯苓、当归、藿香各10克,陈皮、半夏、竹茹各6克,白芍12克,川朴5克,砂仁、生姜各3克,伏龙肝30克。

【用法】 水煎服,每日1剂。

【功效】 益气养血,和胃止呕。

【主治】 妊娠恶阻,属气血两虚型者。

【来源】 河南省洛阳市第二中医院秦继章验方。

泻痞通阻汤

【组成】 太子参18克,法半夏12克,干姜3克,黄连5克,黄芩5克,甘草3克,大枣3枚,竹茹8克,生姜3片。

【用法】 水煎服,每日1剂。

【功效】 泻痞止呕。

【主治】 妊娠恶阻,症见胸闷作呕,难以进食,口苦目眩,心烦失眠,二便皆少,舌质红,苔薄白,脉滑数。

【来源】 湖南省名医赵志壮验方。

沙参橘皮汤

【组成】 沙参9克,橘皮9克,竹茹9克,茯苓9克,麦冬9克,砂仁6克,紫苏梗9克,细辛0.9克。

【用法】 水煎服,每日1剂。

【功效】 补虚理气降逆。

【主治】 妊娠脘腹闷胀,胃气上逆,食入辄吐,或呕吐清水,舌淡、苔薄白,脉缓滑。

【来源】 成都中医学院教授王渭川验方。

调肝和胃汤

【组成】 戊已丸(包煎)、紫苏梗、炒甘菊、陈皮各4.5克,姜半夏、桑寄生、姜竹茹各9克,春砂壳、乌梅各2.4克,枇杷叶(去毛)3片。

【用法】 水煎服,每日1剂。

【主治】 妊娠恶阻,肝胃不和者。

【来源】 著名妇科专家陈大年验方。

香砂六君加味汤

【组成】 党参、白术、茯苓、法半夏、柿蒂各10克,炙甘草、陈皮、木香、砂仁、姜汁、炒竹茹各6克,生姜3克,大枣3枚。

【用法】 水煎服,每日1剂。

【功效】 和中健胃,顺气开阻。

【主治】 妊娠恶阻。

【来源】 广东老中医蔡仰高验方。

加减解肝煎

【组成】 当归9克,炒杭芍9克,半夏6克,生白术9克,炒黄芩4.5克,苏梗1.5克,砂仁3克,续断9克,香附4.5克,生甘草3克。

【用法】 水煎服,每日1剂。

【功效】 和中养血安胎。

【主治】 妊娠恶阻，属肝胃不和，脾虚血少，胎之失养者。

【来源】 山东济南著名老中医吴少怀验方。

崩 漏

崩漏是妇女非行经期间阴道出血的总称。其出血量多，来势急者称"崩"；出血量少或淋漓不断的称"漏"。临床以阴道出血为其主要特征。现代医学的功能性子宫出血、女性生殖器炎症、肿瘤等所出现的阴道出血，都属于崩漏范畴。

归经汤

【组成】 党参15克，白术10克，茯苓10克，炙甘草5克，北黄芪20克，当归10克，大枣5枚，桂圆肉12克，炙远志2克，枣仁10克，灵脂炭10克，蒲黄炭10克，荆芥炭5克。

【用法】 上药用冷水浸泡后煎服。文火煎煮3次，每次150毫升，分3次服用。

【功效】 益气宁神，化瘀止血。

【主治】 月经过多，形成崩漏，腹痛有凝块，淋漓不断，或经期延长出现气血两虚症状。

【来源】 本方是湖南省中医研究院研究员刘炳凡验方。

补血冲任汤

【组成】 小茴香3克，炒当归9克，鹿角霜6克，女贞子12克，沙苑蒺藜9克，党参15克，淡苁蓉9克，紫石英12克，枸杞子9克，墨旱莲9克，补骨脂12克，淡竹茹15克。

【用法】 水煎服，每日1剂，连服1～2个月。

【功效】 补冲任，益肝肾。

【主治】 崩漏久治不愈。

【来源】 浙江中医学院教授何任验方。

清热止崩汤

【组成】 黄芩10克，白芍10克，生地黄15克，丹皮6克，墨旱莲15克，白茅根 15 克,乌贼骨 10 克,血余炭 6 克,茜草根 6 克。

【用法】 上药除茅根、墨旱莲用鲜者外(干品亦可),黄芩、白芍、乌贼骨宜微炒用,茜草根、血余、丹皮炒炭用。上药先用水浸泡 30 分钟,然后再放火上煎 30 分钟,每剂煎 2 次。每日 1 剂,将 2 次煎出的药液混合,日服 3 次。病重者可日服 2 剂。

【主治】 血大下如崩,或淋漓不止;月经不调或经期错后,或经来不断,对症见血色较鲜,心烦口干,夜眠不安,舌质红、苔黄等阳盛阴虚及血热偏重的患者最为适宜。

【来源】 湖北中医学院名中医李培生验方。

逐瘀止崩汤

【组成】 益母草 30 克,贯众炭 12 克,茜草 12 克,生山楂 15 克,炒红花 10 克,枳壳 10 克,三七粉 3 克(另冲)。

【用法】 水煎服,每日 1 剂。

【功效】 逐瘀止血。

【主治】 崩漏,属血瘀所致者。

【来源】 河南中医学院褚玉霞副教授验方。

治崩汤

【组成】 党参 30 克,川七粉 5 克,肉桂 6 克,人中白 5 克。

【用法】 水煎,分 3 次冲川七粉服,隔 2 小时服 1 次。

【功效】 益气活血,温宫散寒。

【主治】 崩漏。

【来源】 福建省名老中医沈国良验方。

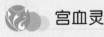

宫血灵

【组成】 益母草 30 克,贯众炭 15 克,茜草 12 克,生山楂 15 克,炒红花 10 克,墨旱莲 30 克,藕节 30 克,三七粉 3 克(另冲)。

【用法】 每日 1 剂,早、晚各服 1 煎,若出血量多,可日服 2 剂,分 4～6 次,每日 4～6 小时服 1 次,趁热温服。

【功效】 祛瘀止血。

【主治】 崩漏。

【来源】 河南中医学院名中医李文忠验方。

 归地桃红汤

【组成】 当归 12 克,生地黄 30 克,桃仁 10 克,红花 10 克,甘草 6 克,枳壳 10 克,赤芍 15 克,柴胡 10 克,川芎 10 克,怀牛膝 15 克,党参 15 克,桔梗 10 克,麦冬 10 克,五味子 10 克。

【用法】 水煎服。

【主治】 功能性子宫出血,属血瘀者。

【来源】 全国著名中医专家方药中教授验方。

更年期综合征

更年期综合征即指妇人精神忧郁、情志烦乱、哭笑无常,哈欠频作。其临床常以精神忧郁、烦躁不宁、哭笑无常、呵欠频作为特征。

 滋肾舒肝饮

【组成】 夜交藤 30 克,远志 10 克,石菖蒲 6 克,炒枣仁 15 克,茯苓 15 克,合欢皮 10 克,龙齿 12 克,柴胡 6 克,陈皮 10 克,紫贝齿 10 克,香附 15 克,生地黄 12 克,当归 12 克,白芍 15 克,橘皮 10 克。

【用法】 水煎服,每日 1 剂。

【功效】 养心滋肾,舒肝安神。

【主治】 更年期综合征。经长期观察证实,临床效果良好。

【来源】 天津中医学院王敏之副教授验方。

 清心平肝汤

【组成】 黄连 3 克,麦冬 9 克,白芍、白薇、丹参、枣仁各 9 克,龙骨 15 克。

【用法】 每日 1 剂,煎服 2 次。

【功效】 清心平肝。

【主治】 更年期综合征。

【来源】 上海中医学院附属龙华医院名医王大增验方。

 ### 平肝调更汤

【组成】 柴胡 12 克,白芍 10 克,甘草 6 克,炒枳壳 10 克,知母 10 克,生地黄 10 克,青蒿梗 10 克,地骨皮 10 克,白薇(炙)10 克,郁金 10 克,浮小麦 30 克,忍冬藤 30 克。

【用法】 水煎服,每日 1 剂。

【功效】 养阴平肝,清热。

【主治】 妇女更年期综合征。低热长期不退,郁闷易怒,左胁隐痛腰背酸楚,夜寐少宁,口苦而干,神疲乏力,舌红、苔黄、脉弦数。

【来源】 盛循卿主任医师验方。

 ### 加味芩连四物汤

【组成】 黄芩 10 克,黄连 3 克,生、熟地黄各 10 克,川芎 10 克,当归 10 克,赤、白芍各 10 克,桑叶 10 克,菊花 10 克,女贞子 10 克,枣仁 10 克,墨旱莲 10 克,香附 10 克,五味子 10 克。

【用法】 作汤剂,水煎服,每日 1 剂,也可共研细末,炼蜜为丸,每丸重 10 克,早、晚各服 1 丸,白开水送服。

【主治】 妇女更年期综合征,属肾虚肝旺型者。

【来源】 祝谌予教授验方。

 ### 安更汤

【组成】 党参 9 克,炒白术 9 克,茯苓 12 克,朱远志 4.5 克,夜交藤 15 克,柴胡 4.5 克,白芍 9 克,白蒺藜 9 克,浮小麦 30 克,炙甘草 3 克,大枣 15 克。

【用法】 水煎服,每日 1 剂。

【功效】 健脾宁心,疏肝缓急。

【主治】 妇女更年期综合征。症见头胀痛,夜寐不安,纳呆心悸,烦躁欲哭,胸郁闷乏力,大便较薄,脉虚、苔薄。

【来源】 全国著名中医专家蔡小荪验方。

 # 皮肤科

荨麻疹

荨麻疹是一种常见的过敏性皮肤病,其临床表现为局限性风疹块样损害,骤然发生并迅速消退,愈后不留任何痕迹,有剧烈瘙痒及烧灼感。

 ### 清风清热饮

【组成】 荆芥、防风、浮萍、当归、赤芍、大青叶、黄芩各9克,蝉蜕6克。

【用法】 水煎服,每日1剂,分2次服。

【功效】 清热消风。

【主治】 急性荨麻疹。

【来源】 全国著名中医皮肤科专家朱仁康验方。

 ### 多皮饮

【组成】 地骨皮、五加皮、大腹皮、丹皮、川槿皮各9克,桑白皮、白鲜皮、赤苓皮、冬瓜皮、扁豆皮各15克,干姜皮6克。

【用法】 水煎服,每日1剂,分2次服。

【功效】 健脾除湿,疏风活血。

【主治】 亚急性、慢性荨麻疹。

【来源】 全国著名中医皮肤病专家赵炳南教授验方。

 ### 止痒永安汤

【组成】 荆芥、防风、桂枝、羌活、当归、赤芍、桃仁、红花各9克,麻黄、白芷、蝉蜕各6克。

【用法】 水煎服,每日1剂,分2次服。

【功效】 祛风散寒,活血和营。

【主治】 冷性荨麻疹。

【来源】 全国著名中医皮肤病专家朱仁康验方。

李氏止痒方

【组成】 苦参 3 克,荆芥、防风、苍耳子、刺蒺藜各 9 克,苍术赤苓、茯苓、胡麻各 15 克,蝉蜕、生姜皮各 6 克,炒山栀 3 克。

【用法】 水煎,每日 1 剂,分 2 次服。

【主治】 顽固性荨麻疹。

【来源】 云南著名老中医李继昌验方。

治风疹方

【组成】 丹参 24 克,当归 9 克,生地黄、元参、赤芍、茵陈各 10 克,防风、荆芥穗各 6 克,麻黄 5 克,泽泻、连翘、益母草各 12 克,土茯苓 20 克。

【用法】 水煎,每日 1 剂,分 2 次服。

【功效】 凉血解毒,祛风胜湿。

【主治】 因湿热引起的风疹。

【来源】 全国著名老中医、重庆市中医研究所所长龚志贤研究员验方。

祛风止痒和胃汤

【组成】 地肤子 30 克,净蝉蜕、草红花各 12 克,皂角刺、槟榔、独活各 7 克,荆芥、防风、全虫、炒枳实、川厚朴各 9 克,白鲜皮 14 克。

【用法】 水煎服,每日 1 剂。

【功效】 祛风止痒,和胃。

【主治】 荨麻疹。

【来源】 河南著名老中医刘学勤主任医师验方。

四物消疹汤

【组成】 当归尾 20 克,川芎 6 克,赤芍 10 克,白鲜皮、地肤子、蛇床子、苦参各 12 克。

【用法】 水煎,每日 1 剂,分 2 次温服。

【功效】 补血润燥。祛风燥湿止痒。

【主治】 荨麻疹。

【来源】 山西省中医研究所名老中医张子琳教授验方。

 百部酒

【组成】 百部 300 克,75％酒精 600 毫升。

【用法】 将百部碾碎置酒精中,浸泡七昼夜,过滤去渣备用。治疗时用棉棒毛刷蘸涂。

【功效】 解毒杀虫,疏风止痒。

【主治】 荨麻疹、神经性皮炎等瘙痒皮肤病。

【来源】 全国著名中医皮肤病专家赵炳南教授验方。

❀ 湿疹 ❀

湿疹是一种常见的过敏性皮肤病,其特征为皮疹具有多形性,易于渗出,自觉瘙痒,常对称分布和反复发作。此病与祖国医学记载的"奶""施耳疮""锈球风""四弯风"类似。

 健脾除湿汤

【组成】 生薏苡仁、生扁豆、山药各 15～30 克,芡实、枳壳、草薢、黄柏、白术、云苓、大豆黄卷各 9～15 克。

【用法】 水煎服,每日 1 剂,分 2 次服。

【功效】 健脾除湿利水。

【主治】 慢性湿疹、湿臁疮,慢性足癣渗出较多者。

【来源】 全国著名中医专家、中医皮肤科专家赵炳南教授验方。

 滋阴除湿汤

【组成】 生地黄 30 克,元参、当归各 12 克,丹参 15 克,茯苓、泽泻、白鲜皮、蛇床子各 9 克。

【用法】 水煎服,每日 1 剂,分 2 次服。

【功效】 滋阴养血，除湿止痒。

【主治】 原发性湿疹，阴囊湿疹，天疱疮等。

【来源】 全国著名中医皮肤科专家朱仁康验方。

 湿毒膏

【组成】 青黛 150 克，黄柏末 310 克，煅石膏末 310 克，炉甘石末 180 克，五倍子末 90 克。

【用法】 先将青黛和黄柏研细，后加入 3 种药研和，再加入凡士林，调成 30％油膏。用时涂敷皮损上，每日 1～2 次。

【功效】 收湿止痒。

【主治】 慢性湿疹，皲裂性湿疹。

【来源】 全国著名中医皮肤科专家朱仁康验方。

 湿疹外洗方

【组成】 苦参 60 克，蛇床子、百部、益母草各 30 克。

【用法】 水煎外洗，每剂可煎 2～3 次。

【功效】 清热解毒，除湿杀虫。

【主治】 湿疹。

【来源】 重庆市中医研究所所长龚志贤验方。

 理脾除湿汤

【组成】 南北沙参、绿豆衣、冬瓜仁、银花各 15 克，苍术、云苓、薏苡仁、黑豆各 12 克，莲心、石斛、雷丸、陈皮、鸡内金 10 克，生军 2.4 克。

【用法】 水煎，每日 1 剂，分 2 次服。同时配合外洗方（苍耳子、蛇床子、蒲公英、玄明粉各 20 克，苍术 12 克，黄柏 15 克，黄连 6 克）每日 1 剂，洗浴 2 次。

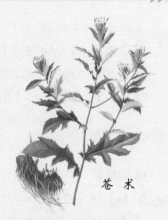

苍术

【功效】 调理肺脾，清热利湿解毒。

【主治】 慢性湿疹。

【来源】 武汉市职工医学院万文熙副主任医师验方。

🍄 银屑病 🍄

银屑病又称牛皮癣,是一种常见的红斑鳞屑性皮肤病。该病过程缓慢,具有复发倾向。临床具有皮损边界清楚,搔刮后有白色干燥的鳞屑层层脱落,最后一层与基底面附着较紧,呈光滑的薄膜,刮下薄膜为细小出血点的特点。

 ### 李氏治癣方

【组成】 土茯苓、薏苡仁、胡麻仁各15克,苦参、炒山栀、生甘草、苍术各6克,白鲜皮、川楝根、皮榍子各9克,灵仙12克,川连3克。

【用法】 水煎服,每日1剂,分2次服。

【功效】 清热解毒,健脾燥湿。

【主治】 银屑病各期。

【来源】 著名老中医李继昌验方。

 ### 解毒除湿散

【组成】 细辛、马钱子(生用不去毛)、生草乌、硫黄各3克,雄黄、生白矾各6克,冰片3克。

【用法】 上药共研细末,用酒精100毫升浸泡1周,用棉签蘸药汁外搽患处,每日1～2次,以愈为度。

【功效】 解毒杀虫除湿。

【主治】 各种银屑病,顽癣久治不愈之证。

【来源】 重庆市中医研究所所长,龚志贤验方。

 ### 段氏验方

【组成】 斑蝥0.2克,皂角刺、车前草各5克。

【用法】 上药共研细粉,与醋相调擦患部。

【主治】 银屑病。

【来源】 上海名中医段洪先验方。

周氏克银方

【组成】 防风、甘草各 10 克,威灵仙、苦参、草河车、丹皮各 15 克,白茅根 60 克,白鲜皮、地肤子各 20 克,土茯苓、忍冬藤各 30 克。

【用法】 水煎服,日 1 剂,早、晚各 1 次。

【主治】 风盛血热型银屑病。

【来源】 大连市第三人民医院主任周鸣歧验方。

 ## 银花虎杖汤

【组成】 银花、虎杖、丹参、鸡血藤各 15 克,生地黄、归尾、紫芍、槐花各 12 克,大青叶 9 克。

【用法】 水煎服,每日 1 剂。

【主治】 进行期银屑病。

【来源】 武汉市名老中医徐宜厚验方。

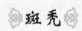 ## 斑秃

斑秃又名圆形脱发,系突然发生于头部的无炎症的局限性脱发,与祖国医学的"鬼舐头""油风"类似。临床特点为头发呈斑片状脱落,脱发区为圆形、椭圆形或不规则形,表面光滑,无炎症,有自愈倾向。

 ## 苣胜子方

【组成】 苣胜子、黑芝麻、桑椹、川芎、酒当归、甘草各 9 克,菟丝子、首乌、白芍各 12 克,炒白术 15 克,木瓜 6 克。

【用法】 水煎服,每日 1 剂,分 2 次服。

【功效】 养阴补血,乌须生发。

【主治】 斑秃,脱发。

【来源】 全国著名中医皮肤病专家赵炳南教授验方。

 ## 芝麻二至丸

【组成】 黑芝麻 30 克,女贞子、墨旱莲、侧柏叶、杞果各 10 克,生、熟地黄

各 15 克,黄精 20 克。

【用法】 水煎服,每日 1 剂,分 2 次服。

【功效】 滋补肝肾。

【主治】 斑秃。

【来源】 全国著名中医专家董建华教授验方。

愈秃生发酊

【组成】 鲜侧柏叶 30 克,干红辣椒 10 克,75％酒精 100 毫升。

【用法】 将上药研碎放入酒精中浸泡 1 周后方可使用。用棉球蘸药液少许在脱发处擦拭,每日 3～4 次。

【主治】 斑秃。

【来源】 著名中医陈树森验方。

生发 2 号方

【组成】 干地黄、山药、枸杞子、女贞子、桑椹各 60 克,神曲、蚕砂各 30 克。

【用法】 上药研细末。炼蜜为丸,每丸重 9 克,每日早、晚各服 1 丸,开水送服。

【功效】 滋肝益肾、凉血消风。

【主治】 斑秃。

【来源】 全国著名中医皮肤科专家朱仁康验方。

足癣

足癣是极常见的皮肤病,俗称"脚气",是由真菌侵入足部表皮所引起。通常发生在两侧足底及趾间。临床有人将此分为三型:汗泡型、擦烂型、鳞屑角化型。与祖国医学的"臭田螺""田螺皮包"相似。

足癣浸泡方

【组成】 王不留行 30 克,明矾 9 克。

【用法】 每天用药 1 份,煎水半盆,趁半温时将手或脚泡入,约 15 分钟,每日 2 次,再泡时加温。

【功效】 收敛止汗,灭菌止痒。

【主治】 手足癣、手足多汗症。

【来源】 全国著名中医皮肤科专家朱仁康验方。

羊蹄根散

【组成】 羊蹄根(土大黄)200 克,枯矾 50 克。

【用法】 直接外撒或用植物油调上。

【功效】 杀虫、收敛、止痒。

【主治】 趾间足癣、体癣、股癣、汗泡足癣。

【来源】 全国著名老中医皮肤科专家赵炳南教授验方。

龚氏单方

【组成】 马兜铃藤 30 克,金果榄 30 克,樟脑 9 克。

【用法】 上药共研细末,用白酒 500 毫升浸泡。用药汁擦患处。

【功效】 清热解毒,消肿止痛。

【主治】 湿脚气,湿疹。

【来源】 全国著名老中医龚志贤验方。

足癣良方

【组成】 大枫子仁、明矾、红花、荆芥、皂角、防风各 15 克。

【用法】 上药加醋 1000 毫升,浸泡 3 天,滤去药渣备用。同时洗净患处揩干,浸入药醋中泡半小时,每日泡 1 次。

【主治】 足癣、手癣、甲癣。

【来源】 重庆名中医贾河先验方。

除癣方

【组成】 丁香、肉桂各 15 克,花椒、苦参、牙皂、大枫子各 30 克,藿香、川楝子各 60 克。

【用法】 以上各药杵碎,以陈醋浸泡 1 周后,于每晚微火温热浸泡患处达半小时许。

【主治】 各种癣疾（足癣）。

【来源】 上海名老中医李古松验方。

脚气方

【组成】 六一散 9 克,枯矾 3 克。

【用法】 上药研细末,渗脚隙内。

【功效】 收湿止痒。

【主治】 脚气渗水,糜烂发痒。

【来源】 全国著名中医皮肤科专家朱仁康验方。

皮肤瘙痒症

皮肤瘙痒症是一种自觉瘙痒而无原发损害的皮肤病,由于不断搔抓,常有抓痕,血痂,色素沉解及苔藓样变化等继发损害。与祖国医学的"痒风"相类似。

祛妇止痒汤

【组成】 蝉蜕、徐长卿、生地黄各 15 克,红枣 10 枚。

【用法】 每日 1 剂,煎 2 次和匀,分 2～3 次服用。

【主治】 老年性皮肤瘙痒症,入夜尤甚,皮肤干燥脱屑等。

【来源】 名中医陈树森验方。

止痒熄风方

【组成】 生地黄 30 克,元参、当归、丹参、煅龙牡各 9 克,炙甘草 6 克。

【用法】 水煎服,每日 1 剂。

【功效】 养血润噪,熄风止痒。

【主治】 皮肤瘙痒症,阴囊瘙痒症,女阴瘙痒症等。

【来源】 全国著名中医皮肤科专家朱仁康验方。

百部洗方

【组成】 百部、苦参各 120 克,蛇床子 60 克,雄黄 15 克,狼毒 75 克。

【用法】 上药共碾粗末，装沙布袋内，用水3千克，左右煮沸30分钟。治疗时用软毛巾擦洗，或擦洗后再加热水浸浴。

【功效】 疏风止痒，祛湿杀虫。

【主治】 皮肤瘙痒症，神经性皮炎，阴囊湿疹，荨麻疹等。

【来源】 全国著名中医皮肤科专家赵炳南教授验方。

润肤止痒液

【组成】 生甘草、蛇床子各30克。

【用法】 水煎2次和匀，去渣浓缩成200毫升，装瓶备用。治疗时涂局部，每日2～3次。

【主治】 老年皮肤瘙痒。

【来源】 解放军军医进修学院教授陈树森验方。

❦ 带状疱疹 ❦

带状疱疹是由病毒感染所引起的一种急性疱疹性皮肤病。可发生于任何部位，多见于腰部，常沿一定的神经部位分布，多发于单侧、局部皮肤知觉过敏，灼热，针刺样疼痛，以后皮肤出现红斑、水疱，簇集成群，互不融合排列成带状。与祖国医学的"缠腰火丹""蛇串疮""蜘蛛疮"等相类似。

利湿清热方

【组成】 生地黄30克，黄芩、赤苓、泽泻、车前子、六一散各9克，木通4.5克。

【功效】 利湿清热。

【主治】 带状疱疹，急性湿疹，下肢丹毒。

【来源】 全国著名中医皮肤科专家朱仁康验方。

雄黄散

【组成】 雄黄500克，如意金黄膏150克，蟾酥6克，生白矾450克，冰片6克，凡士林6克。

【用法】 各药研细末,调匀成膏,外敷患处。

【功效】 消肿止痛。

【主治】 带状疱疹。

【来源】 全国著名中医皮肤科专家赵炳南教授验方。

 吴氏验方

【组成】 竹竿梢 5 个(每个约 10 厘米长),冰片 1 克。

【用法】 先把竹竿梢焙成炭,研成细末,再对入冰片研匀,用麻油调涂患处,1 日 2 次。

【主治】 带状疱疹。

【来源】 著名中医吴少怀验方。

 健脾除湿汤

【组成】 苍术、炒白术、厚朴、陈皮、茯苓、猪苓、泽泻、六一散、桂枝各 9 克。

【功效】 健脾除湿。

【主治】 带状疱疹,泛发湿疹,天疱疮等。

【来源】 全国著名中医皮肤科专家朱仁康验方。

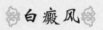 白癜风

白癜风是因皮肤色素脱失而发生的局限性白色斑片。与祖国医学文献中记载的"白瘢"或"白驳风"相似。

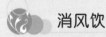 消风饮

【组成】 鲜桑白皮 1.5 千克,桑葚子 500 克,何首乌 2.5 千克,生地黄 250 克,白蒺藜 250 克,补骨脂 250 克,益母草 500 克,元参 250 克。

【用法】 上药用水煎后,去渣浓缩成 1000 毫升,加入蜂蜜 500 毫升,收成 1200 毫升,1 日 3 次,每次 20～30 毫升。

【主治】 白癜风。

【来源】 湖北省中医药研究所钱远铭教授验方。

活血祛风汤

【组成】 首乌、桑葚子各 30 克,白蒺藜 18 克,姜虫、赤芍、川芎各 12 克,三棱、莪术、防风各 15 克。

【用法】 水煎服,每日 1 剂,分 2 次服。

【功效】 活血祛风,调和气血。

【主治】 白癜风。

【来源】 全国著名中医专家邓铁涛验方。

 补骨脂酊

【组成】 补骨脂 300 克,75%酒精 600 毫升。

【用法】 将补骨脂碾碎置酒精中,浸泡七昼夜,过滤去渣备用。治疗时用棉球蘸药涂患处,并摩擦 5～15 分钟。

【功效】 调和气血,活血通络。

【主治】 白癜风,疣症。

【来源】 全国著名中医皮肤科专家赵炳南教授验方。

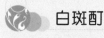 **白斑酊**

【组成】 白矾、白倍、制附子、补骨脂各适量。

【用法】 以 95%酒精浸泡以上诸药制备。同时涂搽患处。

【主治】 白癜风。

【来源】 著名中医学家邓铁涛验方。

 固表祛风汤

【组成】 生黄芪 20 克,党参、煅自然铜、当归各 12 克,桂枝、川芎各 4.5 克,白蒺藜、防风各 15 克,白术、制香附各 9 克。

【用法】 水煎服,每日 1 剂,分 2 次温服。

【功效】 益气固表、祛风。

【主治】 卫阳不固,风郁客表之白癜风。

【来源】 上海顾伯华教授验方。

❀黄褐斑❀

黄褐斑俗称肝斑,妊娠斑。一般多发生在面部,故又称"面部色斑"。本病呈对称性淡褐色至深褐色斑,形状及大小不定,无自觉症状,边境明显。与祖国医学的"面尘""鼾黑斑""鼾黑"相似。

消斑美容汤

【组成】 当归、川芎、赤芍、白芷、紫草各 10 克,生地黄、熟地黄、女贞子各 15 克。

【用法】 每日 1 剂,煎 2 次和匀,早、晚分服,连服 1~2 个月。

【功效】 养血活血,凉血消斑。

【主治】 妇女面部黄褐斑。

【来源】 解放军军医进修学校陈树森教授验方。

紫草洗方

【组成】 紫草 30 克,茜草 15 克,白芷 15 克,赤芍、苏木、南红花、厚朴、丝瓜络、木通各 15 克。

【用法】 上药加水 400~500 毫升,煮沸 15~20 分钟。塌洗湿敷。

【功效】 行气活血,化瘀消斑。

【主治】 肝斑(黎黑),中毒性黑皮病及面部继发性色素沉着。

【来源】 全国著名中医皮肤科专家赵炳南教授验方。

祛斑汤

【组成】 当归、生地黄、赤芍、白芍、丹皮、泽泻、郁金、陈皮、香附各 9 克,川芎、白芷各 6 克,丹参 24 克,坤草 12 克。

【用法】 水煎服,每日 1 剂。

【功效】 活血理气。

【主治】 产后面部色素沉着不退。

【来源】 河南名老中医朱相臣验方。

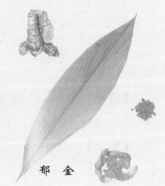

郁 金

祛斑膏

【组成】 大枫子仁、杏仁、核桃仁、红粉、樟脑各 30 克。

【用法】 先将三仁同捣极细末。再加红粉、樟脑,一同研细如泥,如太干加麻油少许调匀即成。每日揉擦 1 次(先涂小片,观察有无过敏反应)。

【功效】 润肌消斑。

【主治】 黄褐斑,粉刺,酒渣鼻。

【来源】 全国著名中医皮肤科专家朱仁康验方。

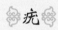

疣

疣是一种较常见的病毒性赘生物,多见于青少年,好发于颜面、手背。相当于祖国医学的"疣目""枯筋箭""疣疮""瘊子"。皮疹散在,皮损与正常肤色相同或略呈黄褐色,表面粗糙不平,一般无自觉症状,有时可自愈。

紫色疽疮膏

【组成】 轻粉、红粉、琥珀粉、乳香粉、血竭各 9 克,冰片、珍珠粉各 0.9 克,蜂蜡 30 克,麻油 120 毫升。

【用法】 锅内盛油在火上,开后离火,将前 5 种药粉入油内溶匀,再入蜂蜡,使其完全溶化,将冷却时对入冰片,珍珠面搅匀成膏。同时贴敷患处。

【功效】 化腐生肌,煨脓长肉。

【主治】 扁平疣、鼠疮(淋巴结核)、臁疮、顽疮等。

【来源】 全国著名中医皮肤科专家赵炳南教授验方。

加味消毒饮

【组成】 蒲公英、板蓝根、岗梅根各 30 克,金银花、元参、生地黄各 18 克,甘菊 15 克,丹皮、白芍 12 克,黄芩 10 克,红条紫草 20 克。

【用法】 水煎服,每隔天 1 剂。

【功效】 清热解毒,凉血散结。

【主治】 扁平疣、寻常疣。

【来源】 全国著名中医专家、广州中医学院教授邓铁涛验方。

 ## 蛇床子洗剂 ▶▶▶

【组成】 蛇床子、地肤子、白鲜皮、明矾各 60 克。

【用法】 上药加水浓煎，趁热擦洗患处，每次擦洗 30 分钟，每日 2～3 次，连用 10 天，1 剂药可用 6 次，愈后不留痕迹。

【主治】 寻常疣。

【来源】 四川名医贾河先验方。

 ## 去疣方 ▶▶▶

【组成】 马齿苋 60 克，蜂房 9 克，生薏苡仁 30 克，紫草 15 克。

【用法】 每日水煎服 1 剂，7 剂为 1 个疗程，至多 2 个疗程观察。

【功效】 解毒去疣。

【主治】 扁平疣、寻常疣、传染性软疣。

【来源】 全国著名中医皮肤科专家朱仁康验方。

神经性皮炎

神经性皮炎是一种皮肤神经功能障碍性皮肤病。皮损呈苔藓样变，不倾向湿润化和阵发性剧痒是本病的特点，分局限性和播散性两种。与祖国医学的"银屑病""摄领疮"相类似。

 ## 皮炎灵 ▶▶▶

【组成】 五虎丹 10 克，樟脑、柳酸各 15 克。

【用法】 上药以乳钵充分研至无明显粗颗粒为度，分装 95％酒精 500 毫升中封蜜备用。用时以棉签蘸药搽皮损，每日搽 1～2 次。

【功效】 祛湿滞、疏导经脉。

【主治】 神经性皮炎。

【来源】 湖南中医学院第二附属医院肖梓荣教授验方。

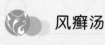

风癣汤

【组成】 生地黄 30 克,元参 12 克,丹参 15 克,当归、白芍、茜草、红花、黄芩、苦参、苍耳子、白鲜皮、地肤子、生甘草各 9 克。

【用法】 水煎服。

【功效】 养血和营,消风止痒。

【主治】 泛发性神经性皮炎,皮肤瘙痒症。

【来源】 全国著名中医皮肤科专家朱仁康验方。

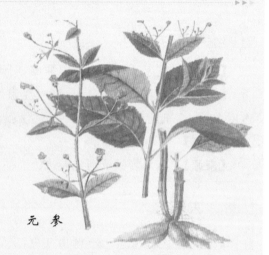

元 参

斑蝥醋浸剂

【组成】 全虫 16 个,斑蝥 12 个,皮硝 12 克,乌梅肉 30 克,米醋 500 毫升。

【用法】 将上药入醋中,浸泡七昼夜,过滤备用。用时涂患处。

【功效】 杀虫止痒。

【主治】 神经性皮炎,皮肤瘙痒症。

【来源】 全国著名中医皮肤科专家赵炳南验方。

皮癣膏

【组成】 黄柏、白芷、轻粉各 25 克,煅石膏、蛤粉、五倍子各 30 克,硫黄、雄黄、铜绿、章丹各 15 克,枯矾、胆矾各 6 克。

【用法】 上药取净末,研和极匀,加凡士林 500 克,调和成膏。外擦患处,每日 1~2 次。

【功效】 润肌止痒。

【主治】 神经性皮炎,脂溢性皮炎。

【来源】 全国著名中医皮肤科专家朱仁康验方。

小偏方小食物治大病

毛囊炎

毛囊炎为化脓性球菌侵入毛囊所致的毛囊或毛囊周围的炎症，多发生于后枕部、臀部。与祖国医学的"发际疮""坐板疮"相似。

消炎方

【组成】 黄连 6 克，黄芩、丹皮、赤芍、蚤休、银花、连翘各 9 克，生甘草 6 克。

【用法】 水煎，每日 1 剂，2 次分服。

【功效】 清热解毒消肿。

【主治】 毛囊炎，脓疱疮，疖肿，丹毒脚气感染等。

【来源】 全国著名中医皮肤科专家朱仁康验方。

复方松香膏

【组成】 松香 10 克，滑石粉 4 克，煅石膏 4 克，铅丹 0.5 克。

【用法】 上药共研细末，用凡士林调成糊状，视疮面大小适量敷患处。

【主治】 毛囊炎。

【来源】 安徽省凤台县名中医曹学溪验方。

四黄散

【组成】 大黄末、黄柏末、雄黄末、硫黄末各 15 克。

【用法】 麻油调搽。

【功效】 清热、解毒、消肿。

【主治】 毛囊炎，疖肿，脓疱疮。

【来源】 全国著名中医皮肤科专家朱仁康验方。

败酱草膏

【组成】 鲜败酱草 5000 克。

【用法】 将净水 4000 克煮败酱草，煎至 3 小时后过滤，再煎浓缩成膏，加适蜜量,贮存备用。用时外涂即可,每次 6 克,每日 2 次。

【功效】 清热解毒,除湿消肿。

【主治】 毛囊炎,疖等化脓性皮肤病。

【来源】 全国著名中医皮肤科专家赵炳南教授验方。

❀ 手足皲裂 ❀

本病是冬季常见的一种皮肤病,由于经常受机械性或化学刺激,致使皮肤弹性减低而发生燥裂。与祖国医学的"手足皲裂""裂疮口"相类似。

手足皲裂良方

【组成】 甘草 50 克,75％酒精 100 毫升,甘油适量。

【用法】 先将甘草浸入 75％酒精内,48 小时后过滤,取滤液加入同样的甘油同量的水,混合而成。用时涂患处,每日涂 2～3 次,一般涂 2～5 天后皮肤软变薄。

【主治】 手足皲裂。

【来源】 重庆名医贾河先验方。

红油膏

【组成】 红倍 250 克,棉籽油 2500 毫升,黄蜡 250～500 克。

【用法】 先将红倍捣成细粒,与棉子油同放入大铜锅内,置煤球炉或炭火上,熬至红倍呈橘黄色,离火待冷,取出药渣,再加温放入黄蜡(冬用 250 克,夏用 500 克)溶化,离火调成膏。用时薄薄涂上 1 层。

【功效】 润肤止痒。

【主治】 手足皲裂,手痒,银屑病。

【来源】 全国著名中医皮肤科专家朱仁康验方。

❀ 腋臭 ❀

腋臭又称"狐臭",是由大汗腺分泌物与细菌分解而产生的臭味。多见于青壮年,具有遗传性,好发于腋窝、乳晕、脐部、会阴等处,以腋窝最为常见。与祖国医学的"体气""狐气"等相似。

腋臭散

【组成】 密陀僧 24 克,枯矾 6 克。

【用法】 治腋臭用药粉干撒在两腋下,每日 1 次,或用垫马铃薯块、甘薯块去皮后蘸药挟于腋下,变凉为度。

【功效】 敛汗、除臭。

【主治】 腋臭,手足多汗。

【来源】 全国著名中医皮肤科专家赵炳南教授验方。

腋臭擦剂

【组成】 密陀僧末 15 克,红粉 9 克。

【用法】 研细末。用指头蘸药擦于腋下。

【主治】 腋臭症。

【来源】 全国著名中医皮肤科专家朱仁康验方。

复方陀僧散

【组成】 密陀僧 30 克,冰片 6 克,枯矾 30 克。

【用法】 上药研极细末,用有色玻璃收藏。用水洗净腋窝,擦干,将药粉涂局部揉擦片刻。每日 2~3 次。

【主治】 腋臭。

【来源】 全国名医陈树森验方。

腋臭良方

【组成】 雄黄、煅石膏各 120 克,白矾 240 克。

【用法】 上药研细末,用水将药粉调成糊,涂于患处,日 2 次。

【主治】 狐臭。

【来源】 重庆名医贾河先验方。

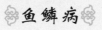

鱼鳞病

鱼鳞病是常见的一种先天性角化病,对称的发生于四肢伸侧,皮肤干燥,粗糙形似鱼鳞状无自觉症,夏轻冬重。与祖国医学的"蛇身""蛇皮""蛇胎"相类似。

 ### 润肤丸

【组成】 桃仁、红花、熟地黄、独活、防风、防己各 30 克,粉丹皮、川芎、全当归各 45 克,羌活、生地黄、白鲜皮各 60 克。

【用法】 上药共研为细末,水泛为丸如绿豆大。每次 3～6 克,每日 2 次。

【功效】 活血润肤,散风止痒。

【主治】 鱼鳞病、银屑病、鹅掌风等。

【来源】 全国著名中医皮肤科专家赵炳南教授验方。

 ### 鱼鳞汤

【组成】 生黄芪 50 克,黑芝麻 40 克,丹参、地肤子 25 克,当归、生地黄、熟地黄、枸杞子、何首乌、白鲜皮各 20 克,生山药、苦参、防风各 15 克,川芎、桂枝、蝉蜕、甘草各 10 克。

【用法】 水煎服,每剂煎 3 次,分 4 次服,早、晚各 1 次,作 2 日用量。小儿酌减。

【主治】 鱼鳞病。

【来源】 大连市第三人民医院周鸣歧主任医师验方。

 ### 柏叶洗方

【组成】 侧柏叶、苏叶各 120 克,蒺藜秧 240 克。

【用法】 上药共研为细末,装布袋内,用水 2500 毫升煮沸 30 分钟。用软毛巾蘸汤溻洗,或后溻加热水浸浴。

【功效】 清热、润肤、止痒。

【主治】 鱼鳞病,银屑病及其他皮肤干燥脱屑类皮肤病。

【来源】 全国著名中医皮肤科专家赵炳南教授验方。

 ### 苍术膏

【组成】 苍术 1 千克,当归 90 克,白鲜皮 60 克。

【用法】 上药加水连熬 3 次,取汁,慢火煎成浓膏,加蜂蜜 250 克,调和成膏。用时每次 10 克,每日 2 次,开水冲服。

【功效】 养血润燥。

【主治】 鱼鳞病。

【来源】 全国著名中医皮肤科专家朱仁康验方。

 ## 黄芪膏

【组成】 黄芪 5 千克。

【用法】 上药加水 50 升,煎煮 6～7 小时,过滤取汁,再煎煮浓缩成膏,加入等量蜂蜜,混匀贮存备用,用时涂于患处。

【功效】 补中益气,托里生肌。

【主治】 鱼鳞病。

【来源】 全国著名中医皮肤科专家赵炳南教授验方。

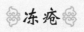 ## 冻疮

冻疮是由于受寒冷刺激引起局部血管痉挛,瘀血而致,好发于手、足及面部。

 ## 冻疮膏

【组成】 肉桂、紫草、熟地黄各 15 克,木香身 3 克,黄柏 30 克,炒苍术 30 克。

【用法】 上药共研为细末,用适量凡士林调成软膏。涂敷患处。

【功效】 散寒止痛,活血生肌,祛湿收口。

【主治】 冻疮。

【来源】 北京名老中医房之萱验方。

 ## 冻疮良方

【组成】 甘草、黄芪各 20 克。

【用法】 上药加水 1000 毫升,煎后泡洗患处,每日 3 次,每次 20 分钟,每剂可洗 3 次。

【主治】 冻疮。

【来源】 重庆名医贾河先验方。

疥疮

疥疮为疥虫引起的接触传染性皮肤病,易流行于集体生活中。皮疹好发于指缝、手腕曲侧、肘窝、腋窝、乳房周围、脐周、大腿内侧等部位。皮损为丘疹及小水疱,如继发感染则生脓疮,剧烈瘙痒以夜间为甚。祖国医学对本病早有记载。

疥疮散

【组成】 东丹、铁屑、明矾、花椒、硫黄、六一散各15克。

【用法】 共研细末,过筛备用。用时先用葱白捣烂如泥,放在碗内,用文火烤热熏手掌,再用麻油擦在掌中蘸药粉趁热搽患处。

【功效】 杀虫止痒。

【主治】 疥疮瘙痒。

【来源】 上海著名老中医张赞臣验方。

蟾蜍瘦肉汤

【组成】 蟾蜍2只,瘦肉50~100克,旧陈皮3克。

【用法】 先用米泔水养蟾蜍2天,剥去皮、头、爪、内脏,再用清水浸泡2小时,与后2味煮汤趁热服食。

【主治】 疥疮。

【来源】 全国著名中医学家邓铁涛验方。

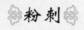

粉刺

粉刺是指在颜面部、胸背等处发生的炎症性丘疹,挤之有米粒碎样白色粉质,又名肺风粉刺。现代医学称为"痤疮"。

清热凉血方

【组成】 桑皮25克,当归、生地黄、丹皮、赤芍各15克,黄芩、桃仁、红花、茜草各 10 克。

【用法】 水煎,早、晚各 1 次。

【功效】 清热凉血,化瘀行滞。

【主治】 肺风粉刺。

【来源】 吉林省肖延令教授验方。

丹紫黄白汤

【组成】 丹参、白花蛇舌草各 20 克,紫草 10 克,制大黄 9 克,神曲 15 克。

【主治】 青年男女颜面、胸、背部等皮脂腺发达部位痤疮或伴发丘疹、脓疮者。

【来源】 解放军军医学校陈树森教授验方。

黄水疮

黄水疮即脓疮病,是一种传染性化脓性疾病。夏、秋季多见,小儿易患此症,好发于暴露部位。祖国医学称"黄水疮""滴脓疮"。

愈疮散

【组成】 青黛、薄荷各 150 克,黄柏 120 克,冰片 6 克,人中白 90 克,黄连 45 克,硼砂 60 克。

【用法】 先将上药研末瓶贮备用。用时将药粉用麻油或菜籽油拌成糊状。患处用 75% 酒精消毒,然后涂敷药膏,覆盖消毒纱布。隔日换药 1 次。

【功效】 祛湿解毒。

【主治】 脓痂疹(黄水疮、旋耳疮等)。

【来源】 陕西省西安谷玉臣名老中医验方。

乌蛇蝉蜕汤

【组成】 乌梢蛇 15 克,蝉蜕、僵蚕、露蜂房各 6 克,丹皮、赤芍、苦参、白鲜皮各 9 克,土茯苓、虎耳草、千里光各 30 克。

【用法】 水煎服,每日 1 剂。

【功效】 清热解毒,除湿通络。

【主治】 脓疱疮症属湿热内蕴、熏蒸皮肤。

【来源】 四川张锡君主任医师验方。

 五黄枯矾散

【组成】 五倍子、枯矾各 50 克,黄柏 100 克。

【用法】 研极细末,瓶贮备用。用时先用野菊花或马齿苋煎水洗净局部,用麻油调药和匀涂局部,每天 1 次。

【功效】 清热解毒,燥湿敛疮。

【主治】 脓疱疮。

【来源】 解放军军医学校陈树森教授验方。

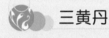 **三黄丹**

【组成】 大黄 90 克,黄柏 30 克,黄连 9 克,煅石膏 60 克,枯矾 180 克。

【用法】 用麻油调擦,每日 1~2 次。

【功效】 清热解毒、收湿。

【主治】 黄水疮。

【来源】 全国著名中医皮肤科专家朱仁康验方。

 柏芩软膏

【组成】 黄柏面、黄芩面各 30 克,凡士林 240 克。

【用法】 直接涂于皮损上。或用软膏摊在纱布上,敷于患处。

【功效】 清热除湿,消肿止痛。

【主治】 黄水疮,湿疹,单纯疱疹。

【来源】 全国著名老中医赵炳南教授验方。

  # 五官科

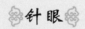 ## 针眼

本病为常见病、多发病,多见于青少年。症见胞睑生小疖肿,形似麦粒,易

于溃疡。相当于西医学之麦粒肿。

加减银姻散

【组成】 银花 15 克,连翘 10 克,薄荷 6 克,赤芍 15 克,防风 10 克,蒲公英 25 克,黄芩 10 克,白芷 6 克。

【用法】 水煎服,每日 1 剂。

【功效】 祛风清热。

【主治】 麦粒肿早期,风热初起,眼睑局部刺痒、疼痛,皮肤硬结稍红。

【来源】 成都中医学院眼科名老中医陈达夫验方。

溃疡汤

【组成】 穿山甲、皂角刺、银花、连翘、黑山栀、当归、赤芍、天花粉、黄芩各适量。

【用法】 水煎服。

【功效】 清热解毒,托里排脓。

【主治】 眼睑麦粒肿,红肿而痛。

【来源】 上海第二医学院附属第三人民医院名老中医陆南山验方。

加减托里消毒饮

【组成】 党参 15 克,黄芪 15 克,银花 15 克,连翘 10 克,防风 10 克,赤芍 15 克,白芷 6 克,川芎 6 克,皂刺 10 克,蒲公英 25 克。

【用法】 水煎服。

【功效】 扶正祛邪。

【主治】 针眼反复发生,终年不愈者。

【来源】 成都中医学院眼科名老中医陈达夫验方。

解毒散瘀汤

【组成】 荆芥 3 克,桑叶、菊花、忍冬藤、败酱草、蒲公英、赤芍、决明子、白蒺藜、女贞子各 9 克,蝉蜕 6 克。

【用法】 水煎服。

【主治】 双眼针眼（麦粒肿）。

【来源】 莫维馨名老中医验方。

 杞地膏

【组成】 生地黄、枸杞子各 10 克。

【用法】 烘干(勿碟化)研细末,将麻油调成糊状,涂患处,每日 1 次。

【主治】 针眼。

【来源】 蒋立基名老中医验方。

急性结膜炎

急性结膜炎是发病较急、易互相传染,甚至引起广泛流行的一类结膜炎。临床上如急性卡他性结膜炎、流行性出血性结膜炎等均属之。类似于中医的"天行赤眼"和"暴风客热"等。

 加减桑菊饮

【组成】 冬桑叶 15 克,菊花 15 克,苏薄荷 10 克,防风 10 克,蝉蜕 6 克,赤芍 15 克,黄芩 10 克,甘草 6 克。

【用法】 水煎服。

【功效】 疏风清热。

【主治】 急性结膜炎风重于热,初起即见眼睑水肿,痒痛多泪,白睛红赤,眵少。

【来源】 成都市中医学院眼科名老中医陈达夫验方。

 退眼角红方

【组成】 炒栀子 6 克,知母 5 克,黄芩 5 克,桑叶 6 克,菊花 9 克,生地黄 15 克,薄荷 5 克(后下)。

【功效】 滋阴降火,散风清热。

【主治】 火盛伤阴、眦部红赤、涩痒兼作、舌红少津之眦部结膜炎等。

【来源】 北京著名老中医韦文贵验方。

赤眼方

【组成】 桑叶 10 克,菊花 10 克,银花 10 克,柴胡 10 克,杭芍 10 克,草决明 10 克,防风 10 克,生地黄 10 克,地骨皮 10 克,厚朴 10 克,谷精草 10 克,钩藤、焦楂各 10 克。

【用法】 水煎服,不宜久煎,日 3 次。

【主治】 眼红肿痛、羞明畏火、舌红苔黄、脉弦细。

【来源】 贵州名医罗俊儒验方。

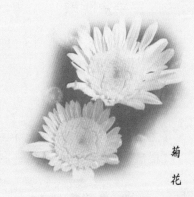

菊花

 退红方

【组成】 龙胆草 6 克,甘菊花 6 克,生地黄 15 克,焦栀子 6 克,密蒙花 6 克,夏枯草 5 克,黄芩 3 克,连翘 6 克,桑叶 6 克,草决明 10 克。

【用法】 水煎服。

【功效】 清肝泻火、滋阴清热、退翳明目。

【主治】 急性卡他性结膜炎及肝胆火盛之巩膜炎。单纯性角膜溃疡等。

【来源】 中医研究院广安门医院名老中医韦文贵验方。

 清热祛风汤

【组成】 柴胡 15 克,法半夏 9 克,沙苑子 10 克,栀子 10 克,甘草 3 克,羌活 3 克,黄芩 10 克,芒硝 9 克(用酒溶化,待煮药煎好后对入药汁内服)。

【用法】 分 3 次服,日服 1 剂。

【主治】 用于风火眼(急性结膜炎)。

【来源】 全国名老中医郭贞卿验方。

聚星障

本病是黑睛骤生多个细小星翳的眼病。多单侧为患,亦可双眼同时或先后发生,病程较长,易反复发作,日久互相连缀,排列成树枝状,常伴有抱轮红赤,怕热羞明,流泪疼痛,类似于现代医学之病毒性角膜炎。

 聚星决明散

【组成】 决明子、蔓荆子、蛇蜕、蝉蜕、白蒺藜、嫩钩藤、黑山栀、连翘、荆芥、防风、谷精草各适量。

【用法】 水煎服。

【功效】 疏散风热、去翳明目。

【主治】 风热上攻,目赤流泪严重,疼痛、黑睛星翳成为聚星障。

【来源】 上海第二医院附属第三人民医院名老中医陆南山验方。

 加味柴芩四物汤

【组成】 生地黄、赤芍、当归、川芎、柴胡、黄芩、羌活、防风、栀子、连翘、青葙子、木贼草、菊花各适量。

【用法】 水煎服。

【功效】 祛风清热退翳。

【主治】 聚星障早期。

【来源】 陕西中医学院老中医张子述副教授验方。

 加味四物汤

【组成】 熟地黄、当归、川芎、赤芍、青葙子、草决明、密蒙花、谷精草、蝉蜕、石决明、青皮各适量。

【用法】 水煎服。

【功效】 养血退翳、调肝宣散。

【主治】 聚星障热退邪之后期。

【来源】 陕西中医学院老中医张子述副教授验方。

 加减明目细辛汤

【组成】 细辛3克,羌活10克,防风10克,川芎6克,藁本10克,当归10克,麻黄3克,蔓荆子10克,荆芥10克,甘草6克。

【用法】 水煎服。

【功效】 祛风散寒,辛温解表。

【主治】 聚星障属风寒袭表,上攻于目者。症见羞明流泪,眼睑难,黑睛生翳陷下,头痛鼻塞,恶寒无汗,苔黑润或薄白,脉浮紧或弦紧。

【来源】 湖南中医学院张怀安老中医验方。

疏风散结汤

【组成】 羌活、防风、荆芥、薄荷、蝉蜕、赤芍、黄芩各 10 克。

【用法】 水煎服,每日 1 剂。服上方 3 剂,症状基本缓解,继上方去羌活,加生地黄 20 克,知母 10 克,焦山栀 6 克。

【主治】 聚星障(单纯疱疹病毒性角膜炎)连服 6 剂愈。

【来源】 庞赞襄主任医师验方。

加减托里消毒饮

【组成】 党参 12 克,黄芪、银花、大青叶、茯苓各 15 克,当归、白芷、连翘、赤芍各 10 克,川芎 8 克。

【用法】 水煎服。

【功效】 扶正祛邪。

【主治】 聚星障。

【来源】 广州中医学院附属院眼科赖锦端教授验方。

加减柴芍六君汤

【组成】 柴胡、陈皮、蝉蜕各 6 克,白术、白芍、法半夏、钩藤、木贼各 10 克,西党参 12 克,土茯苓 20 克,甘草 3 克,白蒺藜 15 克,防风 5 克。

【用法】 第一、二煎混合分服,第三煎熏洗患眼,每日 2 次。

【功效】 扶脾抑肝,退翳明目。

【主治】 聚星障。

【来源】 中医眼科名家陈达夫教授验方。

培土舒肝汤

【组成】 制苍术、神曲、胡黄连各 6 克,云茯苓、麦芽各 10 克,炒山栀 8 克,焙鸡内金、荆芥、防风各 4 克,甘草 3 克。

【用法】 水煎服,每日 1 剂。

【功效】 扶脾抑木。

【主治】 聚星障。

【来源】 安徽中医学院附院赵经梅验方。

❀角膜溃疡❀

角膜溃疡包括细菌所致的角膜溃疡,病毒性角膜溃疡、真菌性角膜溃疡等。中医根据病损形态特征,给予不同的名称:有花翳白陷、凝脂翳、黄液上冲、蟹睛等。

双解汤

【组成】 金银花、蒲公英各 15 克,桑白皮、天花粉、黄芩、荆芥、防风、龙胆草各 9 克,甘草 3 克,枳壳 6 克。

【用法】 水煎服,每日 1 剂。

【主治】 肝胆内热、外受风邪之角膜溃疡。

【来源】 庞赞襄主任医师验方。

红肿翳障方

【组成】 生地黄 15 克,赤芍 10 克,蒙花 10 克,白芷 6 克,石决明(先煎)25 克,赤石脂 10 克,焦冬术 6 克,夏枯草 10 克,细辛 3 克,川芎 6 克,黄芩 10 克,甘草 5 克。

【用法】 水煎服,每日 1 剂。

【功效】 祛风清热,滋阴活血,退翳明目。

【主治】 肝肺风热壅盛,羞明、流泪、疼痛等刺激症状明显的角膜炎和角膜溃疡。

【来源】 中医研究院广安门医院名老中医韦文贵验方。

加减龙胆泻肝汤

【组成】 龙胆草 6 克,柴胡 10 克,黄芩 10 克,栀子 10 克,生地黄 15 克,当归 10 克,前仁 10 克,蒲公英 25 克,羚羊角粉 0.6 克(冲服)。

【用法】 水煎服,每日 1 剂。

【功效】 凉肝熄风、泻火解毒。

【主治】 肝胆火邪炽盛、热在气分之角膜溃疡。

【来源】 陈达夫教授验方。

 眼珠灌脓方

【组成】 生锦纹 12 克(后下),枳实 6 克,玄明粉 9 克(冲服),瓜蒌仁 9 克,银花 10 克,黄芩 6 克,生石膏 12 克(先煎),夏枯草 6 克,天花粉 6 克,淡竹叶 6 克,甘草 3 克。

【用法】 水煎服,每日 1 剂。

【主治】 应用于大便燥结、小便短赤之角膜溃疡所致前房积脓者。

【来源】 韦文贵名老中医验方。

 除风明目汤

【组成】 密蒙花、当归、刺蒺藜、地骨皮、瓜蒌仁各 9 克,蝉蜕、薄荷、川芎各 3 克,木贼草、川楝子各 6 克,石决明 25 克,生地黄 15 克,白菊花、羌活各 4.5 克。

【用法】 水煎服,每日 1 剂。

【主治】 角膜溃疡后期,风熄热退,眼睛留有翳障者。

【来源】 韦文贵名老中医验方。

 清热养阴汤

【组成】 生地黄、胆草、大黄各 15 克,赤芍、当归、黄芩、枳壳、羌活、桑皮、前仁、紫胡各 10 克,鱼腥草、金银花各 30 克,连翘 20 克。

【用法】 水煎服,每日 1 剂。

【主治】 谷芒刺伤致角膜溃疡。

【来源】 文日新名老中医验方。

❀ 急性鼻炎 ❀

急性鼻炎又称伤风,临床极为常见。相当于中医学之伤风鼻塞,以鼻塞、鼻痒、打喷嚏等局部症状特征,可有全身不适、畏寒发热、头痛等症。

 群芳煎

【组成】 金银花 20 克,夏枯草 20 克,野菊花 15 克,辛夷花 12 克,玉簪花 6 克,黄芩 12 克,苦参 15 克,苍耳子 12 克,白蒺藜 12 克。

另加药引:每月一花,正月用迎春花 9 克,二月加白玉兰花 9 克,三月加白桃花 9 克,四月加白芍药花 9 克,五月加石榴花 9 克,六月加白凤仙花 6 克,七月加白荷花 9 克,八月加银桂花 9 克,九月加白菊花 9 克,十月加白鸡冠花 9 克,十一月加白芙蓉 9 克,十二月加素心腊梅花 9 克(或绿萼梅花亦可)。

【功效】 轻清上透,芳香宣窍。

【主治】 鼻渊。

【来源】 重庆市第三人民医院主任医师王建孚验方。

 加减川芎茶调散

【组成】 柴胡 10 克,防风 6 克,白芷 10 克,细辛 3 克,苍耳子 10 克,羌活 6 克。

【用法】 水煎服,每日 1 剂。

【功效】 辛温解表,宣肺通窍。

【主治】 风寒袭表之急性鼻炎。症见鼻塞声重,时流清涕,喷嚏频作,恶寒发热,头痛身楚。

【来源】 北京中医学院名中医徐鸿庆验方。

 清气泻热通窍汤

【组成】 桑叶 10 克,菊花 10 克,黄芩 10 克,生栀子 10 克,苍耳子 10 克,白芷 10 克,金银花 10 克,蔓荆子 6 克,芦根 12 克。

【用法】 水煎服。

【功效】 清气泄热,宣肺通窍。

【主治】 风寒束表,日久郁而化热,由表而里。症见发热加重、鼻塞、头胀痛、流黄脓涕等。

【来源】 北京著名老中医徐鸿庆验方。

御风健鼻汤

【组成】 苍耳子 6 克,蝉蜕 6 克,防风 10 克,白蒺藜 10 克,肥玉竹 10 克,炙甘草 4.5 克,薏苡仁 12 克,百合 12 克。

【用法】 水煎服,每日 1 剂。

【主治】 用于鼻炎。

【来源】 全国名老中医耿鉴庭验方。

慢性鼻炎

本病为一种常见病,分单纯性与肥厚性两种,是鼻黏膜及其下层组织的非特异性慢性炎症。类似于中医的鼻窒,以鼻塞时轻时重、或双侧鼻腔交替堵塞、反复发作,经久不愈,甚则嗅觉失灵为特征。

 清气肃鼻汤

【组成】 近根丝瓜藤 15 克(切断晒干,微炒),黄芩 12 克,金银花 10 克,甘草 6 克。

【用法】 水煎服,每日 1 剂。

【功效】 散风通络活血,清肺与大肠。

【主治】 慢性单纯性鼻炎,轻度肥厚性鼻炎和慢性上颌窦炎。

【来源】 中国中医研究院耿鉴庭验方。

 鼻炎灵

【组成】 苍耳子、白芷、辛夷各 60 克,冰片粉 6 克,薄荷霜 5 克,麻油 500 毫升,液状石蜡 1000 毫升。

【用法】 将麻油、苍耳子、白芷、辛夷同放锅内浸泡 24 小时后加热待苍耳子、白芷、辛夷炸成黑色捞出,再下冰片粉、薄荷霜、液状石蜡,搅匀,冷却后过滤,分装眼药水瓶内,用时仰头滴鼻,每次滴 1～2 滴,日滴 1～2 次。

【功效】 通鼻窍,疗鼻炎。

【主治】 慢性鼻炎、萎缩性鼻炎、过敏性鼻炎、鼻窦炎。

小偏方小食物治大病

【来源】 河南中医学院教授蔡福养验方。

蠲痹通窍方

【组成】 苍耳子、赤茯苓、白芷、石菖蒲、辛荑、甘草、黄芩、黄连、薏苡仁、通草、藿香、丝瓜藤各适量。

【用法】 水煎服,每日1剂。

【功效】 清化湿热,调理脾胃,蠲痹通窍。

【主治】 脾胃蕴湿积热,湿热循经脉上注之慢性鼻炎。

【来源】 河南中医学院教授蔡福养验方。

通窍化浊汤

【组成】 升麻3克,柴胡3克,桃仁10克,红花6克,泽兰6克,石菖蒲6克,路路通10克,辛荑6克,白芷6克,鸡苏散15克(包煎)。

【用法】 水煎服,每日1剂。

【功效】 化浊通窍。

【主治】 慢性鼻炎。

【来源】 南京中医院干祖望名老中医验方。

萎缩性鼻炎

本病为一种常见的鼻腔疾病,主要表现为鼻腔黏膜、骨膜及骨质的萎缩性病变。以鼻内干燥出血、鼻塞、嗅觉减退、鼻腔恶臭、鼻腔宽大为特征。

滋阴益肾汤

【组成】 生地黄、熟地黄、玄参、桑椹、山萸肉、制首乌、黑芝麻、女贞子、百合、知母、黄柏、龟版、鳖甲、鹿角胶、猪脊髓各适量。

【用法】 水煎服,每日1剂。

【功效】 滋阴益肾。

【主治】 萎缩性鼻炎。属肾虚水涸者。

【来源】 南京中医学院教授干祖望验方。

柔肝生津汤

【组成】 绿萼梅 6 克,菊花 9 克,干地黄 12 克,经霜桑叶 9 克,天冬 9 克。

【用法】 每日 1 剂,水煎服。7 日为 1 个疗程,需 2 个疗程。

【功效】 柔肝清热,滋肾生津。

【主治】 肾阴虚肝火旺型萎缩性鼻炎。

【来源】 中国中医研究院西苑医院耿鉴庭验方。

 益气通窍汤

【组成】 生黄芪、炒党参各 12 克,炒白术、当归、焦神曲、赤芍、藿香、郁金、丹参各 10 克,丝瓜络、青皮、陈皮各 6 克。

【用法】 水煎服,每日 1 剂。

【功效】 益气化浊、通窍。

【主治】 萎缩性鼻炎。

【来源】 朱祥成副教授验方。

变态反应性鼻炎

变态反应性鼻炎可分常年性和季节性两种,常年性变态反应性鼻炎的典型症状是阵发性发作,鼻内发痒,连续喷嚏,大量清水样鼻涕,且有鼻塞和嗅觉减退等。季节性变态反应性鼻炎的症状比常年性者严重,多在花粉季节发生,症状呈持续性,除鼻部症状外。尚有眼痒、流泪、咽喉痒、哮喘等。本病类似中医学之鼻鼽。

 益气固表汤

【组成】 黄芪、防风、白术、党参、当归、柴胡、五味子、乌梅各适量。

【用法】 水煎服,每日 1 剂。

【功效】 补气固表。

【主治】 变态反应性鼻炎。

【来源】 天津市中西医结合耳鼻喉科名老中医林文森验方。

小偏方小食物治大病

加味过敏煎

【组成】 防风、银柴胡、乌梅、五味子、白芷、石菖蒲、辛黄、菊花、细辛、生地黄、苍耳子、葛根各适量。

【用法】 水煎服,每日 1 剂。

【主治】 过敏性鼻炎(变态反应性鼻炎)。

【来源】 全国名老中医祝谌予教授验方。

 加味桂枝汤

【组成】 桂枝、甘草、蝉蜕各 3 克,徐长卿 10 克,白芍、荜澄茄各 6 克,生姜 3 片,红枣 4 枚。

【用法】 水煎服,每日 1 剂。

【主治】 用治过敏性鼻炎。

【来源】 全国名老中医干祖望验方。

 固表温肺饮

【组成】 生黄芪 30 克,炒白术、防风、干姜各 10 克,炙甘草 20 克。

【用法】 开水冲服,日 3 次。

【功效】 益气固表,温肺散寒。

【主治】 过敏性鼻炎。症属肺虚寒型。症见清晨或遇风寒则喷嚏连作,鼻流涕似水,就温得暖则减,面色白、手足欠温、神乏气短等。

【来源】 南通医学院附属医院周维镕名验方。

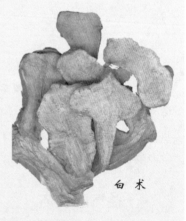

白术

 过敏煎剂

【组成】 银柴胡 10 克,防风 10 克,乌梅 10 克,五味子 10 克,甘草 5 克。

【用法】 水煎服,每日 1 剂。

【主治】 过敏性鼻炎。

【来源】 祝谌予副研究员验方。

❀ 鼻窦炎 ❀

本病为临床常见病,可分为急性和慢性两类。急性鼻窦炎是鼻窦黏膜的急性炎症,多继发于急性鼻炎,以鼻塞、流脓涕和头痛为主要症状;慢性鼻窦炎多因急性鼻窦炎迁延不愈转化而来,主要症状是鼻塞、流涕、头痛及嗅觉障碍等。本病类似于中医学之鼻渊。

升麻解毒汤

【组成】 升麻 6 克,葛根 15 克,赤芍、黄芩、鱼腥草各 12 克,蒲公英 20 克,桔梗、白芷、苍耳子各 10 克,生甘草 6 克。

【用法】 水煎服,每日 1 剂。

【功效】 清解阳明热毒,排脓畅窦。

【主治】 急性鼻窦炎。

【来源】 湖南中医学院附属二院老中医谭敬书验方。

鼻渊方

【组成】 粉葛根 9 克,嫩桂枝 6 克,净麻黄 1.2 克,杭赤芍 9 克,苦桔梗 9 克,生薏苡仁 15 克,生甘草 4.5 克,生姜 3 片,大枣 4 枚。

【用法】 水煎服,每日 1 剂。

【主治】 风寒内闭之鼻渊,效良。

【来源】 贵州名老中医王聘贤验方。

鼻窦炎方

【组成】 牛黄、麝香各 0.5 克,菊花心、雄黄各 1.5 克,鹅不食草 15 克,冰片适量。

【用法】 将鹅不食草、菊花心轧成极细面,然后用乳钵将群药研细调匀,装入磁瓶封严备用。治疗时蘸药少许鼻,每日 3～4 次。

【主治】 头痛、鼻塞、流黄绿色脓涕。

【来源】 河北中医学院附院中医田乃庚名验方。

 ### 慢性鼻窦炎方　▶ ▶ ▶

【组成】 蒲公英 30 克,野菊花 12 克,黄芩 15 克,鱼腥草 15 克,败酱草 15 克,板蓝根 10 克,白芷 15 克,辛荑 15 克,苍耳子 10 克,蔓荆子 10 克,赤芍 10 克,川芎 6 克,桔梗 10 克,藁本 6 克,生甘草 3 克。

【用法】 每日 1 剂,水煎 2 次,分 2 次饭后 1 小时服。

【功效】 清热解毒,排脓止痛,活血消肿。

【主治】 慢性鼻窦炎。

【来源】 全国名老中医谭慧珍验方。

 ### 加味小柴胡汤　▶ ▶ ▶

【组成】 柴胡 12 克,黄芩、桂枝、白芍各 9 克,生姜、半夏各 10 克,党参、炙甘草各 6 克,大枣 5 枚。

【用法】 水煎服,每日 1 剂。

【主治】 用于慢性鼻窦炎。

【来源】 全国名老中医刘渡舟教授验方。

 ### 慢鼻汤　▶ ▶ ▶

【组成】 荆芥穗 6 克,青防风、蔓荆子、杭菊花、金银花、连翘各 9 克,苍耳子、白桔梗、生甘草、芙蓉花各 4.5 克,川芎 3 克。

【用法】 水煎服。外用冰硼散 1 小瓶,每日鼻 2～3 次。

【主治】 用于慢性副鼻窦炎。

【来源】 全国名老中医张赞臣教授验方。

鼻衄

鼻衄即鼻出血,是多种疾病的常见症状。轻者仅涕中带血迹,重者可因出血过多引起休克而危及生命。

羚羊止衄汤

【组成】 羚羊角粉、生石决明、珍珠母、钩藤、白蒺藜各适量。

【用法】 水煎服,每日 1 剂。

【主治】 肝阳上亢之鼻衄。

【来源】 上海老中医朱宗云验方。

益气养血方

【组成】 大红参 6 克,黄芪 15 克,白术 9 克,白芍 12 克,当归 9 克,生地黄炭 12 克,荆芥炭 9 克,茯神 9 克,远志肉 6 克,阿胶 9 克(另烊),龙眼肉 9 克,广木香 6 克,黑姜 6 克,大枣 3 克,甘草 3 克。

【用法】 水煎服,每日 1 剂。

【功效】 补益心脾。

【主治】 心脾两虚、气血不足之鼻衄。

【来源】 四川李斯炽教授验方。

清热止衄汤

【组成】 银柴胡 5 克,炙鳖甲 24 克(先煎),阿胶珠 9 克,青蒿 9 克,白芍 9 克,大生地黄 15 克,侧柏炭 9 克,女贞子 9 克,墨旱莲 9 克,仙鹤草 12 克,白茅根 30 克。

【用法】 水煎服,每日 1 剂。

【功效】 滋阴清热,凉血止血。

【主治】 肺胃虚热之鼻衄。

【来源】 全国名老中医章次公验方。

凉血止衄汤

【组成】 野荠菜 30 克,白茅根 20 克,水牛角 20 克(先煎),生地黄 15 克,藕节 12 克。

【用法】 水煎服,每日 1 剂。

【主治】 肺胃蕴热、逼血妄行之鼻衄。

【来源】 江西瑞金县老中医陈验方。

清肺调血汤

【组成】 生石膏 20 克(先煎),肥知母、黄芩、菊花、侧柏叶、藕节炭、当归、仙鹤草、焦山楂各 10 克,白芍 6 克,生甘草 3 克。

【用法】 水煎服,每日 1 剂。

【功效】 清泻肺热,凉血止血。

【主治】 肺热鼻衄。

【来源】 全国著名老中医干祖望教授验方。

滋阴解热止衄汤

【组成】 生地黄 12 克,玄参 12 克,白茅根 12 克,炒白芍 9 克,炒栀仁 6 克,生牡蛎 24 克(先煎),生龟版 12 克(先煎),陈皮 2.4 克,生甘草 6 克(先煎)。

【用法】 水煎服,每日 1 剂。

【主治】 用于鼻衄。

【来源】 全国名老中医许寿仁验方。

清泻止衄汤

【组成】 大黄、芒硝(冲服)各 20 克,厚朴、枳实各 10 克,栀子炭 30 克,生石膏 25 克,玄参、白茅根各 15 克。

【用法】 水煎服,每日 1 剂。

【主治】 用于鼻衄。服上方 3 剂随加减而愈。

【来源】 全国名老中医伍开裕老中医验方。

耳鸣、耳聋

耳鸣、耳聋都是听觉异常的症状。以患者自觉耳内鸣响,如闻潮声,或细或暴,妨碍听觉的称耳鸣;听力减退、妨碍交谈,甚至听觉丧失而不闻外声的称为耳聋。

耳聋方

【组成】 磁石 60 克,葛根 45～60 克,骨碎补 30～60 克,山药 30 克,白芍 15 克,川芎 15 克,石菖蒲 9 克,酒大黄 15～18 克,甘草 12 克,大枣 15 克。

【用法】 每日 1 剂,水煎 2 次,分 2 次口服。

【主治】 突发性耳聋。

【来源】 第二军医大学附属长海医院老中医孙爱华验方。

 聪耳汤

【组成】 生白芍、炒当归、丹皮、丹参、白蒺藜、枸杞子各 9 克,炙远志 4.5～6 克,石菖蒲 3～4.5 克,耳聋左慈丸 12 克(包煎)。

【用法】 每日 1 剂,分 2 汁煎服。

【功效】 调肝和营,益气通窍。

【主治】 治各种耳聋。

【来源】 全国名老中医张赞臣教授验方。

 升举清阳汤

【组成】 升麻、柴胡、葛根、路路通、石菖蒲、马兜铃各适量。

【用法】 水煎服,每日 1 剂。

【功效】 升举清阳。

【主治】 清阳不升,耳窍被蒙之耳鸣耳闭,对药物中毒性耳聋有一定的疗效。

【来源】 南京中医学院名老中医干祖望教授验方。

 活络通窍汤

【组成】 归尾、葛根、桃仁各 10 克,赤芍、红花、泽兰各 6 克,乳香、没药各 3 克,乌药 5 克。

【用法】 水煎服,每日 1 剂。

【主治】 用于耳鸣。

【来源】 名老中医干祖望验方。

脓耳

脓耳是指耳膜穿孔，耳内流脓为主要表现的疾病。为常见病、多发病，多发于夏热季节。相当于西医学之急性和慢性化脓性中耳炎等。

 柴胡渗湿汤

【组成】 柴胡、半夏、黄芪、人参、甘草、生姜、茯苓、前仁、木通、泽泻、白术各适量。

【用法】 水煎服。

【功效】 疏解少阳，兼行渗湿。

【主治】 急性化脓性中耳炎，鼓室积脓或流脓量多者。

【来源】 广州中医学院林先智教授验方。

 耳疳散

【组成】 已出蛾蚕茧 10 个，冰片 0.15 克。

【用法】 将蚕茧剪碎，置瓦上煅存性，加入冰片，共研极细末，贮瓶备用。用药前先以棉签蘸 20% 黄柏水或 3% 双氧水清洗耳道，然后取耳疳散少许，均匀吹布药粉于耳中，1 日 2 次。

【功效】 清热消疮。

【主治】 慢性化脓性中耳炎单纯型。症见耳内长期流脓不愈，鼓膜有中等大穿孔，症属肝肾阴虚者。

【来源】 南京中医学院附属医院名老中医许履和验方。

 柴胡清泻汤

【组成】 柴胡、黄芩、半夏、甘草、生姜、龙胆草、山栀子、夏枯草、大青叶各适量。

【用法】 水煎服，每日 1 剂。

【功效】 清泻肝胆火热。

【主治】 急性化脓性中耳炎酿脓期，耳部炎症剧烈，红肿痛俱者。

小偏方小食物治大病

【来源】 广州中医学院林先智教授验方。

 清肺化浊汤

【组成】 黄芩 10 克,芦根 15 克,金银花 12 克,苍耳子 10 克,紫苏 10 克,白芷 10 克,辛荑 10 克,石菖蒲 6 克,生甘草 10 克。

【用法】 水煎服,每日 1 剂。

【功效】 清肺化浊,行气通窍。

【主治】 慢性化脓性中耳炎耳内流脓,色白或清或微黄,时轻时重,质黏如涕,无臭,伴鼻塞流涕,平素易感冒者。

【来源】 全国著名老中医徐鸿庆验方。

 耳炎灵

【组成】 大黄、黄芩、黄连、黄柏、苦参各 20 克,冰片面 6 克,麻油 500 毫升,液体石蜡 1000 毫升。

【用法】 先将前 5 味药放入麻油锅内浸泡 24 小时,然后加热炸至药枯成黑黄色时,滤净药渣,再加石蜡、冰片面,搅匀过滤,分装于眼药水瓶内备用。用前以棉签拭净耳内积脓,然后滴入 1～2 滴药液,每日 1 次。

【主治】 脓耳。

【来源】 河南中医学院蔡福养教授验方。

急性喉炎

急性喉炎是指喉部黏膜的急性炎症。其主要临床症状为声音嘶哑。本病一般发病较急,可有畏寒、发热及周身不适,局部检查见声带红肿。与中医学之急性喉炎相类似。

 清肺开音汤

【组成】 射干 3 克,马兜铃 6 克,冬瓜仁 9 克,蝉蜕 3 克,生牛蒡子 9 克,胖大海 9 克,空沙参 9 克,生甘草 3 克,枇杷叶 9 克,川贝母 3 克。

【用法】 水煎服,每日 1 剂。

【功效】 清肺开胸膈,宣气开音。

【主治】 外感风热、咳嗽、音哑,或小儿麻疹肺气未清,音哑或咽喉作痛,脉滑舌红。

【来源】 浙江中医院名老中医魏长春主任医师验方。

咽喉消肿八味汤

【组成】 前胡、炙僵蚕、牛蒡子、杏仁各9克,生甘草3～5克,土牛膝根、野菊花各9～15克,鲜芦根30克。

【用法】 水煎服,每日1剂。

【主治】 急性咽喉病。

【来源】 上海第一人民医院耳鼻喉科倪合也验方。

清肺蠲腐汤

【组成】 连翘15克,金银花15克,菊花20克,牛蒡子10克,芦根15克,黄芩10克,生地黄20克,玄参15克,寸冬15克,竹茹15克,栀子10克。

【用法】 水煎服,每5小时服1次,可连续服用,至痧透热解。

【主治】 用于烂喉丹痧。

【来源】 全国名老中医高仲山教授验方。

加减养阴清肺汤

【组成】 生地黄12克,元参10克,麦冬10克,天花粉10克,瓜蒌15克,马勃3克,葛根6克,天冬10克,海蛤粉20克,甘草3克。

【用法】 水煎服,每日1剂。

【功效】 滋阴清炎。

【主治】 用于阴虚所致的喉痹。

【来源】 全国名老中医干祖望教授验方。

加味阳和汤

【组成】 熟地黄、鹿角胶、白芥子、肉桂、炮姜、麻黄、甘草、细辛、射干、桔梗各适量。

【用法】　水煎服,每日 1 剂。

【主治】　急性喉炎、喉壁水肿。

【来源】　全国名老中医胡翘武验方。

❀ 慢 性 喉 炎 ❀

　　慢性喉炎是喉部黏膜的慢性炎症,多发生于成年人,是最常见的喉病,可分为单纯性慢性喉炎、肥厚性慢性喉炎、声带小结或息肉。临床以声音嘶哑为其主要症状,类似于中医学之慢性喉炎。

增损响声破笛丸

【组成】　生诃子 9 克,木蝴蝶 12 克,虫退 6 克,桔梗 9 克,薄荷 6 克,川芎 6 克,连翘 9 克,甘草 6 克。

【用法】　水煎服,每日 1 剂。

【主治】　失音。

【来源】　云南名老中医来春茂验方。

疏肝化痰汤

【组成】　柴胡、白芍、当归、白术、薄荷、生姜、茯苓、桔梗、川贝母、天竺黄、硼砂、海浮石、僵蚕、蝉蜕、孩儿茶、昆布、海藻各适量。

【用法】　水煎服,每日 1 剂。

【功效】　疏肝和胃,利气化痰。

【主治】　声带小结之痰气郁结者。临床表现为声嘶逐渐加重,咽喉部常觉憋闷不适。喉部常觉有憋闷不舒堵塞,有时咯出块状顽痰,声带小结颜色灰白等。

【来源】　甘肃中医学院名老中医华良才教授验方。

慢咽汤

【组成】　熟地黄 20 克,当归 10 克,法半夏 12 克,茯苓 15 克,桔梗 15 克,大力子 10 克,陈皮 10 克,皂刺 12 克,重楼 15 克,甘草 10 克。

【用法】 每日1剂,分3次煎服。

【功效】 养阴凉血、清热祛痰。

【主治】 虚火喉痹。

【来源】 昆明市中医学院名中医刘崇达验方。

 咽痹汤

【组成】 龙须草、人参叶、金果、榄荔枝草、柿霜、通天草、无花果各9克,桔梗5克,炙甘草3克。

【用法】 水煎服,每日1剂。

【功效】 祛风清热。

【主治】 慢性咽喉炎。

【来源】 上海中医学院名老中医周光英验方。

急性扁桃体炎

本病为一种常见病,尤多发生于儿童和青壮年患者,类似于中医之风热乳蛾。主要表现为咽喉部疼痛,扁桃体肿大,表面可有脓性渗出物或黄白色脓点,常伴发热等。

 咽喉消肿八味汤

【组成】 前胡、炙僵蚕、牛蒡子、杏仁各9克,生甘草3~5克,土牛膝根、野菊花各9~15克,鲜芦根30克。

【用法】 水煎服,每日1剂。

【主治】 急性咽喉病(包括急性咽喉炎、急性扁桃体炎、扁桃体周围脓肿等喉科常见病)。

【来源】 上海市第一人民医院老中医倪合也验方。

 贴喉丸

【组成】 乳香5克,没药5克,血竭5克,全蝎5克,冰片5克,玄参5克,斑蝥16个,麝香1克,山豆根5克。

【用法】 上药除冰片、麝香外,共为细末,加冰麝研匀,用生蜜少许为丸,如黄豆粒大,装瓶备用。用时取 1 粒用手揉捏发软,贴喉结凹陷处(甲状软骨切迹),胶布固定,5～8 小时取下,以发泡为度。水泡用消毒针刺破,盖以无菌纱布即可。

【主治】 急、慢性扁桃体炎,咽炎,喉炎。

【来源】 辽宁省名老中医郑宝善验方。

去腐珍珠散

【组成】 淡溺白 90 克,淡秋石 80 克,飞滑石 30 克,珍珠粉 5 克,薄荷 6 克,生甘草、青黛、侧柏各 4 克,冰片少许。

【用法】 各研末和匀备用,用时将药粉吹于患部。

【主治】 咽喉腐烂。

【来源】 吴兴西阳查氏外治验方。

篱栏汤

【组成】 篱栏(又名过天芒)、生石膏、岗梅根、生地黄各 30 克,玄参 15 克,倒扣草 9 克。

【用法】 日进 2 剂,早、晚分服。

【主治】 乳蛾(扁桃体炎)。

【来源】 名老中医刘瑞霖验方。

利咽解毒汤

【组成】 钩藤、僵蚕、黄芩各 6 克,山豆根、苦桔梗、生甘草各 3 克,板蓝根 10 克,牛蒡子 5 克,薄荷叶 0.5 克。

【功效】 疏风清热,解毒利咽。

【主治】 扁桃体炎,服药后 3 剂而愈。

【来源】 湖南长沙市中医院唐建伟验方。

慢性扁桃体炎

本病多由急性扁桃体炎转变而成。平时有咽部不适、刺激性咳嗽、口臭或轻微疼痛、疲乏。检查局部暗红充血,扁桃体大小不定,上有黄白色脓点或有脓样物被挤出。类似于中医学之虚火乳蛾或慢性乳蛾。

山豆金莲汤

【组成】 山豆根 4 克,金莲花 9 克,马勃 5 克,浙贝母 10 克,甘草 4 克,玄参 10 克,橄榄 12 克,陈萝卜樱 12 克。

【用法】 加水 400 毫升,煎至 200 毫升,待稍凉时徐徐服下,6 小时后服 2 煎。

【功效】 降浮火、清浮热、消僵肿。

【主治】 乳蛾一侧或两侧,僵肿不消,时有疼痛或常常急性发作者。

【来源】 中国中医研究院耿鉴庭研究员验方。

凉血清气限蛾退热汤

【组成】 软白薇 10 克,地骨皮 10 克,粉丹皮 6 克,肥知母 6 克,甘草 5 克,金莲花 9 克,紫草 6 克。

【用法】 加水 400 毫升,如法煎汤煎至 200 毫升,并服 2 煎,频服。

【主治】 体虚儿童,乳蛾频频发作,有时高热,但长期有断续低烧,往往不过半度,舌绛少苔、脉数、肌瘦,观其外形,呈质弱不健康现象者。

【来源】 中国中医研究院耿鉴庭研究员验方。

化痰散结汤

【组成】 当归 10 克,川芎 6 克,制香附 10 克,川贝母 10 克,山慈姑 10 克,僵蚕 10 克,昆布 12 克,桔梗 10 克。

【用法】 水煎服,每日 1 剂。

【功效】 行气解郁,化痰散结。

【主治】 慢性乳蛾属气郁痰结者,特点为双侧扁桃体明显肥大,但色泽不红甚至略现苍白,质地实而不柔,表面亦多光滑,无明显疼痛。

【来源】 北京中医医院名中医徐鸿庆验方。

银花石膏汤

【组成】 石膏(先煎)30 克,板蓝根、龙胆草、瓜蒌皮、升麻各 3 克,马勃、马兜铃各 9 克,水牛角(先煎)24 克,腊梅花、生地黄、赤芍、黄芩、红条紫草各 12 克,银花 15 克,岗稔根 18 克。

【用法】 水煎服,每日 1 剂。

【主治】 慢性扁桃体炎。

【来源】 王香石名老中医验方。

喉痈

喉痈是发生于咽喉间及其附近部位的痈肿之总称,以喉关痈为多见,其生于喉关,相当于扁桃腺周围脓肿;生于喉底的叫里喉痈,相当于咽后壁脓肿,生于颌下的叫颌下痈,相当于咽旁脓肿;生于上腭者,称上腭痈,又称外喉痈。本病发展迅速、咽部疼痛剧烈、张口困难,患处红肿高突,伴高热恶寒等,可致吞咽呼吸受影响。

荆贝甘休汤

【组成】 紫荆皮 10 克,浙贝母 10 克,郁金 10 克,蚤休 10 克,防风 9 克,甘草 4 克,木芙蓉叶 10 克。

【用法】 取水 400 毫升,先将紫荆皮、郁金、蚤休 3 味浸泡 2 小时,然后入诸药,煎成 200 毫升,顿服。2 煎则加水 300 毫升,煎成 200 毫升,相距 6 小时再服。

【功效】 消散凝结。

【主治】 喉痈初起,红肿僵硬,身发寒热,有化脓之势者。

【来源】 中国中医研究院研究员耿鉴庭验方。

茅皂决痈汤

【组成】 茅针 10 克,皂角刺 10 克,连翘 10 克,甘草节 5 克,紫花地丁 10 克,七叶一枝花 10 克,磨金果榄 5 克(冲服)。

【用法】 加水 400 毫升,煎至 200 毫升,待稍凉服,并服 2 煎。

【功效】 排托穿透。

【主治】 喉痈发病 4～7 日,脓将成熟,壅肿并未聚头。

【来源】 中国中医研究院研究员耿鉴庭验方。

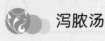 **泻脓汤**

【组成】 象贝母、皂角刺、炙山甲、银花、连翘、焦山栀、板蓝根、炒僵蚕、黄芩、天花粉、山豆根、芦根各适量。

【用法】 水煎服,每日1剂。

【功效】 清热解毒,破瘀消肿。

【主治】 急性扁桃体炎和扁桃体周围脓肿,无论脓肿形成与否,均可使用。

【来源】 上海老中医朱宗玄验方。

 益气养阴汤

【组成】 党参10克,生黄芪10克,生山药12克,天花粉10克,金银花10克,石斛12克,生甘草10克。

【用法】 水煎服,每日1剂。

【功效】 益气养阴,托毒生肌。

【主治】 喉痈脓溃泄毒期。

【来源】 北京著名老中医徐鸿庆验方。

 喉痈散

【组成】 制马钱子12克,青木香15克,白僵蚕30克,炮山甲15克,山豆根15克。

【用法】 共研细末,过筛,贮瓶备用。每服1～1.5克,每日2次。

【主治】 喉痈,服药5日可愈。

【来源】 山东省莘县名老中医谭之彬验方。

 喉症散

【组成】 寒水石30克,人中白30克,白矾15克,西月石10克,川雅连、西中黄、青黛、冰片各5克,蜒蚰数条。

【用法】 将前6味药共研末,与蜒蚰拌和,捶捣如泥,置烈日曝晒干透,研细过筛,再放入乳钵内与青黛、冰片共研为极细末,封闭于瓶内备用。喉病者将药吹入咽部,外疡者将药撒点疮面,再以消毒敷料覆盖。

【主治】 治白喉、喉痛、鹅口疮、痈疽发背等。

【来源】 全国名老中医王道平验方。

白喉

白喉是由白喉杆菌引起的急性传染病。成人和青少年儿童的白喉绝大多数是咽白喉；喉白喉、鼻白喉和其他黏膜上的白喉较多见于幼儿患者，临床表现有发热、疼痛、咽物困难，其病变部位多是在咽喉等黏膜处形成白色假膜，不易和黏膜下组织分离，若遇外毒素侵袭可引起中毒症状，严重者可致心肌炎和神经瘫痪。

 ### 养阴润燥清咽汤

【组成】 生地黄 12 克，玄参 10 克，麦冬 10 克，白芍 7 克，川贝母 10 克，磨金果榄 5 克（和服），甘草 4 克，陈萝卜樱 12 克。

【用法】 加水 400 毫升泡 20 分钟，用芦柴微火缓煎，沸后煎至 200 毫升，入磨药和匀，重煎一二沸，以布挤汁，待稍冷缓缓服。

【功效】 养阴润燥清咽。

【主治】 白喉，白腐生于咽部，里热重、现津液受灼之象，而无风痰哮吼等现象者。

【来源】 中国中医研究院研究员耿鉴庭验方。

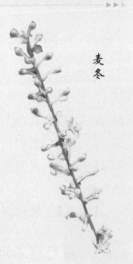

麦冬

 ### 龙牡射干汤

【组成】 黄厚、附片（先煎）9 克，牡蛎、龙骨各 30 克（均先煎），黑锡丹（包煎）巴戟天、黄芪皮各 12 克，射干、马勃（包煎）、甘草各 3 克，木蝴蝶 2.1 克。

【用法】 水煎服，每日 1 剂。

【主治】 白喉。

【来源】 近代名医徐小圃验方。

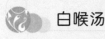

白喉汤

【组成】 天冬、甘草各 10 克，黄芩、连翘各 12 克，玄参、生地黄各 15 克。

【用法】 水煎服，每日 1 剂。

【功效】 清咽解毒，养阴润燥。

【主治】 白喉。

【来源】 广州市传染病医院刘芹验方。

口疮

口疮是指口腔肌膜上发生的表浅、如豆大小的溃疡点。又称口疳。临床上分为实证与虚证两大类。与西医学阿弗他口炎（即复发性口疮）相类似。

养阴清热汤

【组成】 生地黄 15 克，熟地黄 15 克，白芍 12 克，天冬 10 克，麦冬 10 克，黄芩 12 克，丹皮 12 克，玄参 12 克，栀子 10 克，桔梗 12 克，山药 12 克，地骨皮 12 克，女贞子 12 克，生甘草 10 克。

【功效】 滋阴清热。

【主治】 复发性口疮、扁平苔藓、干燥综合征、白塞综合征等疾病阴虚火旺型患者。

【来源】 北京医科大学口腔医学院教授徐治鸿验方。

复方连术汤

【组成】 川连 30 克，苍术 30 克，胡黄连 10 克，人中黄 10 克，生甘草 10 克。

【用法】 水煎服，每日 1 剂。

【功效】 清热化湿，泻火解毒，健脾护中。

【主治】 复发性口疮。

【来源】 浙江省余姚市中医院赵炯恒主任医师验方。

清热降火汤

【组成】 生甘草 5 克，桔梗 3 克，黄芩 10 克，元参 10 克，薄荷 5 克，生石膏

18 克,芦根 30 克,连翘 10 克,竹叶 10 克,瓜蒌仁 12 克,生大黄 6 克。

【用法】 水煎服,每日 1 剂。

【主治】 复发性口疮炎急性发作期,症见口腔内黏膜、上腭、牙龈及舌体糜烂、灼热疼痛、难以饮食等。

【来源】 江苏省中医院名老中医许履和验方。

口疮方

【组成】 煅炉甘石 2 克,人中白(煅)1 克,青黛 2 克,冰片 0.3 克,枯矾 0.5 克。

【用法】 上药共为极细末,放瓶中收贮,盖严勿受潮湿。治疗时将药末搽于患处,每日 1 次。

【功效】 燥湿收敛,化腐生肌,清热止痛。

【主治】 口腔溃疡。

【来源】 山东中医学院著名老中医张玲玉教授验方。

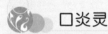
口炎灵

【组成】 生石膏 30 克,银花 10 克,山豆根 10 克,生甘草 10 克,当归 10 克,沙参 15 克,麦冬 30 克,元参 30 克。

【用法】 水煎服,每日 1 剂。

【功效】 清热解毒,滋阴降火。

【主治】 急性感染性口炎。其中包括浆液性、卡他性、葡萄球菌、肺炎球菌、链球菌性口炎,急性舌炎、疱疹性口炎、雪口病和战壕口等。

【来源】 北京市口腔医院名医许姜泽验方。

口疮散

【组成】 绿豆 7 粒,白矾 3 克,硼砂 2 克,青黛、冰片各 0.5 克。

【用法】 先将绿豆、白矾、硼砂装入一个蚕茧内,用镊子夹住,置麻油灯上燃烧,以蚕茧焦黑,白矾开花为度,掺入青黛、冰片。共研细末,贮于瓶内备用。用时将上药吹于溃处,每日 3~4 次,1~2 日后可见效。

【主治】 治口角、颊腭及舌面等处之口疮。

【来源】 张鹤一验方。

牙痛

牙痛,是牙齿疼痛的简称。无论是牙体或牙周组织的病变均可引起该症,其仅是口腔科疾病的一种。

 ## 牙痛方

【组成】 生石膏(研末)30 克,薄荷叶 6 克,生赭石 30 克,怀牛膝 9 克。
【用法】 水煎服,每日 1 剂。
【主治】 牙痛、龈肿之属火热上冲者。
【来源】 贵阳中医学院黄树曾验方。

 ## 牙痛灵

【组成】 金银花 4.5 克,双钩藤 6 克,粉丹皮 1.5 克,丝瓜络 9 克,连翘壳 6 克,生柏叶 4.5 克,生甘草 1.5 克。
【用法】 水煎服,每日 1 剂。
【功效】 清热解毒,凉血祛风。
【主治】 风热牙痛。
【来源】 贵州省名老中医王聘贤验方。

 ## 加味滋肾丸

【组成】 知母 15 克,黄柏 15 克,肉桂 5 克,怀牛膝 30 克,骨碎补 30 克,地骨皮 30 克。
【用法】 水煎服,每日 1 剂,早、晚分服。
【主治】 肾精亏损,虚火上炎之齿松龈痛等症。
【来源】 自贡市第一人民医院名中医彭志聪验方。

 ## 牙痛安

【组成】 升麻 3 克,葛根 3 克,生甘草 1.5 克,赤芍 3 克。

【用法】　用清水煎汤约 300 毫升,日服 2 次。

【功效】　清热宣散消肿。

【主治】　牙痛及牙龈肿胀等症。

【来源】　上海中医学院教授张赞臣验方。

齿灵汤　▶▶▶

【组成】　生地黄 12 克,丹皮 10 克,青皮 6 克,石膏 12 克,荆芥 6 克,防风 6 克,甘草 6 克。

【用法】　水煎服,每日 1 剂。

【功效】　清肝泻火,凉血疏风。

【主治】　对虚实牙痛、龋齿疼痛皆有效果。

【来源】　此方系名老中医苗守章验方。

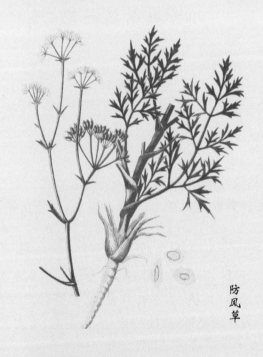

防风草

小偏方小食物治大病

小食物篇

"民以食为天"自古就是人类的共鸣,在祖国医学里,"药补不如食补"也是在强调食物的价值。

最初食物只是作为人类生存所不可或缺的果腹之用,后来逐渐开始享受其美味的口感。随着社会以及科技的发展,人类慢慢对于食物的营养价值与药用价值产生了兴趣,这也就逐渐将"食为天"引向了"食补"这一更高更专业的领域。

食物不是药,但是食物往往具备某种甚至某些种药用价值,对于一些疾病,往往那些日常生活中司空见惯的小食物,却可以发挥出意想不到的治疗效果。

 小食物功效一览

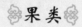 果类

 核桃

《本草纲目》:"核桃性热,能入肾、肺,唯虚寒者宜之。上通于肺而虚寒喘嗽者宜之,下通于肾而腰脚虚痛者宜之。""补气养血,润燥化痰,益命门,利三焦,温肺润肠。"

《开宝本草》:"食之令人肥健,润肌,黑须发。"

《食疗本草》:"通经脉,润血脉,黑须发,常服骨肉细腻光润。"

《医学衷中参西录》:"核桃,为滋补肝肾、强健筋骨之要药,故善治腰疼腿痛,一切筋骨疼痛。为其能补肾,故能固齿牙,乌须发,治虚劳喘嗽,气不归元,下焦虚寒,尿频数,女子崩带诸症。其性又能消坚开瘀,治心腹疼痛,砂淋、石淋堵塞作痛。"

《开宝本草》:"多食利小便,去五痔。"

唐朝孟诜:"润血脉,黑须发,常服骨肉细腻光润。"

《本草拾遗》：“核桃，食之令人肥健。”

龙眼

《神农本草经》：“主五脏邪，安志，厌食，久服强魂魄，聪明。”

《滇南本草》：“养血安神，长智敛汗，开胃益脾。”

《神农本草经》中记载龙眼肉能“轻身不老”。

《得配本草》：“益脾胃，葆心血，润五脏，治怔忡。”

《泉州本草》：“壮阳益气，补脾胃，治产后浮肿，气虚水肿，脾虚泄泻。”

《药品化义》：“大补阴血，凡上部失血之后，入归脾汤同莲肉、芡实以补脾阴，使脾旺统血归经。”

《本草纲目》：“食品以荔枝为贵，而资益则以龙眼为良，盖荔枝性热，而龙眼性平也。”

《随息居饮食谱》：“果中神品，老弱宜之。”

香蕉

《本草求原》：“止渴润肺解酒，清脾滑肠，脾火盛者食之，反能止泻止痢。”

《日用本草》：“生食破血，合金疮，解酒毒；干者解肌热烦渴。”

《本草纲目》：“除小儿客热，压丹石毒。”

《本草纲目拾遗》：“收麻风毒。两广等地湿热，人多染麻风，所属住处，人不敢处，必种香蕉木本结实于院中，一二年后，其毒尽入树中乃敢居。”

《食疗本草》：“主黄疸。”

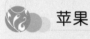

苹果

《千金要方·食治》：“益心气，耐饥。”

《滇南本草图说》：“治脾虚火盛，补中益气。同酒食治筋骨疼痛。搽疮红晕可散。”

《饮膳正要》：“止渴生津。”

《滇南本草》：“炖膏名玉容丹，通五脏六腑，走十二经络，调营卫而通神明，解瘟疫而止寒热。”“炖膏食之生津。”

《医林纂要》：“止渴，除烦，解暑，去瘀。”

《随息居饮食谱》："润肠悦心,生津开胃,醒酒。"

《食疗本草》："主补中焦诸不足气,和脾;诸患食后气不通,生捣汁服之。"

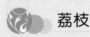

荔枝

《本草纲目》："常食可补脑健身。治瘰疬、疔肿,发小儿痘疮,开胃益脾。"

《医林纂要》："补肺,宁心,和脾,开胃。治胃脘寒痛,气血滞痛。"

《玉楸药解》："甘温滋润,最益脾肝精血。阳败血寒,最宜此味。功与龙眼相同,但血热宜龙眼,血寒宜荔枝。干者味咸,不如鲜者,而气质和平,补益无损,不至助火生热,则大胜鲜者。""暖补脾精,温滋肝血。"

《泉州本草》："壮阳益气,补中清肺,生津止渴,利咽喉。治产后水肿,脾虚下血,咽喉肿痛,呕逆等。"

《本草经疏》："鲜时味极甘美,多津液,故能止渴;甘温益血,助荣气,故能益人颜色。"

《本草从新》："解烦渴,止呃逆。"

《日用本草》："生津,散无形质之滞气。"

《海药本草》："主烦渴,头重,心躁,背膊劳闷。"

西瓜

《本经逢原》："西瓜,能引心包之热,从小肠、膀胱下泄,能解太阳、阳明中蝎及热病大渴,故有'天生白虎汤'之称。"

《日用本草》："消暑热,解烦渴,宽中下气,利小水,治血痢。"

《本草纲目》："消烦止渴,解暑热,疗喉痹,宽中一气,利小水,治血痢解毒,含汁治口渴。"

《滇南本草》："治一切热症,痰涌气滞。"

《饮膳正要》："主消渴,治心烦,解酒毒。"

《丹溪心法》："治口疮甚者,用西瓜浆水徐徐饮之。"

橘子

《食疗本草》："止泻痢,食之下食,开胸膈痰食结气。"

《饮膳正要》："止呕下气,利水道,去胸中瘕热。"

《医林纂要》:"除烦,醒酒。"

《随息居饮食谱》:"润肺,析醒解渴。"

《日华子本草》:"止消渴,开胃,除胸中膈气。"

《本草纲目》:"陈皮,苦能泻能燥,辛能散,温能和,其治百病,总取其理气燥湿之功,同补药则补,同泻药则泻,同升药则升,同降药则降……但随其所配补泻升降也。"

 桃子

《千金翼方》:"蜜桃,肺之果,肺病宜食之。"

《本草纲目》:"桃花,性走泄下降,利大肠甚快,用以治气实人病水饮、肿满、积滞。"

《食经》:"养肝气。"

《本草思辨录》:"桃仁,主攻瘀血而为肝药,兼疏肌腠之瘀。"

《本草经疏》:"(桃仁)性善破血,凡血结、血秘、血燥、瘀血、留血、蓄血、血痛等,用之立通。散而无收,泻而无补,过用之及用之不得其当,能使血下不止,损伤真阴。"

《滇南本草》:"治蛊积。通月经,润大肠,消心下积。"

《随息居饮食谱》:"补心,活血,解渴,充饥,水蜜桃生津涤热。"

《神农本草经》:"治筋骨湿痹,益气,倍力,强志,令人肥健,耐饥,忍风寒。久服轻身,不老,延年。可作酒。"

 葡萄

《陆川本草》:"滋养强壮,补血,强心利尿。治腰痛,胃痛,精神疲惫,血虚心跳。"

《滇南本草》:"葡萄,大补气血,舒筋活络,泡酒饮之,治阴阳脱症,又治盗汗虚症,汁治咳嗽。"

《随息居饮食谱》:"补气,滋肾液,益肝阴,御风寒,强筋骨,通淋逐水,止渴,安胎。"

《百草镜》:"治筋骨湿痛,利水甚捷,除遍身浮肿。"

《本草再新》:"暖胃健脾,治肺虚寒嗽,破血积疝瘤。"

《神农本草经》:"益气培力,强志,令人肥健耐饥,久食轻身不老延年。"

猕猴桃

崔禹锡《食经》:"和中安肝。主黄疸、消渴。"

《开宝本草》:"止暴渴,解烦热……压丹石,下石淋。"

《本草纲目拾遗》:"主骨节风,瘫缓不随,长年变白,野鸡肉痔病,调中下气。"

梨

《日华子本草》:"消风,疗咳嗽,气喘热狂;又除贼风、胸中热结;作浆吐风痰。"

《本草纲目》:"润肺清心,消痰降火,解疮毒、酒毒。"

《新修本草》:"主热嗽,止渴。"

《本草经疏》:"凡人有痛处,脉数无力,或发渴,止痛疽将成之候,惟昼夜食梨,可转重为轻。膏粱之家,厚味醇酒,纵恣无节,必多痰火,卒中痈疽之病,数食梨可转危为安。"

《重庆堂随笔》:"梨,不论形色,总以心小肉细,嚼之无渣,而味纯甘者为佳。凡烟火、煤火、酒毒,一切热药为者,啖之立解。温热燥病,及阴虚火炽,津液燔涸者,捣汁饮之立效。"

《千金方》:"除客热气,止心烦。"

《食疗本草》:"除胸中痞塞热结者,可多食好生梨。"

《本草衍义》:"惟病酒烦渴人,食之甚佳。"

菠萝

《本草纲目》:"补脾胃,固元气,制伏亢阳,壮精神,益气。宽痞,消痰,解酒毒,止酒后发渴,利头目,开心益志。""止渴,解烦,醒酒,益气功。令人悦泽。"

《陆川本草》:"治疝气,小便不利,消渴。"

《药用水果》:"健脾解渴,消肿,祛湿。"

荸荠

《本草纲目》:"主消渴、痹热,温中益气,下丹石,消风毒。除胸中实热气。"

《本草再新》:"清心降火,补肺凉肝,消食化痰,破积滞,利脓血。"

《日用本草》:"下五淋,泻胃热。"

《本经逢原》:"治酒客肺胃湿热,声音不清。"

《食疗本草》:"荸荠,下丹石,消风毒,除胸中实热气。可作粉食。明耳目,止渴,消疸黄。"

《本草汇编》:"疗五种膈气,消宿食,饭后宜食之。""消宿食,饭后宜食之。"

《罗氏会约医镜》:"荸荠益气安中,开胃消食,除热生津,止痢消渴,治黄疸,疗下血,解毁铜。"

《本草求真》:"乌芋止一水果,何书皆言力能破积攻坚,止血,治痢,住崩,搽疮解毒发痘,清声醒酒。其效甚是之多,盖以味甘性寒,则于在胸实热可除,而诸实胀满可消,力盖下行,而诸血痢、血毒可祛。"

《本草纲目》:"主血痢,下血,血崩。"

《本草新编》:"入药最消癥积,与鳖甲同用最佳,亦不耗人真气。"

《北砚食规》:"荸荠粉,清心,开翳。"

柿子

《日华子本草》:"润心肺,止渴,涩肠,疗肺痿,心热,嗽,消痰,开胃。亦治吐血。"

《随息居饮食谱》:"鲜柿,甘寒养肺胃之阴,宜于火燥津枯之体。以大而无核,熟透不涩者良。或采青柿,以石灰水浸透,涩味尽去,削皮啖之,甘脆如梨,名曰绿柿。"

《本草经疏》:"鼻者肺之窍也,耳者肾之窍也,二脏有火上炎,则外窍闭而不通,得柿甘寒之气,俾火热下行,窍自清利矣。肺与大肠相表里,湿热伤血分,则为肠澼不足,甘能养血,寒能除热,脏气清而腑病亦除也。"

《食经》:"主下痢,理痈肿,口焦,舌烂。"

《嘉祐本草》:"红柿补气,续经肺气。健脾胃气,消宿血。"

《名医别录》:"主通鼻耳气,肠澼不足。""软熟柿解酒热毒,止口干,压胃间热。"

山楂

《本草经疏》:"小儿、产妇宜多食之。""大抵其功长于化饮食,健脾胃,行结气。消瘀血,故小儿、产妇宜多食之。"

《本草求真》:"山楂,所谓健脾者,因其脾有食积,用此酸咸之味。以为消磨,俾食行而痰消,气破而泄化,谓之为健,止属消导之健矣。"

《本草纲目》:"化饮食,消肉积,癥瘕,痰饮,痞满吞酸,滞血胀痛。""凡脾弱,食物不克化,胸腹酸刺胀闷者,于每食后嚼二三枚绝佳。但不可多食,恐反克伐也。"

《日用本草》:"化食积,行结气,健胃宽膈,消血痞气块。"

《本草再新》:"治脾虚湿热,消食磨积,利大小便。"

《新修本草》:"汁服主利,洗头及身上疮痒。"

《图经本草》:"治痢疾及腰疼。"

《本草衍义补遗》:"妇人产后儿枕痛,恶露不尽,煎汁入砂糖服之,立效。"

《物类相感志》:"煮老鸡硬肉,入山楂数颗即易烂。"

《本草通玄》:"山楂,味中和,消油垢之积,故幼科用之最宜。"

樱桃

《食疗本草》:"补中益气,主水谷痢,止泄精。"

《名医别录》:"主调中,益脾气。"

《备急千金要方》:"樱桃味甘平,涩,调中益气,可多食,令人好颜色,美志性。"

《本草纲目》:"蛇咬,捣汁饮,并敷之。"

《滇南本草》:"治一切虚症。能大补元气,滋润皮肤,浸酒服之,治左瘫右痪,四肢不仁,风湿腰腿酸痛。"

桑椹

《新修本草》:"单食止消渴。"

《本草纲目》:"捣汁饮,解酒中毒,酿酒服,利水气,消肿。"

《本草求真》:"除热,养阴,止泻。"

《滇南本草》:"益肾脏而固精,久服黑发明目。"

《随息居饮食谱》:"滋肝肾,充血液,祛风湿,利关节,止消渴,解酒毒,健步履,息虚风,清虚火,聪耳明目,安魂镇魄。""桑葚,久久服之,须发不白,以小满前熟透色黑而味纯甘者良。熟桑葚以布滤取汁,瓷器熬成膏收之,老人服之生精神,健步履。"

《本草经疏》:"甘寒益血而除热,其为凉血、补血、益阳之药无疑矣。"

《玉楸药解》:"治癃淋,瘰疬,秃疮。"

《本草纲目拾遗》:"利五脏关节,通血气,捣末,蜜和为丸。"

《随息居饮食谱》:"杏,候熟后食之,润肺生津,以大而甜者胜。"

杏

《滇南本草》:"治心中冷热,止渴定喘,解瘟疫。""止咳嗽,消痰润肺,润肠胃,消面粉积,下气,治疳虫。"

《神农本草经》:"主咳逆上气雷鸣,喉痹,下气,产乳金疮,寒心奔豚。"

《备急千金要方》:"其中核犹未硬者,采之曝脯食,甚止渴,去冷热毒。心之果,心病宜食之。"

《名医别录》:"主惊痫心下烦热,风气去来,时行头痛,解肌,消心下急,杀狗毒。"

《药性论》:"治腹痹不通,发汗,主温病。治心下急满痛,心腹烦闷,疗肺气咳嗽,上气喘促。入天冬煎,润心肺。可和酪作汤,益润声气,宿即动冷气。"

《医学启源》:"除肺中燥,治风燥在于胸膈。"

《本草纲目》:"杏仁能散能降,故解肌,散风,降气,润燥,消积,治损药中用之。""杀虫,治诸疮疥,消肿,去头面诸风气鼓疱。"

《本草求真》:"杏仁,既有发散风寒之能,复有下气除喘之力,缘辛则散邪,苦则下气,润则通便,温则宣滞行痰。"

柚

《福建药物志》:"破积散气,止咳定喘。"

《本草纲目》:"消食快膈,散愤懑之气,化痰。"

《日华子本草》:"治妊孕人食少并口淡,去胃中恶气。消食,去肠胃气。解酒毒,治饮酒人口气。"

《四川中药志》:"解酒毒,治肾脏水肿,宿食停滞,湿痰咳逆及疝气。"

《增补食物秘书》:"解酒毒,去肠胃中恶气。皮化痰,消食快膈,白皮良。烧灰调粥,治气膨胀。"

柑

《食经》："食之下气,主胸热烦满。"

《开宝本草》："利肠胃中热毒,止暴渴,利小便。""山柑皮,疗咽喉痛效。"

《医林纂要》："除烦,醒酒。"

《随息居饮食谱》："清热,止渴,析酒。"

《食辑》："食之下气,主胸热烦闷。"

 橙

《岭南采药录》："治乳痈初起,以之煎水,大热洗患处。"

《滇南本草》："行厥明滞寒之气,止肝气左胁疼痛,下气消膨胀,行阳明乳汁不通。"

《开宝本草》："瓤,去恶心。洗去酸汁,细切和盐、蜜煎成,食之,去胃中浮风。"

《本草纲目拾遗》："橙饼,消顽痰,降气,和中开胃,宽膈健脾,解鱼蟹毒,醒酒。"

《玉楸药解》："橙子,宽胸利气解酒。"

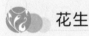 花生

《药性考》："生研用下痰;炒熟用开胃醒脾,滑肠,干咳者宜餐,滋燥润火。"

《滇南本草图说》："补中益气,盐水煮食养肺,治肺痨。"

《本草备要》："花生辛能润肺,香能舒脾,果中佳品。""花生辛能润肺,香能舒脾,果中佳品。"

《本草纲目拾遗》："多食治反胃。""用生花生去壳膜,取净肉冲汤服,痰嗽自安,世俗以火炒食,反能生痰。"

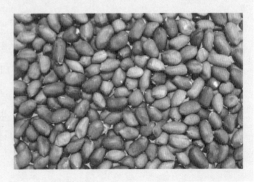

《滇南本草》："炒用燥火行血,治一切腹内冷积肚疼。"

《医林纂要》："和脾,醒酒,托痘毒。"

《本经逢原》:"能健脾胃,饮食难消者宜之。""长生果,能健脾胃,饮食难消者宜之。"

 ## 松子

《海药本草》:"主诸风,温肠胃,久服轻身延年不老。"

《本草经疏》:"海松子,气味香美甘温。甘温助阳气而通经,则骨节卒中水气,及因风头眩死肌自除矣。气温属阳,味甘补血,血气充足,则五脏自润,变白不饥所由来矣。"

《本草衍义》:"与柏子仁同治虚秘。"

《随息居饮食谱》:"润燥,补气充肌,养液息风,耐饥温胃,通肠辟浊,下气香身,最益老人。"

《日华子本草》:"逐风痹寒气、虚羸少气,补不足,润皮肤,肥五脏。"

《开宝本草》:"主骨节风、头眩,去死肌,变白,散水气,润五脏,不饥。"

《玉楸药解》:"润肺止咳,滑肠通便,开关逐痹,泽肤荣毛。"

《本草通玄》:"益肺止咳,补气养血,润肠止渴,温中搜风,润皮肤,肥五脏。阴虚多燥者珍为神丹。"

《本经逢原》:"海松子,甘润益肺,清心止嗽润肠,兼柏仁、麻仁之功,温中益阴之效,心肺燥痰、干咳之良药。"

《本草从新》:"润肺健脾,敛咳嗽,止吐血。"

《本草纲目》:"润肺,治燥结咳嗽。"

 ## 无花果

《生草药性备要》:"洗痔疮。籽,煲肉食,解百毒。蕊,下乳汁。"

《随息居饮食谱》:"清热,润肠。"

《本草纲目》:"甘、平,无毒。治五痔,咽喉痛。"

《滇南本草》:"主清利咽喉,开胸膈,消痰化滞。敷一切无名肿毒,痈疽疥癣疮,黄水疮,鱼口便毒,乳结,痘疮破烂,调芝麻油搽之。"

《医林纂要》:"益肺,通乳。"

《荷兰药镜》:"凡咳嗽、声哑、咽喉刺痛、胸胁痛或疝气疼痛,一切适用缓和诸症,水煎用之,有殊效。咽喉口中痛等,加入漱剂,为甘和止痛良药。"

《便民图纂》:"治咽喉疾。"

粮类

粳米

《随息居饮食谱》:"粳米……宜煮粥食,粥饭为世间第一补人之物。贫人患虚证,以浓米汤代参汤,每收奇效。患者产妇,粥养最宜。凡煮粥宜用井泉水,则味更佳也。"

《本草纲目》:"粳米粥利小便,止烦渴,养肠胃。"

《药性裁成》:"粳米造饭,用荷叶煮汤者宽中,芥菜叶者豁痰,紫苏叶者行气解肌,薄荷叶者清热,淡竹叶者避暑。造粥则白粥之外,入茯苓酪者清上实下,薯蓣粉者理胃,花椒汁者辟岚瘴,姜、葱、豉汁者发汗。"

《名医别录》:"主益气,止烦,止泄。"

《食鉴本草》:"补脾,益五脏,壮气力,止泻痢。"

《滇南本草》:"粳米治诸虚百损,强阴壮骨,生津、明目、长智。"

《医药六书药性总义》:"粳米粥,为资生化育神丹。"

糯米

《本草经疏》:"补脾胃,益肺气之谷,脾胃得补,则中自温,大便亦坚实;温能养气,气允则身自多热,大抵脾肺虚寒者宜之。"

《本经逢原》:"糯米,益气补脾肺,但磨粉作稀糜,庶不黏滞,且利小便。"

《千金方》:"脾病宜食,益气止泄。"

《仁斋直指方》:"痘疹用糯米,取其解毒,能酿而发之也。"

《本草纲目》:"主消渴,暖脾胃,止虚寒泄泻痢疾,缩小便,收自汗,发痘疮。""能行营卫中血积,解芫青、斑蝥毒。""脾肺虚寒者宜之。"

《医药六书药性总义》:"糯米粥为温养胃气妙品。"

玉米

《医林纂要》:"益肺宁心。"

《本草推陈》:"为健胃剂,煎服亦有利尿之功。"

《广西民族药简编》:"捣碎沸水冲服,治木薯中毒或食物中毒昏迷。"

 荞麦

《食疗本草》:"实肠胃,益气力,续精神,能炼五脏滓秽。"

《本草纲目》:"降气宽肠,磨积滞,消热肿风痛,除白浊白带,脾积泄泻。""荞麦最能降气宽肠,故能炼肠胃滓滞,而治浊带泻痢腹痛上气之疾。""气盛有湿热者宜之。"

《本草求真》:"荞麦,味甘性寒,能降气宽肠,消积去秽,凡白带、白浊、泻痢、痘疮溃烂、汤火灼伤、气盛湿热等证,是其所宜。且炒焦热水冲服,以治绞肠痧腹痛;醋调涂之,以治小儿丹毒赤肿亦妙。盖以味甘入肠,性寒泻热,气动而降,能使五脏滓滞,皆炼而去也。"

《随息居饮食谱》:"荞麦,罗面煮食,开胃宽肠,益气力,御风寒,炼滓秽,磨积滞,与芦菔同食良。以性有微毒而发痼疾,芦菔能制之也。"

 燕麦

《本草纲目》:"滑肠。"

《本经逢原》:"益肝和脾。"

《品汇精要》:(其茎叶)"去虫"。

 小麦

《本草纲目拾遗》:"小麦面,补虚,实人肤体,厚肠胃,强气力。"

《名医别录》:"除客热,止烦渴,利小便,养肝气,止漏血、唾血,使女人易孕。"

《本草再新》:"养心,益肾,和血,健脾。"

《本草纲目》:"陈者煎汤饮,止虚汗;烧存性,油调涂诸疮,烫火灼伤。""小麦面敷痈肿损伤,散血止痛,生食利大肠,水调服止鼻衄、吐血。"

 番薯

《本草纲目》:"补虚乏,益气力,健脾胃,强肾阴。"

《本草纲目拾遗》:"补中,和血,暖胃,肥五脏。白皮白肉者,益肺气,生津。

……煮时加生姜一片,调中与姜枣同功。(与)红花煮食,可理脾血,使不外泄。"

《本草求原》:"凉血活血,宽肠胃,通便秘,祛宿瘀脏毒,舒筋强,止血热渴,产妇最宜。和鱼、鳢鱼食,调中补虚。"

《随息居饮食谱》:"煮食补脾胃,益气力,御风寒,益颜色。凡渡海注船者,不论生熟,食少许即安。"

《医林纂要》:"止渴,醒酒,益肺,宁心(生用);益气,充饥,佐谷食(熟用)。"

土豆

《食物中药与便方》:"和胃,调中,健脾,益气。"

《湖南药物志》:"补中益气,健脾胃,消炎。"

《本草纲目》:"功能稀痘(水痘),小儿熟食,大解痘毒。"

黄大豆

《本草纲目》:"治肾病,利水下气,制诸风热,活血,解诸毒。"

《备急千金要方》:"生捣淳酢和涂之,治一切毒肿,并止痛;煮汁冷服之杀鬼毒,逐水胀,除胃中热,散五脏结积内寒,下瘀血,解百药毒。"

《食疗本草》:"益气润肌肤。"

《本经逢原》:"误食毒物,黄大豆生捣研水灌吐之;诸菌毒不得吐者,浓煎汁饮之。又试内痈及臭毒腹痛,并与生黄大豆嚼,甜而不恶心者,为上部有痈脓,乃臭毒发痧之真候。"

《本草汇言》:"煮汁饮,能润脾燥,故消积痢。"

《名医别录》:"逐水胀,除胃中热痹,伤中淋露,下瘀血,散五脏结积内寒。"

《日用本草》:"宽中下气,利大肠,消水胀,治肿毒。"

薏苡仁

《本草纲目》:"薏苡仁属土,阳明药也,故能健脾益胃,虚则补其母,故肺痿、肺痈用之;筋骨之病,以治阳明为本,故拘挛筋急风痹者用之;土能胜水除湿,故泻痢水肿用之。""健脾益胃,补肺清热,去风胜湿。炊饭食,治冷气。煎饮,利小便热淋。"

《本草衍义》:"此物力势和缓,须加倍用即见效。"

《神农本草经》："主筋急拘挛，不可屈伸，风湿痹，下气。久服轻身益气。"

《本草新编》："薏仁最善利水，不致损耗真阴。凡湿盛在下身者，最宜用之。"

《名医别录》："除筋骨邪气不仁，利肠胃，消水肿，令人能食。"

南瓜

《本草再新》："平肝和胃，通经络，利血脉，滋阴水，治肝风和血养血，调经理气，兼左诸风。"

《滇南本草》："分利小便。"

蚕豆

《随息居饮食谱》："健脾开胃，浸以发芽，更不壅滞。"

《湖南药物志》："健脾，止血，利尿。"

《本草从新》："补中益气，涩精，实肠。"

扁豆

《滇南本草》："治脾胃虚弱，反胃冷吐，久泻不止，食积痞块，小儿疳疾。"

《药性辨疑》："扁豆专清暑，故和中而止霍乱；极补脾，故治痢而止脓血，消水湿，治热泄。"

《药品化义》："扁豆，味甘平而不甜，气清香而不窜，性温和而色微黄，与脾性最合。"

《本草纲目》："止泄泻，消暑，暖脾胃，除湿热，止消渴。"

《本草图经》："主行风气，女子带下，兼杀酒毒，亦解河豚毒。"

绿豆

《开宝本草》："主丹毒烦热，风疹，热气奔豚，生研绞汁服，亦煮食，消肿下气，压热解毒。"

《日华子本草》："益气除热毒风，厚肠胃，作枕明目，治头风头痛。"

《本草纲目》："绿豆，消肿治痘之功虽同赤豆，而清热解毒之力过之。""且益气，厚肠胃，通经脉，无久服枯人之忌。""补益元气，调和五脏，安精神，行十二经脉,去浮风,润皮肤,止消渴,利肿胀,解一切草药、牛马、金石诸毒。""绿豆解金石砒霜草木一切诸毒,宜连皮生研、水服。且益气,厚肠胃,通经脉,无久服枯人之忌。"

《本草经疏》:"绿豆甘寒能除热下气解毒,阳明客热则发出风疹,以胃主肌肉,热极生风故也,解阳明之热,则风疹自除。"

《日用本草》:"解诸热,益气,解酒食诸毒。治发背、痈疽、疮肿及烫火伤灼。"

《本草求真》:"绿豆味甘性寒,据书备极称善,有言能厚肠胃、润皮肤、和五脏及资脾胃。按此虽用参、芪、归、术,不是过也。""凡脏腑经络皮肤脾胃,无一不受毒扰,服此性善解毒,故凡一切痈肿等无不用此奏效。""服此性善解毒,故凡一切痈肿等症无不用此奏效。"

芝麻

《神农本草经》:"为上品……治伤中虚羸,补五内,益气力,长肌肉,填脑髓,久服轻身不老。"

《本草纲目》:"仙家食品。""胡麻取油,以白者为胜,服以黑者为良,胡地者尤妙。"

宋代苏东坡:"以九蒸胡麻,同去皮茯苓,少入白蜜为面食,日久气力不衰,百病自去,此乃长生要诀。"

陶弘景:"八谷之中,唯此为良,仙家作饭饵之,断谷长生。"

《食疗本草》:"润五脏,主火灼,填骨髓,补虚气。""疗妇人阴疮,初食利大小肠,久服即否。去陈留新。"

《抱朴子》:"耐风湿,补衰老。"

《本草求真》:"胡麻,本属润品,故书载能填精益髓。又属甘味,故书载能补血、暖脾、耐饥。凡因血枯而见二便艰涩,须发不乌,风湿内乘发为疮疥,并小儿痘疹变黑归肾,见燥象者,宜以甘缓滑利之味以投。"

《名医别录》:"坚筋骨,疗金疮、止痛,伤寒温疟,大吐血后虚热羸困,明耳目。"

《新修本草》:"生嚼涂小儿头疮及浸淫恶疮。"

《日华子本草》:"补中益气,养五藏,治劳气,产后羸困。耐寒暑,止心惊,催生落胞,逐风湿气、游风、头风。补肺气,润五脏。填精髓。细研涂发令长。"

《玉楸药解》:"补益精液,润肝脏,养血舒筋。疗语謇、步迟、皮燥、发枯、髓涸肉减、乳少、经阻诸证。医一切疮疡,败毒消肿,生肌长肉。杀虫,生秃发。"

菜类

韭菜

《食鉴本草》:"煮食归肾壮阳,止泄精,暖腰膝。"

《本草拾遗》:"温中,下气,补虚,调和脏腑,令人能食,益阳,止泄白脓,腹冷痛。可煮食之。叶及根生捣绞汁服,解药毒,疗狂狗咬人欲发者;亦杀诸蛇、虺、蝎、恶虫毒。"

《日华子本草》:"止泄精尿血,暖腰膝,除心腹痼冷,胸中痹冷,痃癖气及腹痛等食之。肥白人卒中失音,研汁服。心脾胃痛甚,生研服;蛇犬咬并恶疮,捣敷。"

《本草衍义补遗》:"跌打损伤及噎膈病,捣汁澄清,和童便饮之,能消散胃脘瘀血,甚效。"

《随息居饮食谱》:"暖胃补肾,下气调营。主胸腹腰膝诸疼,治噎膈、经、产诸证,理打扑伤损,疗蛇狗虫伤。秋初韭花,亦堪供馔。韭以肥嫩为胜,春初早韭尤佳。"

《名医别录》:"韭叶味辛,微酸温无毒,归心,安五脏,除胃中热,患者可久食。"

《神农本草经疏》:"韭禀春初之气而生,兼得金水木之性,故其味辛,微酸,气温而无毒。生则辛而行血,熟则甘而补中,益肝,散滞,导瘀,是其性也。"

《本草求真》:"服此气行血散,肝补肾固,而病安有不愈乎?"

《随园食单》:"专取韭白,加虾米炒之更佳,或用鲜虾亦可,蚬亦可,肉亦可,剥蛤蜊肉,加韭菜炒之佳。"

《食疗本草》:"韭,冷气人,可煮,长服之……又,胸痹,心中急痛如锥刺,不得俯仰,自汗出;或痛彻背上,不治或至死;可取生韭或根五斤,洗,捣汁灌少许,即吐胸中恶血,亦可作齑,空心食之,甚验。甚治胸膈咽气,利胸膈,甚验。"

芹菜

《本草推陈》:"治肝阳头昏,面红目赤,头重脚轻,步行飘摇等。"

《滇南本草》:"发散疮痈,攻疮毒,治头热,止头疼,祛风。""补中益气,兼治黄疸,亦治赤白带下,烦躁最良,同南苏叶同煎。"

《生草药性备要》:"补血,祛风,去湿,敷洗诸风之症。"

《本经逢原》:"清理胃中浊湿。"

《随息居饮食谱》:"清胃涤热,祛风,利口齿咽喉头目。"

茄子

《日华子本草》:"治温疾,传尸痨气。"

《医林纂要》:"宽中,散血,止渴。"

《滇南本草》:"散血,止乳疼,消肿宽肠,烧灰米汤饮。治肠风下血不止及血痔。"

《随息居饮食谱》:"活血,止痛,消痈,杀虫,已疟,瘕疝诸病。"

《食疗本草》:"主寒热,五藏劳。又醋摩之,敷肿毒。"

菠菜

《儒门事亲》:"老人久病,大便涩滞不通者,服菠菜自然通利也。"

《随息居饮食谱》:"菠菜,开胸膈,通肠胃,润燥活血,大便涩滞及患痔人宜食之。根味尤美,秋种者良。"

《陆川本草》:"入血分。生血活血,止血去瘀。治衄血,肠出血,坏血病。"

《本草纲目》:"甘冷,滑,无毒。通血脉,开胸膈,下气调中,止渴润燥,根尤良。"

《食疗本草》:"利五脏,通肠胃热,解酒毒,服丹石人食之佳。"

《滇南本草》:"祛风明目,开通关窍,伤利肠胃,解酒,通血。"

《本草求真》:"菠菜,何书皆言能利肠胃?盖因滑则通窍,菠菜质滑而利,凡人久病便秘,及痔漏关塞之人,咸宜用之,菠菜气味既冷,凡闲痈肿毒发,并因酒湿成毒者,须宜用此以服,使其热与毒尽从肠胃而出矣。"

《日用本草》:"解热毒。"

黄花菜

《食鉴本草》:"利心气,好欢乐,令人忘忧,轻身明目,利胸膈。"

《本草正义》:"萱草花,今为恒食之品,又令人恒以治气火上升,夜少安寐,其效颇著。"

《日华子本草》:"煮食治小便赤涩,身体烦热,除酒疸。"

《本草纲目》:"甘、微苦,微寒;无毒。通结气,利肠胃。"

《医林纂要》:"补心,清肺,破郁,行水,养胎,滑胎。"

《随息居饮食谱》:"利膈,清热,养心,解忧释忿,醒酒,除黄。"

丝瓜

《陆川本草》:"生津止渴,解暑除烦。治热病口渴,身热烦躁。"

《本草求真》:"性属寒物,味甘体滑。凡人风痰实热,蛊毒血积,留滞经络,发为痈肿疮疡,崩漏肠风,水肿等者,服之有效,以其通经达络,无处不至。"

《本草纲目》:"熟食除热利肠。""煮食,除热利肠。老者烧灰存性服,去风化痰,凉血解毒。杀虫,通经络,行血脉,下乳汁;治大小便下血痔漏崩中,黄积,疝气疼痛卵肿,血气作痛,痈疽疮肿,痘疹胎毒。"

《医学入门》:"治男妇一切恶疮,小儿痘疹余毒,并乳疽、疔疮。"

《采药书》:"治妇人白带,血淋臌胀积聚,一切筋骨疼痛。"

《药性切用》:"老丝瓜力能通经活络,热痹宜之。酒炒用。"

《滇南本草》:"治五脏虚冷,补肾补精,或阴虚火动,又能滋阴降火。久服能乌须黑发,延年益寿。"

胡萝卜

《本草纲目》:"下气补中,利胸膈肠胃,安五脏,令人健食,有益无损。"

《本草求真》:"胡萝卜,因味辛则散,味甘则和,质重则降,故能宽中下气,而使肠胃之邪,与之俱去也。"

《医林纂要》:"胡萝卜,甘补辛润,故壮阳暖下,功用似蛇床子。"

《岭南采药录》:"治水痘,百日咳,小儿发热。""凡出麻痘,始终以此煎水饮,能消热解毒,鲜用及晒干均可。"

豆腐

《食物本草》:"凡人初到地方,水土不服,先食豆腐则渐渐调妥。""宽中益气，和脾胃，下大肠浊气，消胀满。"

《本草纲目》："清热散血。"

《随息居饮食谱》："清热润燥，生当解毒，补中宽肠，降浊。"

《增补食物秘书》："泻胃炎，治内热郁蒸而见消渴、胀满并休息久痢。"

《医林纂要》："清肺热，止咳消痰。"

《本草求真》："治胃火冲击，内热郁蒸，症见消渴、胀满。"

《本草求原》："解硫黄毒。"

《随息居饮食谱》："豆腐，以青、黄大豆，清泉细磨生榨取浆，入锅点成后软而活者胜。点成不压则尤软，为腐花，亦曰腐脑。榨干所造者，有千层，亦名千张、百叶，有腐干，皆为常肴，可荤可素。而腐干坚者，甚难消化，小儿及老弱病后，皆忌食。由腐干再造为腐乳，陈久愈佳，最宜患者。其皂矾者，名青腐乳，亦曰臭腐乳，疳膨、黄病、便泻者宜之。"

黄瓜

《日用本草》："除胸中热，解烦渴，利水道。"

《陆川本草》："治热病身热、口渴、烫伤；瓜干陈久者，补脾气，止腹泻。"

《食物与治病》："黄瓜水分多且有清甜味，生吃能解渴清热。"

《本草求真》："黄瓜，气味甘寒，服此能利热利水。"

《滇南本草》："解疮癣热毒，消烦渴。"

冬瓜

《随息居饮食谱》："若孕妇常食，泽胎化毒，令儿无病。"

《日华子本草》："除烦，治胸膈热，消热毒痈肿，切摩痱子。"

《本草再新》："除心火，泻脾火，利湿祛风，消肿止渴，解暑化热。"

《滇南本草》："性平和，味甘淡。治痰吼，气喘，姜汤下。又解远方瘴气，又治小儿惊风。"

《神农本草经》："令人悦泽好颜色，益气不饥，久服轻身耐老。"

《食疗本草》："热者食之佳，冷者食之瘦人。欲得体瘦轻健者，则可长食之。若要肥则勿食也。"

《本草备要》："寒泻热，甘益脾。利二便、水肿，止消渴，散热毒、痈肿。"

《随息居饮食谱》："若孕妇常食，泽胎化毒，令儿无病。"

竹笋　▶▶▶

《随息居饮食谱》:"甘凉,舒郁,降浊升清,开膈消痰。"

《名医别录》:"主消渴,利水道,益气可久食。"

《食疗本草》:"消痰,除热狂,壮热头痛,头风,并妊妇头旋颠仆,惊悸,温疫迷闷,小儿惊痫,天吊。""治小儿痘疹不出,煮粥食之,解毒。"

《食物宜忌》:"消痰,滑肠,透毒,解酲,发痘疹。"

《本草求原》:"竹笋,甘而微寒,清热除痰,同肉多煮,益阴血。痘疹血热毒盛,不发起者,笋尖煮汤及入药,俱佳。"

《本草纲目拾遗》:"利九窍,通血脉,化痰涎,消食胀。"

 山药　▶▶▶

《神农本草经》:"主伤中,补虚羸,除寒热邪气,补中,益气力,长肌肉。久服耳目聪明,轻身不饥,延年。"

《名医别录》:"主头面游风,头风,眼眩,下气,止腰痛,补虚劳羸瘦,充五脏,除烦热,强阴。"

《本草再新》:"健脾润肺,化痰止咳,开胃气,益肾水,治虚劳损伤,止吐血遗精。"

《药性论》:"补五劳七伤,去冷风,止腰疼,镇心神,安魂魄,开达心孔,多记事,补心气不足,患人体虚羸,加而用之。"

《食疗本草》:"治头痛,助阴力。"

《医学衷中参西录》:"色白入肺,味甘归脾,液浓滋肾,宁嗽定喘,强志育神。性平,可常服多服。宜用生者煮汁饮之,不可炒用,因其含蛋白质甚多,炒之则其蛋白质焦枯,服之无效。"

《日华子本草》:"助五脏,强筋骨,长志安神,主泄精健忘。"

 魔芋　▶▶▶

《草木便方》:"化食,消陈积。"

《医林纂要》:"去肺寒,治痰嗽。"

《开宝本草》:"主痈肿风毒,摩敷肿上。捣碎,以灰汁煮饼,五味调和为茹食,性冷,主消渴。"

❀ 肉、禽、蛋、水产类 ❀

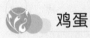

鸡蛋

《神农本草经》:"主除热火疮,痫痉。"

《本草纲目拾遗》:"鸡子白,解热烦。"

《本草纲目》:"卵黄,补阴血,解热毒,治下痢。""精不足者,补之以气,故卵白能清气,治伏热、目赤、咽痛诸疾。形不足者,补之以味,故卵黄能补血,治下痢,胎产诸疾。卵则兼理气血,故治上列诸疾也。""鸡子黄,气味俱厚,故能补形,昔人谓其与阿胶同功,正此意也。"

《日华子本草》:"镇心,安五脏,止惊,安胎。治怀妊天行热狂走,男子阴囊湿痒及开喉声失音。醋煮,治久痢。和光粉炒干,止小儿疳痢及妇人阴疮。和豆淋酒服,治贼风麻痹。醋浸令坏。"

《本草经疏》:"鸡子,味甘气平,无毒。凡痫痉皆火热为病,鸡子之甘,能缓火之标,平即兼凉,能除热,故主痫痉及火疮,并治伤寒少阴咽痛。"

《名医别录》:"(鸡子白)疗目热赤痛,除心下伏热,治烦满咳逆,小儿下泄,妇人难产,胞衣不出。"

《长沙药解》:"(鸡子黄)温润淳浓,滋脾胃之津液,泽中脘之枯槁,降浊阴而止呕逆,生清阳而断泄利,补中之良药也。""鸡子白味甘气腥,微寒,入手太阴肺经。疗咽喉之肿痛,发声音之喑哑。"

《药性论》:"(鸡子黄)和常山末为丸,竹叶煎汤下,治久疟不瘥。治漆疮,涂之。醋煮,治产后虚及痢,主小儿发热。煎服,主痢,除烦热。炼之,主呕逆。"

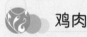

鸡肉

《神农本草经》:"丹雄鸡,主妇人崩中漏下,赤白沃。补虚,温中,止血,杀毒。黑雌鸡,主风寒湿痹,安胎。"

《随息居饮食谱》:"暖胃,强筋骨,续绝伤,活血调经,拓痈疽,止崩带,节尿频数,主娩后虚羸。"

《食疗本草》:"黄雌鸡,主腹中水癖,水肿,补丈夫阳气,治冷气……乌雌鸡,主除风寒湿痹,治反胃、安胎及腹痛,骨折骨疼,乳痈。"

《名医别录》:"丹雄鸡,主久伤乏疮。白雄鸡,主下气,疗狂邪,安五脏,伤中,消渴。黄雌鸡,主伤中,消渴,小便数不禁,肠澼泻痢,补益五脏,续绝伤,疗劳,益气力。乌雄鸡,主补中止痛。"

《日华子本草》:"黄雌鸡,止劳劣,添髓补精,助阳气,暖小肠,止泄精,补水气。黑雌鸡,安心定志,治血邪,破心中宿血及痈疽排脓,补心血,补产后虚羸,益色助气。"

鸭肉

《滇南本草》:"鸭同猪蹄煮食,补气而肥体。同鸡煮食,治血晕头痛。"

《本草纲目》:"鸭肉补虚除客热,利脏腑及水道,疗小儿惊痫,解丹毒,止热痢。"

《随息居饮食谱》:"滋五脏之阴,清虚劳之热。补血行水,养胃生津,止嗽息惊,消螺蛳积。""雄而肥大极老者良,同火腿、海参煨食,补力尤胜。"

《本草汇言》:"补虚羸,(治)劳热骨蒸。"

《名医别录》:"补虚除热,利脏腑,利水道。主小儿惊痫。"

《食疗本草》:"白鸭肉,补虚,消毒热,利水道,及小儿热惊痫,头生疮肿。又和葱豉作汁饮之,去卒烦热。"

《本经逢原》:"温中补虚,扶阳利水,是其本性。男子阳气不振者。食之最宜,患水肿人用之最妥。"

《医林纂要》:"鸭(肉)能泻肾中之积水妄热,行脉中之邪湿痰沫,故治劳热骨蒸之真阴有亏,以至邪湿之生热者,其长固在于滋阴行水也。去劳热,故治咳嗽,亦治热痢。"

《本草求真》:"温中补虚,扶阳利水,是其本性,此主性温者而言也。有言其性微冷,能入肺肾血分,滋阴补虚,除痨止嗽化痰,利水消肿为要。服之阴虚亦不见冷,非真性平,乌能若是乎。但雌则微温而雄则微冷,不可不辨。"

鹅肉

《日用本草》:"补中气,和脏腑,滑肌肤。"

《随息居饮食谱》:"补虚益气,暖胃生津。性与葛根相似,能解铅毒,故造银粉者,月必一食也。"

《本草纲目拾遗》："主消渴，煮鹅汁饮之。"

《本草纲目》："利五脏，解五脏热，煮汁止消渴。"

《本草求真》："鹅肉，究之味甘不补，味辛不散，体润而滞，性平而凉，人服之而可解五脏之热，及于服丹之人最宜者，因其病属体实气燥，得此甘平以解之也。"

鸽肉

《本草纲目》："解疮毒、痘毒。"

《四川中药志》："补肾益气，解疮毒。"

《本经逢原》："久患虚羸者，食之有益。"

《嘉祐本草》："主解诸药毒，及人、马久患疥。"

《随息居饮食谱》："清热，解毒，愈疮，止渴，息风。"

《本草再新》："治肝风肝火，滋肾益阴。"

雀肉

《随息居饮食谱》："雀，宜冬月食之。"

《本草纲目拾遗》："起阳道，食之令人有子。"

《食疗本草》："其肉十月以后，正月以前食之，续五脏不足气，助阳道，益精髓。"

《日华子本草》："壮阳益气，暖腰膝，缩小便，治血崩带下。"

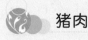 猪肉

《千金方》："凡猪肉，宜肾，补肾气虚竭。""头肉，补虚乏气力，去惊痫、寒热、五癃。"

《罗氏会约医镜》："其肉气味最佳，能引人多吃饮食，长力气，倍精神。"

《本经逢原》："精者，补肝益血。"

《随息居饮食谱》："补肾液，充胃汁，滋肝阴，润肌肤，利二便，止消渴。"

《雷公炮制药性解》："主补脾益气。"

《食疗本草》："头，主五痔。"

《名医别录》："疗狂病。"

《千金·食治》："猪肉宜肾，补肾气虚竭。"

《本草备要》："猪肉,其味隽永,食之润肠胃,生津液,丰肌体,泽皮肤。"

 猪肝

《食医心镜》："治水气胀满,浮肿。"

《本草纲目拾遗》："主脚气。"

《本草再新》："治肝风。"

《本草纲目》："补肝明目,疗肝虚浮肿。"

《本草求原》："治肝虚目暗,目赤,雀目。休息痢,脱肛,中蛊腹痛,牙疳,阴痒,打伤青肿,劳瘵,日晚寒热,惊悸烦渴,久泻带下。"

《千金·食治》："主明目。"

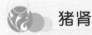 **猪肾**

《食疗本草》："主人肾虚。"

《本草纲目》："肾虚有热者宜食之。若肾气虚寒者,非所宜矣。""止消渴,治产劳虚汗,下利崩中。"

《名医别录》："和理肾气,通利膀胱。"

《日华子本草》："补水脏,暖腰膝,补膀胱,治耳聋。"

 猪肤

《长沙药解》："猪肤,利咽喉而消肿痛,清心肺而除烦满。"

《伤寒论》："猪肤汤治少阴病下利咽痛,胸满心烦者。猪肤,白蜜清金而止痛,润燥而除烦,白蜜涩滑溏而收泻痢也。肺金清凉而司皮毛,猪肤善于清肺。肺气清降,浮火归根,则咽痛与烦满自平也。"

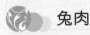 **兔肉**

《本经逢原》："治胃热呕逆,肠红下血。"

《本草纲目》："补中益气,主治热气温痹,止渴健脾。腊月作酱食,去小儿豌豆疮,凉血,解热毒,利大肠。又能治消渴。""凉血,解热毒,利大肠,又能治消渴。""催生滑胎。"

《别录》："主补中益气。"

《千金·食治》:"止渴。"

桂鱼

《开宝本草》:"鳜鱼,益气力,令人肥健。"

《随息居饮食谱》:"鳜鱼甘平,益脾胃,养鱼,补虚劳,远饮食,肥健人。"

黑鱼

《本草图经》:"主妊娠有水气。"

《滇南本草》:"大补血气,治妇人干血痨症,煅为末服之。又煮茴香食治下元虚损。"

《医林纂要》:"补心养阴,澄清肾水,行水渗湿,解毒祛热。"

《本草再新》:"壮阳养阴,退风去湿,治妇人血枯,经血不调,崩淋二带。"

《本草经疏》:"蠡鱼(即黑鱼),万益脾除水之要药也。补其不足,补泻兼施。故主下大水及湿痹,面目浮肿。"

鲢鱼

《金峨山房药录》:"健脾补气,开胃利水,外敷可消肿毒。"

《本草求原》:"暖胃,祛头脑,益脑髓,老人痰喘宜之。"

《随息居饮食谱》:"甘温,暖胃,补气,泽肤。"

《本草纲目》:"鲢鱼,温中益气。"

鲤鱼

《日华诸家本草》:"鲤鱼,治怀妊身肿,及胎气不安。"

《本草纲目》:"鲤,其功长于利小便,故能消肿胀,黄疸,脚气,喘嗽,湿热之病,煮食下水气,利小便。"

《本草求真》:"凡因水气内停,而见咳气上逆。黄疸,水肿,脚气等症,服此则能以消,治孕妇水肿亦然。"

鲫鱼

《唐本草》:"合莼作羹,主胃弱不下食。"

《本草经疏》："鲫鱼调味充肠,与病无碍,诸鱼中唯此可常食。"

《本草图经》："鲫鱼,性温无毒,诸鱼中最可食。"

《医林纂要》："鲫鱼性和缓,能行水而不燥,能补脾而不濡,所以可贵耳。"

 ## 泥鳅

《随息居饮食谱》："暖胃,壮阳,杀虫,收痔。"

《本草拾遗》："主湿痹气,补虚损、妇人产后淋沥、气血不调、羸瘦等病。"

《滇南本草》："治痨伤,添精益髓,壮筋骨。"

《濒湖简易方》："治阳事不起,泥鳅煮食之。"

《四川中药志》："利小便,治皮肤疮癣,疥疮发痒。"

 ## 黄鳝

《滇南本草》："鳝鱼添精益髓,壮筋骨。"

《随息居饮食谱》："鳝鱼甘热,补虚助力,善去风寒湿痹,通血脉,利筋骨。宜与猪脂同煨。"

《本草纲目求真》："治男性阳痿,不能续嗣。"

《本经逢原》："鳝鱼血助阳。"

《名医别录》："干鳝头主消渴,食不消;去冷气,除痞症。"

 ## 虾

《本草纲目》："凡虾之大者蒸、曝,去壳,食以姜醋,馔品所珍。"

《随息居饮食谱》："海虾,盐渍曝干,乃不发病,开胃化痰,患者可食。"

《纲目拾遗》："虾生淡水者色青,生成水者色白,溪涧中出者壳厚气腥,湖泽池沼中者壳薄肉满,气不腥,味佳,海中者色白肉粗,味殊劣。入药以湖泽中者为第一。"

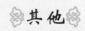 # 其他

 ## 葱

《用药心得》："通阳气,发散风邪。"

《本草纲目》:"葱,所治之症,多属太阴、阳明,皆取其发散通气之功。通气故能解毒及理血病。气者,血之帅也,气通则血活矣。""除风湿身痛麻痹,蛊积心痛,止大人阳脱,阴毒腹痛,小儿盘肠内钓,妇人妊娠溺血,通乳汁,散乳痈,利耳鸣,除猘犬伤,制蚯蚓毒。"

《神农本草经》:"主伤寒、寒热、出汗、卒中、面目肿。"

《本草从新》:"发汗解肌,通上、下阳气,仲景白通汤、通脉四逆汤并加之以通脉回阳。若面赤格阳于上者,尤须用之。"

《日华子本草》:"治心腹痛。"

《医林纂要》:"葱,陶氏谓白冷青热,此却不然。但全用则行通身,根与白行肌肤,青与尖专行达肌表,上头目。又生用则外行,泡汤则表散,熟之则守中。"

《本草经疏》:"葱,辛能发散,能解肌,能通上下阳气,故外来怫郁诸证,悉皆主之。"

《名医别录》:"主伤寒头痛。"

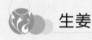 生姜

《会约医镜》:"煨姜,治胃寒、泄泻、吞酸。"

《珍珠囊》:"益脾胃,散风寒。"

《本草纲目》:"姜,辛而不荤,去邪辟恶,生啖,熟食,醋、酱、糟、盐、蜜煎调和,无忌之。可蔬可茹,可果可药,其利博矣,凡早行、山行宜含一块,不犯雾露清湿之气,及山岚不正之邪。"

《本草从新》:"行阳分而祛寒热,主伤寒头痛鼻塞,嗝逆上气,止呕吐,去痰下气。"

《医学入门》:"姜,产生必用者,以其能破血逐瘀也。"

《本草纲目拾遗》:"汁解毒药……破血调中,去冷除痰,开胃。"

《随息居饮食谱》:"初伏日,以生姜穿线,令女子贴身佩之,年久佩之,年久愈佳,治虚阳欲脱之证甚妙,名'女佩姜'。"

《食疗本草》:"去痰下气,除壮热,治转筋、心满。"

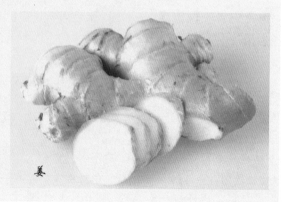

姜

《日用本草》:"治伤寒、伤风、头痛、九窍不利。入肺开胃,去腹中寒气,解臭秽。解菌蕈诸物毒。"

《医学启源》:"温中去湿,制厚朴毒。"

大蒜

《新修本草》:"下气消谷,除风破冷,化肉。"

《本草纲目》:"夏月食之解暑气,北方食肉面,尤不可无。""其气熏烈,能通五脏,达诸窍,去寒湿,辟邪恶,消痈肿,化癥积肉食……"

《本草衍义》:"大蒜,性热喜散,喜化肉,故人喜食,多用于暑月。其伤脾伤气之祸,积久自见,化肉之功,不足言也。"

《食疗本草》:"除风杀虫。"

《直指方》:"燥脾胃,化肉食,辟瘟疫,杀毒气,驱邪祟,散痈肿。"

《名医别录》:"散痈肿疮,除风邪,杀毒气。"

《随息居饮食谱》:"生者辛热,熟者甘温,除寒湿,辟阴邪,下气暖中。消谷化肉,破恶血,攻冷积。治暴泻腹痛,通关格便秘,辟秽解毒,消痞杀虫。外灸痈疽,行水止衄。"

辣椒

《食物本草》:"消宿食,散结气,开胃门,辟邪恶,杀腥气诸毒。"

《本草纲目拾遗》:"辣椒性热而散,亦能祛水湿。"

《食物宜忌》:"辛、苦,大热。温中下气,散寒除湿,开郁去痰,消食,杀虫解毒。治呕逆,疗噎膈,止泻痢,祛脚气。"

《食物考》:"温中散寒,除风发汗,冷癖能蠲,行痰去湿。"

《百草镜》:"熏壁虱,洗冻瘃,浴冷疥,泻大肠经寒。"

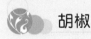

胡椒

《医学入门》:"消食下气宽胸。"

《新修本草》:"主下气,温中,去痰,除脏腑卒中冷。"

《本草经疏》:"胡椒,其味辛。气大温,性虽无毒,然辛温太甚,过服未免有害,气味俱厚。阳中之阳也。其主下气、温中、去痰、除脏腑卒中冷者,总因肠胃为寒冷所乘,以致脏腑不调,痰气逆上,辛温暖肠胃而散风冷,则痰气降,脏腑和,诸证悉瘥矣。""凡胃冷呕逆,宿食不消,或霍乱气逆,心腹冷痛,或大肠虚寒,完谷不化,或寒痰积冷,四肢如冰,兼杀一切鱼、肉、鳖、蕈等毒,诚为要品。"

《本草求真》:"胡椒比之蜀椒,其热更甚。凡因火衰寒人,痰食内滞,肠滑冷痢及阴毒腹痛,胃寒吐水,牙齿浮热作痛者,治皆有效。以其寒气既除而病自可愈也。"

《本草纲目》:"胡椒,大辛热,纯阳之物,肠胃寒湿者宜之。"

《日华子本草》:"调五脏,止霍乱,心腹冷痛,壮肾气,主冷痢,杀一切鱼、鳖、蕈毒。"

芫荽

《嘉祐本草》:"消谷,治五脏,补不足,利大小肠,通小腹气,拔四时热,止头痛,疗痧疹;豌豆疮不出,作酒喷之立出;通心窍。"

《食经》:"调食下气。"

《食疗本草》:"利五脏,补筋脉,主消谷能食,治肠风。"

《本草从新》:"清热除烦。"

《本草纲目》:"辛温香窜,内通心脾,外达四肢,能辟一切不正之气,故痘疮出不爽快者,能发之。""散风寒、发热头痛,消谷食停滞,利二便,去目翳,益发痘疹。"

《医林纂要》:"补肝,泻肺,升散,无所不达,发表如葱,但专行气分。""升散阳气,辟邪气,发汗,托疹。"

《日用本草》:"消谷化气,通大小肠结气。治头疼齿痛,解鱼肉毒。"

醋

《随息居饮食谱》:"开胃,养肝,强筋,暖骨,醒酒,消食,下气辟邪,解鱼蟹鳞介诸毒。"

《本草汇言》:"醋,解热毒,消痈肿,化一切鱼腥水菜诸积之药也。"

《本草衍义》:"产妇房中常得醋气则为佳,醋益血也。"

《本草求真》:"醋主敛,故书多载散瘀解毒,下气消食。"

《本草纲目拾遗》:"治产后血晕,除癥块坚积,消食,杀恶毒,破结气、心中酸水、痰饮。"

《本草备要》:"醋,散瘀,解毒,下气,消食,开胃气。"

《医海拾零》:"饮酒过多,酌饮醋有解酒作用。"

盐

《本草纲目》:"解毒,凉血润燥,定痛止痒,吐一切时气风热、痰饮、关格诸病。""盐为百病之主,百病无不用之,故服补肾药用盐汤者,咸归肾,引药气入本脏也。"

《随息居饮食谱》:"补肾,引火下行,润燥祛风,清热渗湿,明目,杀虫,专治脚气,点蒂钟坠,敷蛇虫伤。"

《本草纲目拾遗》:"除风邪,吐下恶物,杀虫,明目,祛皮肤风毒,调和脏腑,消宿物,令人壮健。"

《日华子本草》:"助水脏,及霍乱心痛,金疮,明目,止风泪邪气,一切虫伤疮肿火灼疮,长肉补皮肤,通大小便,疗疝气,滋五脏。"

蜂蜜

《药品化义》:"蜂蜜采百花之精,味甘主补,滋养五脏,体滑主利,润泽三焦,生用通利大肠,老年便结,更宜服之。"

《神农本草经》:"主心腹邪气,诸惊痫痓,安五脏诸不足,益气补中,止痛,解毒,除众病,和百药,久服强志轻身,不饥不老。"

《医林纂要》:"补脾和胃,缓肝润肺,滋血养气。"

《名医别录》:"养脾气,除心烦,食饮不下,止肠游,肌中疼痛,口疮,明耳目。"

《本草纲目》:"和营卫,润脏腑,通三焦,调脾胃。""其入药之功有五:清热也,补中也,解毒也,润燥也,止痛也。生则性凉,故能清热;熟则性温,故能补中;甘而和平,故能解毒;柔而濡泽,故能润燥;缓可去急,故能止心腹、肌肉、疮疡之痛;和可致中,故能调和百药,而与甘草同功。"

茶叶

《新修本草》:"下气消食,作饮,加茱萸、葱、姜良。"

《本草求真》:"凡一切食积不化,头目不清,痰涎不消,二便不利,消渴不止,及一切便血、吐血、衄血、血痢、火伤目疾等，服之皆有效。"

《随息居饮食谱》："清心神，醒酒除烦，凉肝胆，涤热消痰，肃肺胃，明目解渴。"

《本草纲目》："茶苦而寒；阴中之阴，沉也降也，最能降火。火为百病，火降则上清矣……若少壮胃健之人，心肺胃之火多盛，故与茶相宜。温饮则火因寒气而下降，热饮则茶借火气而升散，又兼解酒食之毒，使人神思爽，不昏不睡，此茶之功也。"

《本草通玄》："解炙毒、酒毒。"

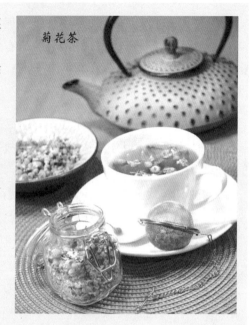
菊花茶

白酒

《食疗本草》："酒味苦，产后诸风，亦可服之。""通脉，养脾气，扶肝。"

《随息居饮食谱》："烧酒，消冷积，御风寒，辟阴湿之邪，解鱼腥之气。凡大雨淋身，及多行湿路，或久浸水中，皆宜饮此，寒湿自解。如陡患泄泻，而小溲清者，亦寒湿病也，饮之即愈。"

《本草纲目》："老酒，和血养气，暖胃辟寒；烧酒，消冷寒气，燥湿痰，开郁结，止水泄，治霍乱、疟疾、噎膈，心腹冷痛，阴毒欲死，杀虫辟瘴，利小便，坚大便，疗赤目肿痛。""酒，天之美禄也。面曲之酒，少饮则和血行气，壮神御寒，消愁遣兴。""米酒，解马肉、桐油毒，热饮之甚良。""烧酒，纯阳毒物，与火同性，过饮不节，杀人顷刻，善摄生者宜戒之。与姜蒜同食，令人生痔。"

《千金方》："止呕哕，摩风疹、腰膝疼痛。"

《本草求真》："温饮和胃，怡神壮色，通经活脉。且雾露岚瘴，风寒暑湿邪秽，得此亦可暂辟。"

《名医别灵》："行药势，杀百邪恶毒气。"

《医林纂要》："散水，和血，行气，助肾兴阳，发汗。"

《品汇精要》："解一切蔬菜毒。"

《养生要集》："酒者，能益人，亦能损人，节其分量而饮之，宣和目脉，消邪却冷。若升量转久,饮之失度,体气使弱,精神侵昏。宜慎,无失节度。"

小食物疗病经验方

感冒

大蒜按摩

【原料】 紫皮大蒜适量。

【做法】 用时将紫皮大蒜去皮洗净,切成薄片。在百会、太阳、风池、迎香、合谷诸穴位按摩 10 分钟,然后在脚底的涌泉穴按摩 20 分钟,按摩后穴位表面皮肤可形成大蒜薄膜,应保持 5 小时再洗净。

【功效】 祛风散寒。

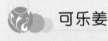

可乐姜

【原料】 鲜姜 30 克,可乐 1 瓶(1 升)。

【做法】 将鲜姜去皮、切碎,和可乐放在锅中煮开即可。趁热服食,每次 150 毫升,每天 3 次。

【功效】 祛风散寒。

橘皮姜糖水

【原料】 鲜姜 50 克,橘皮 30 克(干品 10 克),糖适量(秋冬用红糖,春夏用白糖)。

【做法】 先将鲜姜洗净切片,橘皮洗净。将鲜姜片和橘皮加水共煎,喝前加适量糖即可。趁热当茶饮,每天数次。

【功效】 祛风散寒,强健筋骨。

绿豆生姜饮

【原料】 绿豆适量,生姜 20 克,可乐 0.5 升。

小偏方小食物治大病

【做法】 将绿豆洗净入锅加水煮汤,然后再把生姜洗净切丝,同可乐入锅共煮。趁热喝汤,每天数次。

【功效】 解毒,发汗,利关节。

水熬香菜根

【原料】 香菜根 300 克。

【做法】 将香菜根洗净放入砂锅,加水适量熬至三分之一时即可。去香菜根留水当茶饮,每天 3 次,每次 150 毫升。

【功效】 退热。

香菜茅根汁

【原料】 新鲜香菜 100 克,鲜白茅根 100 克。

【做法】 先将新鲜香菜、鲜白茅根分别洗净,放入洁净盆中,用温开水浸泡片刻,取出,切碎,捣烂,绞取其汁,并将香菜汁、白茅根汁充分拌和均匀,即成。早晚分 2 次服。

【功效】 适用于各型流行性感冒者。

生姜大蒜枣

【原料】 生姜 20 克,蒜头 50 克,红枣 50 克。

【做法】 先将红枣洗净,放入温开水中浸泡片刻,备用。将生姜、蒜头(去外皮)分别洗净,生姜连皮切碎,与捣碎的蒜头同放入砂锅,加红枣及其浸泡水,视需要再加清水适量,大火煮沸后,改用小火煨煮 30 分钟,过滤取汁即成。早晚分 2 次服。

【功效】 适用于风寒型流行性感冒者。

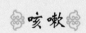

咳嗽

丝瓜茎汁

【原料】 细嫩的丝瓜茎 400 克。

【做法】 将细嫩的丝瓜茎挤成汁,用细纱布过滤即可。将新鲜的丝瓜汁倒入小酒杯,每日早晚各饮 1 次。

【功效】 止咳、定喘、润肺。

水煮蒜

【原料】 大蒜瓣 100 克,清水 2 杯。

【做法】 将蒜瓣与清水放入锅内共煮,待水开后再煮 10 分钟即可。将煮好的蒜瓣水趁热饮下,且吃蒜瓣,晚间临睡前服用效果最佳。

【功效】 逐风祛寒。

清蒸蜜梨

【原料】 梨 1 个,蜂蜜适量。

【做法】 把梨切开一个三角口,把梨核挖空,放入适量蜂蜜,再把三角小块盖好。把梨开口向上放在一个碗内用锅蒸 15 分钟即可。把蒸好的蜜梨取出趁热食用,每天 2 次,连服 3 天即可收到良效。

【功效】 平咳、疗喘。

大蒜敷脚心

【原料】 大蒜适量。

【做法】 将大蒜去皮切成薄片备用。将切好的大蒜敷在脚心涌泉穴上,用胶布贴紧贴牢,置 8 小时左右去除(因大蒜对皮肤有刺激,贴的时间不宜过长)。连续敷 1 个星期左右,效果更佳。少数脚心敷蒜起水泡,可暂停敷贴,待水泡破后皮肤复原再行敷贴,一般不会再起水泡。

【功效】 祛痰、清热。

单吃姜片

【原料】 生姜适量。

【做法】 将生姜洗净去皮,切成薄片备用。每当咳嗽时,把切好的姜片放在嘴里,稍待片刻把姜片吃下去即可。如嗓子再痒时就再吃 1 片,每天 3 次,最好临睡前再吃 1 片,一般 3 天左右即可痊愈且不宜再犯。

【功效】 除湿利肺。

鸡蛋白糖茶

【原料】 鸡蛋1个,白糖适量,花生油适量。

【做法】 取半茶缸水煮沸,放适量花生油,再放白糖,然后将鸡蛋打碎加入茶缸中,煮沸即可。每天起床后和入睡前趁热饮服,连服3日左右即可痊愈。

【功效】 清热止咳。

栗子肉

【原料】 栗子300克,瘦猪肉200克,盐、味精各适量。

【做法】 栗子去皮洗净,瘦猪肉洗净切块,两者共入砂锅煲汤,待煲好后加入适量盐及味精即可。吃栗子和猪肉,喝汤,小孩子可分2~3次服食。

【功效】 强健筋骨,消炎去燥。

水煮萝卜

【原料】 萝卜500克。

【做法】 把萝卜洗净切成薄片,用清水煮,萝卜熟后用茶杯或小碗将水滤出备用。萝卜水凉后喝下,每天晚上临睡前服食,连续喝4日左右便可收到良效。

【功效】 止咳、定喘。

绿豆煮梨汤

【原料】 鸭梨2个,绿豆30克。

【做法】 将鸭梨洗净切片;绿豆洗净加水放锅内煮,待绿豆煮开花时放入鸭梨片同煮15分钟即可。每日早晚各1次吃梨喝汤,连服10日左右便能收到良效。

【功效】 润喉去燥。

橘皮香菜

【原料】 橘皮和香菜根各适量。

【做法】 将橘皮和香菜根洗净,共入砂锅熬汤。当茶饮,每天 2 次,连喝 3 天即可。

【功效】 清喉去燥。

香油拌鸡蛋

【原料】 香油 60 毫升,鸡蛋 1 个。

【做法】 将香油倒入锅中加热,打入鲜鸡蛋,再冲入沸水拌匀即可。趁热服食,早晚各服 1 次,2 天左右即可收效。

【功效】 润喉止咳。

支气管炎

生姜桔梗茶

【原料】 生姜 35 克,桔梗 25 克,红糖 30 克。

【做法】 将生姜切成丝,桔梗洗净。把生姜丝与桔梗加红糖共入暖瓶,加入开水,加盖 1 小时后作茶饮。代茶饮,可连续趁热饮用,以饮后出微汗为佳。

【功效】 温化寒饮,宣肺止咳。

酸石榴蜂蜜

【原料】 石榴 500 克,蜂蜜 100 克。

【做法】 石榴洗净去蒂,把石榴掰开,连皮带子一同放入药锅,兑入蜂蜜,加水淹过石榴,用文火炖,不可煎糊。待水分蒸发干、石榴熬成膏状起锅,将石榴盛入洁净的大口瓶备用。每次服用 2 小勺,每天服用数次。

【功效】 润肺滋阴。

五味子泡鸡蛋

【原料】 五味子 250 克,鸡蛋 6 个。

【做法】 用五味子兑自来水浸泡 6 个鸡蛋,以水没过鸡蛋和五味子为宜。不宜使用铁制容器,最好选用陶瓷制器皿。把器皿置阴凉处,泡 7 天左右即可。浸泡好后每天早晨空腹吃 1 个鸡蛋,用针将鸡蛋扎 1 个孔,吸食蛋清和蛋黄。当吃第 1 个鸡蛋时,浸泡第 2 个疗程的 6 个鸡蛋;当吃第二个疗程的第 1 个鸡蛋时,浸泡第 3 个疗程的 6 个鸡蛋。连服 3 个疗程即可收效。

【功效】 消炎祛痰,清肺理气。

四宝之涎

【原料】 蜂蜜 150 克,藕粉 150 克,鸭梨 450 克,鲜姜 450 克。

【做法】 把 450 克鸭梨煮成 150 毫升梨水备用,把 450 克鲜姜煮成 150 毫升姜水备用。将蜂蜜、藕粉、梨水、姜水 4 者混合在一起,用锅蒸半个小时即可。每天早晚各服 1 次,每周为 1 疗程,一般 3 个疗程即可见效。

【功效】 清热润肺、消炎祛痛。

红枣山楂桂圆糊

【原料】 红枣、冰糖、山楂各 29 克,桂圆肉 500 克。

【做法】 将红枣、冰糖、山楂、桂圆肉同煮成糊状即可,放在冰箱内保存备用。每天吃 2 勺,每年从入冬开始服用,连服 3 个月可愈。

【功效】 祛痰止咳,消炎镇痛。

煮鸡蛋就黄瓜

【原料】 鸡蛋、黄瓜各适量。

【做法】 将鸡蛋煮熟备用,黄瓜洗净备用。只吃黄瓜和煮鸡蛋,注意不要加盐,也不能喝水,饿了吃鸡蛋,渴了吃黄瓜。

【功效】 止咳定喘,消炎润喉。

蜂蜜鸡蛋

【原料】 鸡蛋 2 个,蜂蜜 20 克。

【做法】 将鸡蛋打入碗中,放入蜂蜜搅拌均匀,加入适量水,蒸成鸡蛋羹。每年立冬开始食用,3 个月可收良效。

【功效】 祛风散寒,消炎止咳。

猪心苦杏仁

【原料】 猪心 6 个,苦杏仁 1 000 克,大料、盐、桂皮各适量。

【做法】 猪心切成 1 厘米见方小块洗净,苦杏仁用凉水浸泡 48 小时,剥去外边的软皮,然后与盐、大料、桂皮放入锅中,加适量水炖熟即成。将炖好的猪心、苦杏仁分成 6 份,每天 1 份。

【功效】 理气消炎。

麻黄杏仁蒸萝卜

【原料】 白萝卜 300 克,麻黄 5 克,杏仁 18 克,炙甘草 4 克,蜂蜜 35 克。

【做法】 将萝卜洗净,切片,放入蒸碗内,加洗净的麻黄、炙甘草、杏仁,加蜂蜜,放入蒸笼内,大火蒸半个小时即成。早晚分 2 次服。麻黄、杏仁、甘草也可一同嚼食。

【功效】 适用于风寒型急性支气管炎者。

紫苏叶生姜枣

【原料】 紫苏叶 40 克,生姜 25 克,红枣 30 枚。

【做法】 先将紫苏叶洗净,剪碎,放入碗中。红枣、生姜分别洗净,生姜切成片,与紫苏叶同入砂锅,加水适量,先用大火煮沸,改以小火煨煮 40 分钟。待红枣熟烂呈花状时,取出红枣,余下过滤取汁。将滤汁和红枣回入砂锅,小火煮沸即成。早晚分 2 次服。

【功效】 适用于风寒型急性支气管炎者。

生姜芥菜汤

【原料】 鲜生姜 25 克,鲜芥菜 150 克。

【做法】 将鲜芥菜拣杂、洗净、切碎,与洗净切成片的生姜同入砂锅,加水适量,先用大火煮沸,改以小火煨煮半个小时,用洁净纱布过滤,去渣取汁,滤汁回入砂锅,再煮至沸即成。早晚分 2 次服。

【功效】 适用于风寒型急性支气管炎者。

银花桑杏茶

【原料】 金银花 35 克,桑叶 25 克,杏仁 20 克。

【做法】 先将桑叶洗净,剪碎,装入纱布袋中,扎紧袋口,备用。杏仁拣杂后,放入清水中浸泡片刻,与洗净的金银花同入砂锅,放入桑叶袋,加水适量,先用大火煮沸,再以小火煎煮半个小时,待杏仁熟烂,桑叶袋取出不用,汁当茶饮,早晚分 2 次服。

【功效】 适用于燥热型急性支气管炎者。

橘皮粥

【原料】 鲜橘皮 40 克,粳米 150 克。

【做法】 先将鲜橘皮洗净,入锅,加水煎煮 15 分钟,去渣取汁。粳米淘净后,放入砂锅,加入鲜橘皮汁,加水适量,先用大火煮沸,改用小火煨煮成稠粥。早晚分 2 次服。

【功效】 适用于慢性支气管炎者。

萝卜子茶

【原料】 萝卜子 25 克。

【做法】 将萝卜子淘净,晾干,放入有盖杯中,用沸水冲泡,加盖,闷 15 分钟即可饮用。当茶频频饮服,一般可冲泡 4 次左右。

【功效】 适用于慢性支气管炎者。

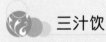

三汁饮

【原料】 生萝卜 450 克,生梨 350 克,生荸荠 300 克。

【做法】 将生萝卜、生梨、生荸荠分别洗净,连皮切碎,放入榨汁机榨汁,用洁净纱布过滤,即成。早中晚 3 次分服,当天服完。

【功效】 适用于痰热阻肺型慢性支气管炎者。

猪胆汁蜜饮

【原料】 新鲜猪胆两副,蜂蜜适量。

【做法】 先将猪胆用凉开水清洗干净,再将猪胆切开取汁,装入瓶中备用。每次取胆汁 3 克,与蜂蜜 5 克拌和均匀,每天 2 次,温开水送服。

【功效】 适用于痰热阻肺型慢性支气管炎者。

 ## 百合杏仁羹

【原料】 百合 150 克,杏仁 15 克,蜂蜜 35 克。

【做法】 将百合掰开,拣杂后洗净,与杏仁同入砂锅,加水适量,中火煨煮至酥烂,离火加入蜂蜜,调和成羹即成。早晚分 2 次服,当点心食用。

【功效】 适用于阴虚燥热型慢性支气管炎者。

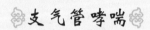 # 支气管哮喘

 ## 蜂蜜泡大蒜

【原料】 鲜大蒜 70 头,蜂蜜适量。

【做法】 把春天起蒜时的嫩大蒜洗净,用蜂蜜浸泡封好后保存 6 个月,待秋冬时打开食用。每天吃泡好的大蒜 1 头,连续食用可收良效。

【功效】 平咳定喘。

 ## 葡萄冰糖泡酒

【原料】 葡萄 500 克,冰糖 100 克,白酒 500 毫升。

【做法】 将葡萄洗净,冰糖打碎,放一起,将两者共同浸泡在装有白酒的大口瓶,并把瓶口封好,放在阴凉处静置即可。每天早上空腹服 20 毫升,连服 3 个月初见功效,连服 1 年可痊愈。

【功效】 化痰、止咳、定喘。

 ## 冰糖炖紫皮蒜

【原料】 紫皮蒜 450 克,冰糖 200 克。

【做法】 把紫皮蒜去皮洗净后加入冰糖同放入干净砂锅中,加清水到略高于蒜表面,水煮沸后用微火将蒜炖成粥状。凉凉后每天早晚各服 10 克左右,坚

持服用即可治愈。

【功效】 润肺清喉,止咳化痰。

鸡蛋蒸苹果

【原料】 大苹果1个,鸡蛋2个。

【做法】 将苹果洗净,用小刀将苹果顶部连蒂剜1个三角形,留下待用,再将果核挖出,并用小勺从内部挖去部分果肉,使其内部成杯状,但不能漏;将鸡蛋破壳倒入苹果内,再将原来三角顶部盖上,放笼屉内蒸半个小时左右。趁热服食,小儿一次吃不完下次加热继续服食。每天1个,连服3天可收良效。

【功效】 止咳定喘。

腌鸭梨

【原料】 鸭梨500克,大粒盐250克。

【做法】 将鸭梨洗净擦干,容器也洗净擦干。在容器中撒上一层大粒盐,然后码上一层梨,再重复撒盐放梨,直到码完为止。梨香甜爽口,每天食梨1个,对老年性哮喘有很好的疗效。

【功效】 祛寒利湿,化痰止咳。

杏仁三子粥

【原料】 白芥子10克,紫苏子10克,萝卜子15克,杏仁10克,粳米100克。

【做法】 先将紫苏子、白芥子、萝卜子、杏仁同入锅中,加水适量,煎煮25分钟,去渣取汁。粳米淘净后,放入砂锅,加水适量,用大火煮沸,加入药汁,拌匀,改用小火煨煮成稠粥即成。早晚分2次服。

【功效】 适用于各型支气管哮喘者。

干姜茯苓粉

【原料】 干姜100克,白茯苓250克。

【做法】 将干姜、白茯苓分别洗净,晒干或烘干,共研成极细末,瓶装备用。每天2次,每次9克,温开水送服。

【功效】 本食疗方对寒痰伏肺型支气管哮喘尤为适宜。

 黄芪炖乳鸽

【原料】 炙黄芪 45 克,乳鸽 1 只,料酒、姜末、葱花、精盐各适量。

【做法】 先将炙黄芪洗净,切片。将乳鸽宰杀后洗净,与黄芪片同入炖盅内,加入调料,隔水用小火煨炖 1.5 小时,取出后加味精拌匀即成。佐餐食用。

【功效】 适用于肺气不足型支气管哮喘者。

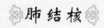 **肺 结 核**

 白果粥

【原料】 白果仁 20 克,大米 100 克。

【做法】 将白果仁捣碎,与淘洗干净的大米一同放入锅中,加 1 000 毫升水,煮成稀稠粥。每天 1 次,分数次食用。咳嗽痰稠者不宜食用。

【功效】 止咳平喘,固肾补肺。

 百合干粥

【原料】 百合干 60 克,白糖 120 克,大米 100 克。

【做法】 将百合干、大米分别淘洗干净,放入锅中,加 1 000 毫升水,置火上烧开,熬煮成粥,调入白糖即成。每天 1 剂,分数次食用。

【功效】 养阴清热,润肺调中,镇静止咳。适用于肺结核者。

 赤小豆炖甲鱼

【原料】 赤小豆 70 克,甲鱼 400 克左右,冬瓜(连皮)500 克。

【做法】 将甲鱼宰杀,除内脏后洗净,取肉切块;冬瓜洗净,切块;赤小豆洗净。将甲鱼肉入锅,加水煮至半熟,再加入冬瓜和赤小豆慢炖 1 小时,至豆熟肉烂即成。佐餐食用。

【功效】 滋阴清热,利水祛瘀。适用于肺结核者等。

紫皮大蒜粥

【原料】 紫皮蒜头 35 克,粳米 120 克,白及 6 克。

【做法】 先将白及洗净,晒干或烘干,研成极细末。将紫皮蒜头掰瓣后去外皮,洗净,放入洁净纱布袋中,扎口,在沸水中煮 1 分钟,捞出纱布袋,盛入碗中。粳米淘净,放入砂锅,加入煮蒜头的沸水,小火煨煮成稠粥,即成。早晚分 2 次服,每次食粥时调入 3 克白及粉末,同时嚼食紫皮蒜头。

【功效】 适用于各型肺结核者。

百合山药粥

【原料】 百合 60 克,山药 110 克,粳米 120 克,冰糖 30 克。

【做法】 先将山药洗净,刨去外表皮,切碎,剁成糜糊。百合掰瓣,洗净,放入砂锅,加清水浸泡片刻,入淘净的粳米,大火煮沸,调入山药糜糊,拌和均匀,改用小火煨煮 1 小时,加冰糖后,煮至稠粥即成。早晚分 2 次服。

【功效】 适用于各型肺结核者。

冰糖百合

【原料】 百合 160 克,青梅 35 克,桂花 5 克,冰糖 150 克,白糖 100 克。

【做法】 先将拣杂后的百合洗净,放入蒸碗内,加清水少许,入笼屉,大火蒸透,取出,沥去水。锅置火上,加清水适量,放入冰糖、桂花,小火煨煮,待冰糖溶化后调入白糖,煨煮至汁浓,加百合,再加洗净后切开的青梅,继续煨煮至百合、青梅漂浮时,即可饮用。当甜汤随意服食,2 天内服完。

【功效】 适用于各型肺结核者。

椒盐菠菜心

【原料】 菠菜心 10 棵,鸡蛋 2 个,植物油 250 毫升(实耗约 25 毫升),面粉、湿淀粉、精盐、花椒盐各适量。

【做法】 将菠菜心削去根洗净,保持整颗的形状,加精盐略腌;小碗中打入鸡蛋搅散,再加入面粉、湿淀粉调成糊。炒锅上大火,加入油烧至六成热,将菠菜心逐个挂糊,放入油中炸至淡黄色捞出。待油温升至七八成热时菠菜重入锅,再炸至金黄色捞出,装盘即成。配花椒盐上桌。佐餐食用。

【功效】 滋阴润燥,通利肠胃。适用于肺结核者等。

🌸 肺炎 🌸

白柿粥

【原料】 干柿若干,糯米 50 克,蜂蜜适量。

【做法】 将干柿用水浸,过筛取汁,与洗净的糯米同煮成粥,调入蜂蜜即可。早、晚餐食用。

【功效】 润肺、止血。适用于肺炎者等。

鲜芦根粥

【原料】 鲜芦根 130 克(干品 65 克),大米 50 克,油、食盐各适量。

【做法】 将芦根洗净,切断,去节,放砂锅内,加水 500 毫升,煎至约 300 毫升,去渣取汁,以药汁再加适量清水,加洗净的大米同煮粥,加油、食盐调味。每天 3 次左右,连食 3 天为一个疗程。

【功效】 清热,宣肺,化痰。适用于支气管肺炎者等。

枇杷叶粥

【原料】 枇杷叶 50 克,粳米 100 克。

【做法】 先将枇杷叶刷洗去绒毛,冲干净后,剪碎,放入砂锅,加水适量,浓煎半个小时,用洁净纱布过滤取汁。粳米淘净后,入砂锅,加水适量,先用大火煮沸,改用小火煨煮成稠粥,粥将成时缓缓调入枇杷叶浓煎汁,小火煨煮至沸即成。早晚分 2 次服。

【功效】 适用于肺炎急性期患者。

蒲公英芦根汁

【原料】 新鲜蒲公英 300 克,新鲜芦根 300 克。

【做法】 分别将新鲜蒲公英、芦根洗净,并放入温开水中浸泡片刻,取出后切碎,捣烂过滤取汁,即成。若滤汁量较少时,可将纱布过滤后的蒲公英、芦根渣放入适量温开水中浸泡片刻,重复上述过程制成浆汁,合并 2 次滤汁,混合均匀即成。早晚分 2 次服。

【功效】 适用于肺炎急性期患者。

四汁饮

【原料】 芦根、荸荠、雪梨、莲藕各 200 克。

【做法】 先将荸荠、芦根、雪梨、莲藕分别拣杂后洗净,芦根切成小段,莲藕去节,雪梨除果柄,均切成薄片或小块,混合均匀,加适量温开水,捣烂取汁。将取汁后的渣浸入适量温开水中,浸泡半个小时左右,再取汁 1 次,合并 2 次滤汁,混合均匀即成。早晚分 2 次服。

【功效】 适用肺炎恢复期肺燥阴虚型患者。

雪梨膏

【原料】 雪梨 1000 克,蜂蜜 200 克。

【做法】 先将雪梨果皮反复刷洗干净,温开水浸泡 1 小时后,用清水冲洗,连皮切成 1 厘米见方的小丁块,捣烂取汁。将雪梨渣浸入适量温开水中,浸泡半个小时,重复上述过程再取汁 1 次,合并 2 次滤汁。将滤汁放入锅中,用小火煎至雪梨汁浓稠时,加蜂蜜,调拌均匀,收膏后凉凉,装罐备用。如在夏、秋季节,宜放置冰箱冷藏。每天 2 次,每次 20 毫升,温开水冲服。

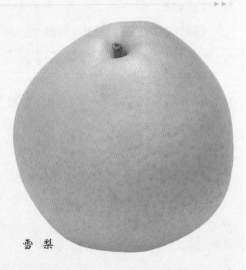

雪梨

【功效】 适用于肺炎恢复期肺燥阴虚型患者。

黄芪橘皮粥

【原料】 生黄芪 35 克,橘皮 35 克,杏仁 25 克,粳米 100 克,红糖 25 克。

【做法】 先将生黄芪洗净,切片。橘皮、杏仁洗净后晒干或烘干,研成细末。粳米淘净后，放入砂锅，加水适量，先用大火煮沸，加黄芪片，拌匀，用小火煨煮成稠粥，粥将成时加入橘皮、杏仁细末和红糖，搅拌均匀，煨煮至沸，即成。早晚分 2 次服。

【功效】 适用于肺炎恢复期脾、肺气虚型患者。

白菜绿豆芽饮

【原料】 白菜根茎 1 个，绿豆芽 50 克。

【做法】 将白菜根茎洗净切片，绿豆芽洗净。将两者放入锅内，加清水适量，用大火烧沸后转用小火煮 20 分钟，去渣留汁即成。代茶饮。

【功效】 清热解毒。适用于肺痈、肺炎初起之发热畏寒、咳嗽痰黄、口干鼻燥、咽喉肿痛者等。

丝瓜冰糖茶

【原料】 丝瓜 250 克，冰糖 30 克。

【做法】 丝瓜洗净切片，加冰糖，放入碗中，加水适量，隔水炖熟。随意饮服。

【功效】 清热解毒，凉血防暑。适用于肺炎者等。

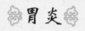

胃炎

炒花生米

【原料】 花生米 150 克。

【做法】 花生米炒熟或煮熟均可。每次吃 30 粒，每天 2 次，把 150 克花生服完即可使胃疼消失。

【功效】 保护胃黏膜，消炎止痛。

生吃白萝卜

【原料】 白萝卜 600 克。

【做法】 将白萝卜洗净切片。每天吃饭时吃几片，坚持几天即可痊愈。

【功效】 消炎止痛。

猪心加白胡椒

【原料】 猪心 6 个,白胡椒 9 克。

【做法】 把猪心洗净切成薄片,白胡椒研末均匀地撒在猪心上,然后蒸熟。每天清晨空腹食用,一般食用 6 日左右即可。

【功效】 温胃消炎。

 ## 嚼服黑芝麻

【原料】 黑芝麻适量。

【做法】 将黑芝麻洗净晾干备用。每当胃部发酸或烧心时,嚼服几口黑芝麻即可。

【功效】 和胃止痛。

 ## 泡烤枣

【原料】 大枣 450 克。

【做法】 把大枣放在炉火上烤熟,最好烤脆,每次取 3 个左右泡水,泡到水变红色即可。每天早中晚饭后各饮 1 次,坚持 30 日左右即可收效。

【功效】 祛寒暖胃。

 ## 香油炸生姜片

【原料】 鲜姜 150 克,香油 400 毫升,绵白糖 100 克。

【做法】 将鲜姜洗净切成薄片,带汁放在绵白糖里滚一下,放入烧至六成热香油的锅内,待姜片颜色变深,轻翻一下,再稍炸出锅。每次 2 片,饭前趁热吃,每天 2～3 次,10 日左右可见效,半个月可根除。

【功效】 温胃强肾,祛寒祛痛。

 ## 蛋壳粉

【原料】 鸡蛋 4 个。

【做法】 把鸡蛋洗净,打开后留鸡蛋壳,在炉边烘干,研成细粉末备用。发病时开水冲服,1 次服完。

【功效】 消炎止痛、温胃健脾。

大枣丁香粉

【原料】 大枣 8 枚,丁香 35 粒。

【做法】 将大枣去核,丁香研成末分别装入枣内,焙炒焦后研成细末。把研好的粉末分成 8 份,每天服 2 次,每次服 1 份,用温开水冲服,轻者 1 个疗程,重者 2 个疗程便可收效。

【功效】 止痛散寒。

生姜杨梅山楂饮

【原料】 生姜 20 克,鲜杨梅 40 克,山楂 50 克。

【做法】 先将生姜洗净,切成片,与洗净的杨梅、山楂同放入碗中,加精盐、白糖适量,搅拌均匀,浸渍 1 小时,用沸水浸泡 20 分钟即可服食。早中晚分 3 次服,同时嚼食生姜、杨梅、山楂。

【功效】 适用于饮食停滞型慢性胃炎者。

蜜饯鲜橘皮

【原料】 新鲜橘皮 450 克,蜂蜜 200 克。

【做法】 将新鲜橘皮反复用清水洗净,沥水,切成细条状,浸渍于蜂蜜中,腌制 7 天后即可食用。每天 3 次,每次 10 克,当蜜饯嚼食。

【功效】 适用于肝气犯胃型慢性胃炎者。

姜汁蜂蜜饮

【原料】 鲜嫩生姜 60 克,蜂蜜 40 克。

【做法】 先将鲜嫩生姜洗净,切片,加温开水适量,捣烂,取汁调入蜂蜜,调匀即成。早晚分 2 次服。

【功效】 适用于脾胃虚寒型慢性胃炎者。

干姜葱白红糖饮

【原料】 干姜 20 克,葱白 15 克,红糖 25 克。

【做法】 将干姜洗净,切片。鲜葱白洗净,切成小段。干姜先放入砂锅,加水适量,煎煮 20 分钟,加葱白段及红糖,继续共煮 5 分钟,用洁净纱布过滤,去渣取汁即成。早晚分 2 次服。

【功效】 适用于脾胃虚寒型慢性胃炎者。

 ## 蒲公英淡盐水

【原料】 鲜蒲公英 450 克,精盐 3 克。

【做法】 春、夏蒲公英开花前或刚开花时连根挖取,除去根部泥土,连根洗净。精盐用 200 毫升温开水溶化。将蒲公英捣烂,取汁,加入淡盐水中,混和均匀即成。早晚 2 次温服。

【功效】 适用于胃中郁热型慢性胃炎者。

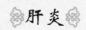 # 肝炎

 ## 赤豆三米粥

【原料】 赤豆 35 克,大米 100 克,粟米 70 克,薏苡仁 100 克。

【做法】 将上述 4 料洗净,放入锅内,加水适量,熬成粥。早、晚餐酌量食用。

【功效】 健脾,利湿,解毒。适用于慢性肝炎者。

 ## 浮小麦粥

【原料】 浮小麦粉 30 克,糯米 60 克。

【做法】 将糯米淘洗干净后入锅,加 500 毫升水,先用大火烧开,再用小火熬至米开花时调入浮小麦粉,继续煮粥稠即成。每天早、晚温食。

【功效】 敛虚汗,益脾胃,退虚热。适用于慢性肝炎之潮热、夜间盗汗者。

 ## 绿豆冻糕

【原料】 绿豆 400 克,白糖 250 克,洋菜 20 克。

【做法】 将绿豆去杂,洗净,放入锅内加水煮烂,沥水,去壳,放入容器内捣

成豆沙,挤去水分待用;将洋菜洗净,入锅,放清水适量,用小火煮至溶化,加白糖煮透,用纱布滤除渣滓。把滤出的洋菜糖汁倒入绿豆沙内,边加边搅,当洋菜糖汁加完后再用小火煮沸,倒入洁净的盘内,冷却后放进冰箱略加冷冻即成。当点心食用。

【功效】 清暑利湿,解毒消肿。适用于慢性肝炎者。

板蓝根煨红枣

【原料】 板蓝根 40 克,红枣 25 枚。

【做法】 先将板蓝根洗净,切片后放入纱布袋,扎口,与洗净的红枣同入砂锅,加水浸泡片刻,中火煨煮半小时左右,取出药袋,即成。早晚分 2 次服。

【功效】 适用于各型病毒性肝炎者。

泥鳅青皮炖豆腐

【原料】 嫩豆腐 450 克,青皮 15 克,泥鳅 300 克,黄酒、精盐、味精、葱花、姜末各适量。

【做法】 先将活泥鳅放净水盆中养 3 天,其间勤换水,每次换水时加食用油数滴,以洗净内脏泥污。青皮洗净,切碎,放入砂锅,加水适量,煎煮半个小时左右,去渣,取汁,待凉,与嫩豆腐同入砂锅,缓缓放入泥鳅,待泥鳅钻入嫩豆腐中,由微火至小火,煨煮至沸,加葱花、姜末,并烹入黄酒少许,加精盐、味精,拌匀,待泥鳅熟烂即可食用。佐餐当菜,当天吃完。

【功效】 适用于肝脾不调型病毒性肝炎者。

鳝鱼山药汤

【原料】 黄鳝 300 克,鸡内金 10 克,怀山药 10 克,生姜 5 片,黄酒、精盐、味精各适量。

【做法】 将黄鳝活杀后去内脏,洗净,切段,用开水焯去血腥、黏液;鸡内金、淮山药洗净。起油锅,用姜爆香鳝肉,加黄酒少许,再加适量清水,移入砂锅内,加鸡内金、淮山药和生姜,先用大火煮沸,再用小火煮 1 小时,加精盐、味精后再煮一沸即可。饮汤食肉,随量食用。

【功效】 健脾开胃,消食导滞。适用于肝脾不调型急性无黄疸型肝炎者。

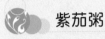

紫茄粥

【原料】 紫茄子 200 克,大米 150 克。

【做法】 将茄子洗净切碎,与淘洗净的大米一同入锅,加适量水,用大火烧开后转用小火熬煮成稀粥。每天 1 剂连食数天收效。

【功效】 清热祛湿。适用于急性病毒性肝炎者。

萝卜酸梅汤

【原料】 鲜白萝卜 250 克,酸梅 5 个,精盐适量。

【做法】 将新鲜白萝卜洗净,切成薄片,与酸梅一起放入砂锅中,加清水适量,用小火煮 1 个多小时,加入精盐少许,去渣即可。当饮料饮用,当天饮完。

【功效】 宽中行气,生津护肝。适用于病毒性肝炎等者。

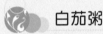

白茄粥

【原料】 白茄子 150 克,蜂蜜 50 克,大米 100 克。

【做法】 将茄子去蒂洗净,切成小块。另将淘洗干净的大米入锅,加 1 000 毫升水,先用大火烧开,加入茄子块,再转用小火熬煮成稀粥,调入蜂蜜即成。每天 1 剂,分数次食用。脾胃虚寒泄泻者以及孕妇均不宜食用。

【功效】 清热解毒,利尿消肿。适用于黄疸型肝炎者等。

番茄大蒜拌黄瓜

【原料】 嫩黄瓜 2 根,番茄 2 个,大蒜 4 瓣,芝麻酱 10 克,白糖、味精、精盐各适量。

【做法】 将黄瓜刷洗干净,抹干水分,用刀拍碎,放盘中。将番茄洗净,放热水稍烫一下,剥去皮,切小块,放黄瓜盘内,撒上精盐、白糖、味精拌匀;将大蒜剥去蒜衣,拍碎,剁成泥,撒在黄瓜、番茄上面;芝麻酱放碗内,加少许凉开水调稀,浇在黄瓜、番茄上面,拌匀即成。佐餐食用。

【功效】 清热止渴,健胃消食。适用于慢性肝炎者等。

苦瓜拌马兰头

【原料】 苦瓜 300 克,鲜马兰头 200 克,精盐、香醋、味精、白糖各适量。

【做法】 将苦瓜放入清水中,反复洗净其外表皮,剖开后去瓤及子,洗净,切成薄片,放入碗内,加少许精盐抓揉均匀,腌渍片刻,待用。将鲜马兰头择洗干净,入沸水锅烫一下,捞出,码齐后均匀放入盘内,并将苦瓜腌渍水滗去,把苦瓜片均匀地放在马兰头上面,另将香醋、精盐、味精、白糖等调拌均匀的汁液淋在苦瓜上,拌匀即成。佐餐食用。

【功效】 清热化湿,促进食欲。适用于慢性肝炎者。

 苦瓜炒蛋奶

【原料】 苦瓜 500 克,鲜牛奶 200 克,鸡蛋清 2 个,精盐、味精、湿淀粉、植物油各适量。

【做法】 将鸡蛋清打散,加入牛奶、精盐、湿淀粉调匀;将苦瓜洗净,切片,用开水稍烫后捞起,沥干水分。炒锅上火,放油烧热,下苦瓜煸炒,加精盐、味精,炒至八成熟时盛起。另起油锅,边搅边下蛋白牛奶,炒至半熟,再下苦瓜炒熟即成。随量食用,当天吃完。脾胃气滞或寒湿内蕴者不宜食用。

【功效】 清热解毒,利水消肿。适用于肝胆湿热之慢性肝炎者。

 肉末炒番茄

【原料】 番茄 150 克,瘦猪肉 50 克,粉皮 100 克,酱油、植物油、精盐、葱、姜各适量。

【做法】 将瘦猪肉洗净,剁成末;番茄洗净,去皮、子,切成片;粉皮切成小片;姜、葱各切末。锅置火上,放油烧热,放入姜末、葱花煸炒,放入肉末再炒,倒入番茄,放入酱油略炒,再下粉皮和精盐,用大火快炒几下即成。佐餐食用。

【功效】 滋阴健胃,清热解毒。适用于肝炎者等。

 素烧三样

【原料】 扁豆 100 克,番茄 100 克,豆腐 2 块,熟豆油 50 毫升,湿淀粉 10 克,水发海米 10 克,精盐、味精、葱花、生姜末各适量。

【做法】 将扁豆撕去筋丝,放开水锅里烫煮一下,捞出,控净水分;豆腐切片,放开水锅里煮一下,捞出,控净水分;将番茄切去蒂,再切成橘瓣状。锅内放油烧热,用葱花、姜末炝锅,下番茄略微煸炒一下,加少许水,将海米、豆腐和扁豆同时下锅,加精盐、味精轻轻炒拌均匀,用湿淀粉勾芡,淋少许熟豆油,即可出锅。佐餐食用。

【功效】 健脾和中,消暑生津,利水化湿。适用于肝胆湿热之慢性肝炎者。

 酸甜茭白

【原料】 鲜嫩茭白 350 克,白糖 25 克,醋 20 毫升,精盐、湿淀粉、麻油、鲜汤各适量。

【做法】 将茭白削去外皮,洗净后切成小滚刀块。汤锅内放水烧沸,下茭白块焯至八成熟,捞出沥干。炒锅上火烧热,加入鲜汤、白糖、精盐、醋烧开,再放入茭白稍煮,用湿淀粉勾芡,淋上麻油即成。佐餐食用。

【功效】 清肝退黄,通利二便。适用于慢性肝炎者。

 糖醋白菜

【原料】 嫩白菜帮 400 克,香醋 20 毫升,白糖 30 克,精盐、味精、生姜末、湿淀粉、植物油、麻油各适量。

【做法】 将白菜帮洗净,切成长条,放入碗中用精盐拌腌一下,再挤去渗出的汁。炒锅上火,放油烧热,下生姜末炝锅,然后放入白菜条爆炒一下,加白糖、香醋和少量水继续炒透,再加味精,用湿淀粉勾芡,颠炒几下,淋上麻油,装盘即成。佐餐食用。

【功效】 适用于慢性肝炎等者。

 虾子炝菠菜

【原料】 菠菜 500 克,水发虾子 5 克,花生油 10 毫升,香油 3 毫升,精盐 4 克,味精 1 克,花椒少许。

【做法】 将菠菜择洗干净,切成 6 厘米长的段。炒锅置火上,放入花生油,烧至七成热,下入花椒炸香捞出,再把发好的虾子放入油锅中氽一下备用。将菠菜放入沸水锅内略焯,捞出,放进凉开水内浸凉,挤出水分,放入盘内。加入精盐、味精、香油和炸好的虾子花椒油,拌匀即可。

【功效】 适于肝炎患者、肥胖症患者及孕妇、乳母食用。

 金针菇炒鸡丝

【原料】 鲜金针菇 200 克,鸡脯肉 300 克,冬笋 50 克,植物油 50 毫升,香油毫升,精盐 3 克,味精 2 克,料酒 10 毫升,葱 10 克,姜 2 克,鸡汤 100 毫升。

【做法】 将金针菇去根洗净;鸡脯肉切成长 4 厘米、火柴棍粗细的丝。冬笋切成相应的细丝。葱、姜切细丝。炒锅置火上,下入植物油,烧至七成热,下入葱、姜丝炝锅,煸出香味,倒入鸡脯肉丝煸至九成熟,再加入冬笋丝、料酒、味精、鸡汤烧沸后,倒入金针菇,加入精盐翻炒几下,淋入香油,翻炒几下,盛入盘内即可。

【功效】 适于肝炎患者食用。金针菇对肝脏病及胃肠道溃疡等症有明显的疗效。

 ## 金针菇炒双耳

【原料】 鲜金针菇 200 克,水发银耳 100 克,水发木耳 100 克,青豆 25 克,胡萝卜 25 克,植物油 50 毫升,香油 2 毫升,精盐 4 克,味精 3 克,葱末 10 克,姜末 2 克,鸡汤 100 毫升。

【做法】 将银耳和木耳去蒂,洗净,大者粗切一下。青豆洗净,用冷水发开。胡萝卜洗净,去皮,切成长 4 厘米、火柴梗粗细的丝。将炒锅置火上,放入植物油,烧至八成热,下入葱、姜末煸出香味,加入木耳、银耳、青豆、胡萝卜丝煸炒几下,再加入金针菇、味精、精盐和鸡汤,翻炒片刻,淋入香油即可。

【功效】 适于肝炎患者、肾炎患者、胃溃疡患者食用。

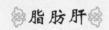 ## 脂肪肝

 ## 荷叶粥

【原料】 荷叶 60 克,白糖 35 克,大米 150 克。

【做法】 将鲜荷叶洗净,剪去蒂及边缘部分。将大米淘洗干净,入锅,加适量水,将荷叶盖于大米上,用大火烧开后转用小火熬煮成稀粥,揭去荷叶,放入白糖,拌匀即成。每天 1 剂,分数次食用。

【功效】 清暑利湿,止血,降血压,降血脂。适用于脂肪肝者等。

 ## 黄豆姜橘米粉

【原料】 黄豆 450 克,生姜 15 克,干橘皮 35 克,糯米 1 000 克,粗沙

500 克。

【做法】 将黄豆去杂,洗净,用淘米水浸泡 3 小时后再用清水洗净,沥干。取粗沙倒入铁锅中炒热,下黄豆不断拌炒,至黄豆发出的炸开声刚停时迅速离火,此时黄豆皮呈老黄色,继续翻炒散热,防止焙焦,趁热筛出黄豆,盛起粗沙下次再用。糯米洗净,沥干,倒入干净铁锅中,中火炒至微黄时盛起,防止炒焦。橘皮、生姜洗净,切成碎粒,烘干,备用。将炒熟的黄豆磨成粗粉,再掺入橘皮和生姜粒,一同磨成细粉。炒好的糯米磨成细粉,与黄豆粉拌匀后再磨一次,装瓶备用。用沸水调食。

【功效】 健脾宽肠,行滞化瘀,清热解毒。适用于脂肪肝、肝硬化、慢性肝炎者等。

 ## 绞股蓝粟米粥

【原料】 绞股蓝 20 克,粟米 100 克。

【做法】 将绞股蓝去杂质,洗净,放入布袋,扎口备用。将粟米洗净后放入砂锅,加适量水,用大火煮沸后加入绞股蓝药袋,继续用小火煮半个小时,取出药袋,再用小火煮至粟米酥烂即成。早、晚餐食用。

【功效】 益气补脾,化痰降脂。适用于脂肪肝者。

 ## 绿豆陈皮大枣粥

【原料】 绿豆 60 克,陈皮 5 克,大枣 15 枚,粟米 100 克。

【做法】 将大枣洗净后放入砂锅,加清水适量,浸泡 15 分钟;将陈皮洗净,晒干或烘干,研成细末,备用。将绿豆、粟米炼去杂质,淘洗干净后放入浸泡大枣的砂锅中,再加清水适量,大火煮沸,改用小火煮 60 分钟左右,待绿豆、粟米酥烂,调入陈皮细末,拌和均匀。晚餐食用。

【功效】 消化湿热,降血脂。适用于肝经湿热型脂肪肝者。

 ## 马齿苋绿豆饮

【原料】 新鲜马齿苋 200 克,绿豆 160 克,大枣 20 枚。

【做法】 将马齿苋洗净,切成 3 厘米长的段,备用。绿豆、大枣分别拣去杂质,淘洗干净,放入砂锅,加足量水,浸泡 30 分钟左右用大火煮沸,改用小火煮

1 小时,加入马齿苋段,继续用小火煮至绿豆酥烂即成。代茶饮。

【功效】 清热化湿,补虚通脉,散瘀降脂。适用于脂肪肝者。

麦麸枸杞饮

【原料】 麦麸 35 克,枸杞子 25 克,红糖 20 克。

【做法】 将麦麸拣去杂质,放入砂锅中,用微火烘干,趁热研成细末,备用。将枸杞子用清水洗净,放入砂锅内,加适量清水,大火煮沸,再改用小火煮 10 分钟,加麦麸末、红糖调匀。代茶饮。

【功效】 补益肝肾,活血散瘀,降血脂。适用于脂肪肝者。

白果叶粥

【原料】 白果叶(干品)25 克,粟米 150 克。

【做法】 将白果叶洗净,放入纱布袋,扎口,与淘洗干净的粟米一同放入砂锅内,加适量清水,大火煮沸后改用小火煮 30 分钟,取出药袋,继续用小火煮至粟米酥烂、粥黏稠时即成。早、晚餐食用。

【功效】 化瘀降脂,益肾养心。适用于脂肪肝者。

芝麻糊茶

【原料】 芝麻糊 40 克,绿茶 15 克。

【做法】 将绿茶一分为二,装入棉纸袋中封口挂线,备用。将芝麻糊一分为二,分装入杯中,待用。每次取一袋绿茶,放入装有芝麻糊的杯中,用沸水冲泡,加盖,焖 10 分钟即可。冲泡饮用,每日 2 次。

【功效】 解毒祛瘀,活血降脂。适用于脂肪肝者。

煮玉米

【原料】 鲜嫩紫色玉米棒 300 克。

【做法】 将鲜嫩紫色玉米棒洗净,放入砂锅内,加足量水(以淹没玉米棒再高出 3 厘米左右为度),大火煮沸后改用小火煮 60 分钟左右,待玉米棒酥烂即成。当点心食用。

【功效】 健脾调中,补虚降脂。适用于脂肪肝者。

炒黄瓜片

【原料】　黄瓜 300 克,水发黑木耳 60 克,植物油 20 毫升,精盐、葱花、生姜末各适量。

【做法】　将黄瓜去蒂,洗净,切成片。炒锅上大火,放油烧热,先下葱花、生姜末,稍炒后再放入黄瓜、黑木耳,迅速翻炒,再放入精盐,熟时要保持黄瓜脆嫩。佐餐食用。

【功效】　降脂减肥,滋阴润燥。适用于脂肪肝者等。

豆豉炒苦瓜

【原料】　豆豉 50 克,苦瓜 450 克,红辣椒 1 个,白糖、麻油、植物油、素鲜汤、精盐、味精各适量。

【做法】　将苦瓜削去瓜蒂,洗净,切成块,加入适量的精盐拌匀,腌约 10 分钟,放入沸水锅中焯水,捞出,控净水分;将豆豉用清水洗净,沥净水分;红辣椒去蒂和子,切碎。炒锅中放油,用中小火烧热,放入辣椒、豆豉炒出香味,加苦瓜煸炒几下,放入白糖、素鲜汤,待汤水将尽时加入味精,淋入麻油并翻匀,装入盘中即成。佐餐食用。

【功效】　降脂减肥,清暑消食。适用于脂肪肝者等。

豆腐拌黄瓜丝

【原料】　豆腐 700 克,黄瓜 500 克,香菜末 30 克,麻油 30 毫升,蒜泥、酱油、醋、精盐、味精、辣椒油、麻酱各适量。

【做法】　将豆腐投入沸水中煮透,捞出冲凉,切成条;将黄瓜切成细丝。将豆腐丝、黄瓜丝和香菜末装入大汤盘里,加入调味料拌匀即成。佐餐食用。

【功效】　清热生津,降脂减肥。适用于脂肪肝者等。

苦瓜马齿苋泥

【原料】　新鲜苦瓜 300 克,鲜马齿苋 200 克,白糖 30 克。

【做法】　将新鲜苦瓜、马齿苋分别去杂洗净,晾干。苦瓜剖开后切成片,马齿苋切碎,共捣烂如泥糊状,放入碗中,加白糖,充分拌和均匀,2 小时后将汁液滗出即成。每日早、晚分食。

【功效】 降脂减肥,清肝化湿。适用于脂肪肝者等。

凉拌黄瓜丝 ▶▶▶

【原料】 黄瓜 500 克,生姜丝、蒜泥、酱油、白糖、醋、麻油各适量。

【做法】 将黄瓜洗净,去掉根、蒂,纵剖两半,去掉瓜瓤,切成 5 厘米长的丝,装入盘内,放入生姜丝、蒜泥。将酱油、白糖、醋、麻油兑成调味汁,浇到黄瓜丝上即成。佐餐食用。

【功效】 降脂减肥,清热生津。适用于脂肪肝者等。

凉拌四丝 ▶▶▶

【原料】 豆腐干 300 克,芹菜 200 克,水发海带丝、莴苣各 60 克,精盐、味精、麻油各适量。

【做法】 将芹菜去叶,洗净,切成细丝;海带丝放入碗内加温水泡上;莴苣削去外皮,洗净后切成细丝放入碗内,加适量精盐拌匀,腌 15 分钟左右,挤去水分备用;豆腐干切成细丝。将四丝放入开水锅焯透,捞起过凉,放盘,浇上调味料拌匀即成。佐餐食用。

【功效】 清热利水,降压降脂。适用于脂肪肝者等。

藕夹山楂 ▶▶▶

【原料】 鲜藕 400 克,山楂糕 200 克,白糖 40 克。

【做法】 将鲜藕洗净,刮去外皮,切成片,放入开水锅中焯透,放入凉开水中过凉,再捞出沥干水分,放盘中。山楂糕切成比藕片略小的片,用两片藕夹一片山楂糕,逐个夹好后码入盘中。锅上火,放入白糖和清水,小火烧开并收浓糖汁,离火凉凉后将糖汁浇在藕片上即成。佐餐食用。

【功效】 开胃消食,化瘀降脂,消积减肥。适用于脂肪肝者等。

山药泥

【原料】 山药 250 克,豆沙 150 克,山楂糕 100 克,湿豆粉 50 克,白糖 50 克,猪油适量。

【做法】 将山药洗净,干燥后切碎,研成粉末,加白糖和水搅拌成细泥;山楂糕加工成细泥,加入白糖拌匀。将山药泥、山楂糕泥和豆沙分别置于碗内,上笼蒸透。用猪油分别将山药泥、山楂糕泥和豆沙调至浓稠,置于盆中,各成一堆。将白糖加水烧沸,然后加入湿豆粉调成汁,分别浇在 3 泥上面即成。佐餐食用。

【功效】 降脂减肥,健脾止泻,和胃消食。适用于脂肪肝者等。

蒜泥拌黄瓜

【原料】 黄瓜 300 克,蒜泥、白糖、酱油、香醋、麻油各适量。

【做法】 将黄瓜用冷开水洗净,切成斜刀片,装入盘内。将蒜泥、酱油、白糖、香醋、麻油兑成汁,浇到黄瓜上即成。佐餐食用。

【功效】 清热止渴,减肥轻身。适用于脂肪肝者等。

鱼香黄瓜

【原料】 鲜嫩黄瓜 450 克,豆瓣酱、生姜末、蒜蓉、酱油、植物油、白糖、味精、精盐、醋、湿淀粉、鲜汤、葱花各适量。

【做法】 将黄瓜切去两头,洗净剖开,去瓜瓤,切成长条,放入容器内,加精盐拌匀,腌渍几分钟后滗去汁;豆瓣酱剁细;将酱油、白糖、精盐、醋、湿淀粉、味精、鲜汤放入一小碗内,调成鱼香味汁,炒锅上大火,放入油烧至六成热,下豆瓣酱炒香,投入生姜末、蒜蓉炒出香味,下黄瓜条炒匀,倒入鱼香味汁推匀,撒上葱花,收汁起锅,装盘即成。佐餐食用。

【功效】 清热利尿。适用于脂肪肝者等。

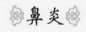

鼻炎

盐水洗鼻

【原料】 食盐适量。

【做法】 将食盐配置成盐水,用牙签卷上棉球蘸盐水洗鼻孔,然后把药棉暂留鼻孔内,此时头上仰或身体平躺,用食指和拇指按鼻两侧并用力吸气,使棉球上饱蘸的盐水流入鼻腔内,并到达咽喉部。开始时感到鼻内辛辣难忍,几次即适应。也可以先用淡些的盐水洗鼻,逐渐加浓,使鼻腔慢慢适应。坚持每天早晚各洗1次,连洗30天左右鼻腔可畅通,嗅觉灵敏。

【功效】 消炎止痛。

萝卜大蒜汁

【原料】 白萝卜 240 克,大蒜 60 克,盐少许。

【做法】 将白萝卜、大蒜分别洗净切碎捣烂取汁,混合后加盐搅匀即可。

【功效】 杀菌消炎,通气。

绿茶熏鼻

【原料】 绿茶 8 克。

【做法】 开水冲泡绿茶,用冒出的蒸气熏鼻子,感觉鼻子通气了也不痒了即可。每天坚持早晚各熏1次,每次15分钟左右,1星期后可收良效。

【功效】 通气消炎。

菊花蜜

【原料】 新鲜白色野菊花、蜂蜜各 200 克。

【做法】 将野菊花花瓣洗净阴干,取 100 克倒入装有蜂蜜的容器中,将容器置于锅内蒸约 15 分钟,菊花瓣全部烂熟于蜂蜜中,然后再把余下的 100 克菊花瓣放在蜂蜜上,再蒸 15 分钟,待烂熟后用竹筷搅匀(不可有整花瓣)。用消毒棉签蘸菊花蜜涂在鼻腔黏膜上,量不用很多,每天 3 次左右,坚持 1 个多月即可收效。

【功效】 消炎、杀菌。

桑菊粥

【原料】 桑叶、甜杏仁各 10 克,菊花 7 克,大米 70 克。

【做法】 将桑叶、甜杏仁加水煎汤,去渣留汁,加菊花和淘洗干净的大米一同煮粥。每天 1 剂,连食数天。

【功效】 疏风、清热、通窍,可辅治风热型慢性鼻炎。

辛夷马齿苋粥

【原料】 辛夷 12 克,马齿苋 35 克,大米 60 克。

【做法】 辛夷加水煎煮,去渣取汁,加洗净的大米煮粥,将熟时放入马齿苋,再煮几沸即可。晨起作早餐食用。

【功效】 驱邪散风、清热除湿,可辅治风热蕴结之慢性鼻炎。

 川芎茶

【原料】 川芎 12 克,白芷 7 克,薄荷 6 克,绿茶 3 克。

【做法】 先将川芎、白芷、薄荷分别拣杂洗净。川芎、白芷切成片,与薄荷、绿茶同放入砂锅,加水浸泡片刻,煎煮半小时,用洁净纱布过滤取汁,放入容器即成。早晚各服 1 次。

【功效】 可辅治风寒型单纯性慢性鼻炎。

 苍耳子茶

【原料】 苍耳子 12 克,白芷 6 克,绿茶 3 克。

【做法】 将苍耳子、白芷分别拣杂洗净。白芷切成片,与苍耳子、绿茶同放入砂锅,加水浸泡片刻,煎煮半个小时,用洁净纱布过滤,取汁放入容器即成。早晚各服 1 次。

【功效】 可辅治风寒型单纯性慢性鼻炎。

 辛夷热红茶

【原料】 辛夷花 4 克,红茶 3 克,红糖 20 克。

【做法】 先将辛夷花拣杂晒干,与红茶同放入杯中,用刚煮沸的开水冲泡,加盖闷 20 分钟,加入适量红糖拌匀即成。当茶频频饮用。一般可冲泡 4 次左右,红糖视冲泡次数自调。

【功效】 可辅治风寒型单纯性慢性鼻炎。

 辛夷煎蛋

【原料】 辛夷花 20 克,鸡蛋 2 个。

【做法】 先将鸡蛋洗净,入沸水锅煮熟,待凉去壳。将辛夷花拣杂,放入砂锅,加清水浸泡片刻,煎煮 20 分钟,过滤取汁后回入砂锅,放入熟鸡蛋,用小火煨煮 20 分钟即成。早晚各服 1 次,每天 1 剂。

【功效】 可辅治风热型单纯性慢性鼻炎。

川芎菊花茶

【原料】 川芎 12 克,白菊花 5 克,绿茶 3 克。

【做法】 先将川芎拣杂洗净,晒干或烘干,切成片,与菊花、绿茶同放入砂锅,加水浸泡片刻,煎煮 20 分钟,用洁净纱布过滤,取汁即成。早晚各服 1 次。

【功效】 可辅治风热型单纯性慢性鼻炎。

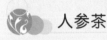
人参茶

【原料】 白沙参 4 克。

【做法】 将白沙参切成饮片放入杯中,用沸水冲泡,加盖闷 15 分钟即可饮用。代茶频频饮用,一般可冲泡 4 次左右。

【功效】 可辅治肺脾气虚型单纯性慢性鼻炎。

黄芪砂锅鹌鹑

【原料】 黄芪 35 克,鹌鹑 2 只,料酒、葱花、姜末、精盐、味精、麻油各适量。

【做法】 先将黄芪切成片,放入纱布袋,扎紧袋口备用。将鹌鹑宰杀洗净,入沸水锅焯透捞出,放入砂锅,加黄芪药袋及足量清水(以浸没鹌鹑为度),大火煮沸,烹入料酒,改用小火煨煲 1 小时,待鹌鹑肉酥烂,取出药袋,加精盐、味精、葱花、姜末,再煨煮至沸,淋入麻油即成。佐餐当菜,随意服食。

【功效】 可辅治肺脾气虚型单纯性慢性鼻炎。

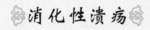
消化性溃疡

黄鱼莼菜粥

【原料】 黄鱼肉 200 克,莼菜 60 克,糯米 100 克,葱花、生姜末各 6 克,火腿末 10 克,猪油 20 毫升,精盐 5 克,胡椒粉、味精各 3 克。

【做法】 黄鱼肉切成小丁块;莼菜用开水烫透捞出,放入碗中。糯米淘洗干净,放入锅中,加 1 升水,置火上烧开,待米粒煮至开花时放入黄鱼肉丁、精盐、葱花、生姜末、火腿末、猪油煮成粥,调入味精、胡椒粉拌匀,盛入莼菜碗内即成。每天 1 剂,分数次食用。

【功效】 开胃益气,明目安神,可辅治胃溃汤及十二指肠溃疡。

卷心菜面片汤

【原料】 卷心菜 60 克,水发黑木耳 10 克,鸡蛋 1 个,小馄饨皮 50 克,精盐、味精、麻油各适量。

【做法】 将鸡蛋打入碗内搅匀;卷心菜洗净后切丝;黑木耳去杂洗净;馄饨皮一切为二。锅内放水烧沸,下馄饨皮、卷心菜丝、黑木耳,煮 6 分钟后倒入鸡蛋液,加精盐、味精,煮沸后淋入麻油即成。佐餐食用。

【功效】 补肾健胃,降脂减肥,可辅治胃溃疡及十二指肠溃疡。

黄芪生姜羊肉汤

【原料】 黄芪 30 克,生姜 25 克,当归 15 克,瘦羊肉 250 克,料酒、生姜、葱段、食盐、味精各适量。

【做法】 先将羊肉放入清水中浸泡 1 小时,洗净后切成小块。将当归、黄芪洗净切片。生姜洗净,连皮切成片,与羊肉块同入砂锅,加水适量,大火煮沸后烹入料酒,加当归、黄芪片、葱段,改用小火煨煮至羊肉熟烂,加食盐、味精,拌和均匀即成。佐餐当汤,随量服食,吃羊肉喝汤,当归、黄芪片也可一同嚼食。

【功效】 可辅治脾胃虚寒型消化性溃疡。

黄芪姜枣蜂蜜羹

【原料】 黄芪片 25 克,生姜 15 克,红枣 15 枚,蜂蜜 35 克,藕粉 60 克。

【做法】 先将红枣、生姜分别洗净,生姜切片。将黄芪片用冷水浸泡半小时,与生姜片、红枣同入砂锅,加水适量,用小火煎煮 30 分钟,去渣留汁,趁热调入预先和匀的湿藕粉,在火上稍炖片刻成稠羹状,离火,稍凉后即加入蜂蜜,调匀即成。早晚各服 1 次。

【功效】 可辅治脾胃虚寒型消化性溃疡。

葱姜烧猪肚

▶▶▶

【原料】 葱 60 克,生姜 60 克,熟猪肚 1 个。

【做法】 先将葱、姜分别洗净,葱切成小段,生姜切成片。将熟猪肚切成条状备用。炒锅置中火上,加植物油,烧至六七成热时,将肚条下锅炸一下,及时用漏勺取出。炒锅留底油,加葱段、姜片,煸炒出香,待葱呈金黄色时倒入肚条,加料酒、酱油,加入少量鸡汤,用手勺不停地翻动,加精盐、味精,用湿淀粉勾芡,再淋入麻油少量,翻炒片刻,装盘即成。佐餐当菜,随量服食。

【功效】 可辅治脾胃虚寒型消化性溃疡。

砂仁双花茶

▶▶▶

【原料】 玫瑰花 6 克,合欢花 6 克,砂仁 3 克。

【做法】 在玫瑰花将开放时分批采摘且及时低温干燥。合欢花在 6、7 月间采摘花朵及花蕾,小火烘干备用。砂仁敲碎,与玫瑰花、合欢花同入有盖杯中,用沸水冲泡,加盖闷 5 分钟即可饮用。每天 1 剂,当茶频频饮用,一般可冲泡 4 次左右。

【功效】 可辅治肝郁气滞型消化性溃疡。

菜花香菇

▶▶▶

【原料】 菜花 400 克,香菇 60 克,植物油、酱油、湿淀粉、鲜汤、精盐、葱花、味精、黄酒、白糖、花椒油各适量。

【做法】 将香菇泡开洗净,去掉硬蒂,切成片;菜花洗净,掰成小朵,用开水烫一下,捞出用冷水过凉,控净水分。炒锅上大火,放油烧热,下葱花焆锅,加入鲜汤、黄酒、酱油、白糖、精盐及菜花、香菇,至汤沸后撇去浮沫,烧至入味,加入味精,然后用湿淀粉勾稀芡,淋入花椒油搅匀,出锅装盘即成。佐餐食用。

【功效】 补气强身,健脾养胃,可辅治胃溃疡及十二指肠溃疡。

醋熘卷心菜

▶▶▶

【原料】 卷心菜 300 克,植物油、湿淀粉、花椒、醋、精盐各适量。

【做法】 卷心菜用菜梗,洗净后拍松切块。炒锅加油烧热,投入花椒,炒出香味后捞出,倒入卷心菜煸炒,然后放醋、精盐,用湿淀粉勾芡即成。佐餐食用。

【功效】 补肾健胃,降脂减肥,可辅治胃溃疡及十二指肠溃疡。

 冬笋金针菇

【原料】 金针菇 300 克,冬笋 100 克,黄瓜 60 克,精盐、生姜丝、味精、葱花、花椒油各适量。

【做法】 将金针菇去根后洗净,切成长段;冬笋去壳洗净;黄瓜洗净,均切成长条。将金针菇条、黄瓜条、冬笋条分别入沸水锅中焯熟捞出,挤干水分,共入盘内,放葱花、生姜丝、精盐、味精,浇上炸好的花椒油拌匀即成。佐餐食用。

【功效】 护肝益胃,降脂降压,可辅治胃溃疡及十二指肠溃疡。

 番茄土豆汁

【原料】 番茄 250 克,土豆 200 克。

【做法】 土豆切块,加水煮 40 分钟,滤出清汁;番茄洗净,榨成汁液。将 2 种汁液混匀即可。当饮料饮用。

【功效】 健脾养胃,可辅治胃溃疡及十二指肠溃疡。

 腐竹菠菜

【原料】 水发腐竹 200 克,菠菜 350 克,水发海米 25 克,水发粉丝 40 克,植物油、花椒、味精、精盐、生姜丝各适量。

【做法】 将腐竹洗净,放入沸水锅内稍煮,凉凉后切成长段;菠菜择洗干净,切成长段,入沸水中略烫捞出,入冷水中过凉捞出,挤干水分。大碗中放入腐竹段、菠菜段、海米、粉丝,再加入精盐、味精拌匀,撒入生姜丝。炒锅上中火,放油烧至四成热,下花椒炸至褐色出香味后,拣去花椒,起锅将油浇在碗内腐竹上拌匀,盛入盘中即成。佐餐食用。

【功效】 健脾开胃,补益肝肾,可辅治胃溃疡及十二指肠溃疡。

 卷心菜虾米粥

【原料】 卷心菜 300 克,小虾米 30 克,猪肉末 60 克,精盐 6 克,味精 2 克,猪油 20 毫升,糯米 100 克。

【做法】 将糯米淘洗干净,用水浸泡;将卷心菜清洗干净,切成细丝。炒锅内下猪油烧热,下猪肉末、小虾米、卷心菜丝煸炒片刻,加入精盐、味精炒至入味,盛入碗中。再将糯米下锅,加水煮成粥,倒入炒好的菜料,稍煮即成。每天1 剂,分数次食用。

【功效】 益肾填髓,健身提神,通经活络,散结止痛,可辅治胃溃疡及十二指肠溃疡。

 ## 苤蓝菠萝汁

【原料】 菠萝 70 克,苤蓝 300 克,蜂蜜 20 克。

【做法】 将菠萝、苤蓝削皮榨汁,然后将汁与蜂蜜一起倒入杯中,搅拌均匀即可。当饮料饮用。饮用后的两三天内会出现排气、打嗝现象,以后会消失。

【功效】 健脾益胃,润肠,可辅治胃溃疡及十二指肠溃疡。

 ## 荠菜胡萝卜汁

【原料】 荠菜 300 克,胡萝卜 200 克,蜂蜜适量。

【做法】 将荠菜洗净切碎;胡萝卜洗净,切小块。将两者一起放入榨汁机榨汁,倒入杯中,调入蜂蜜即可。当饮料饮用。

【功效】 止血降压,健脾养胃,可辅治胃溃疡及十二指肠溃疡。

 ## 山药赤小豆羹

【原料】 新鲜山药 350 克,赤小豆 150 克,湿淀粉、白糖、糖桂花各适量。

【做法】 将山药洗净,煮熟去皮,切粒,烧酥待用。赤小豆洗净,烧酥,同熟山药放在一起,加入白糖,然后用湿淀粉勾芡,撒上少许糖桂花即成。当点心食用。

【功效】 健脾养胃,利尿消肿,补脾养血,可辅治胃溃疡及十二指肠溃疡。

 ## 贫 血

 ## 银耳加冰糖

【原料】 银耳 300 克,冰糖 20 克。

小偏方小食物治大病

【做法】 选用天然的银耳,掰成块状(不要冲洗)放入茶杯中,加入多半杯冷水,再放入冰糖,待银耳泡开后再蒸半个小时即可。每天中午或晚饭前全部吃掉,坚持服用,7天后可见良效。

【功效】 补虚强体,可辅治贫血等。

阿胶江米酒

【原料】 阿胶40克,鸡蛋1个,白糖20克,江米酒100毫升。

【做法】 把阿胶放在冷水中浸泡24小时,然后用温水煮,直至黏糊。再往里面打入鸡蛋,加入白糖煮沸。每天饭前服用,连服15天,同时在每天临睡前喝100毫升江米酒效果较佳。坚持半年贫血症状可消失。

【功效】 益气补血,可辅治贫血等。

猪血鲫鱼

【原料】 生猪血500克,鲫鱼150克,大米100克,白胡椒适量。

【做法】 生猪血洗净,切成方丁;鲫鱼宰杀洗净;大米淘洗干净;白胡椒洗净,共煮粥。

【功效】 益气补血,强身健体,可辅治贫血等。

炒豌豆

【原料】 嫩豌豆粒300克,素火腿、水发香菇、熟笋肉各30克,精盐、黄酒、味精、湿淀粉、鲜汤、麻油、植物油各适量。

【做法】 将嫩豌豆粒用沸水焯一下,过凉;素火腿、香菇、熟笋肉均切丁。炒锅上中火,放油烧热,放入嫩豌豆略炒,加入香菇丁、笋丁,再加黄酒、精盐、鲜汤,待汤汁收至三分之二时放入素火腿,加味精,用湿淀粉勾芡,淋入麻油,装盘即成。佐餐食用。

【功效】 补益气血、祛脂减肥,可辅治贫血等。

大麦大枣粥

【原料】 大麦仁70克,大枣15枚,大米100克。

【做法】 将大麦仁洗净后加水煮熟,再放入淘洗干净的大米、大枣煮沸,改用小火煮半个小时左右即成粥。每天早、晚分食。

【功效】 健脾和胃,消胀除烦,可辅治贫血等。

大豆煨大枣

【原料】 大豆 100 克,大枣 20 枚,红糖 15 克。

【做法】 将大枣用温水浸泡片刻,洗净备用。大豆去杂洗净,放入锅中,加水适量,先用小火煮煨半个小时,加入大枣、红糖,再烧煮半个小时,直至大豆酥烂时离火。每天早、晚分食。

【功效】 健脾益胃,活血利水,可辅治贫血等。

鸡蛋红糯米粥

【原料】 红糯米 100 克,鸡蛋 2 个,植物油、精盐各适量。

【做法】 将红糯米淘洗干净,加适量水煮粥,打入鸡蛋,并加入油、盐调味。早、晚餐温热食用。常食有效。

【功效】 补血,补中益气,可辅治贫血等。

鸡肉麦仁粥

【原料】 净母鸡 1 只,大麦仁 400 克,面粉 200 克,鸡蛋 2 个,葱花、生姜末、味精、精盐、胡椒粉、醋、大茴香、肉桂、麻油各适量。

【做法】 将鸡蛋打散,煎成蛋皮,切丝。将母鸡洗净,入沸水锅中氽一会儿,待母鸡残血氽出后,倒出血水,锅内加水适量,放入装有肉桂、大茴香的纱布袋,炖至鸡肉酥烂离骨时捞出,将鸡肉撕成丝。将麦仁去杂洗净,放入另一锅内,煮至开花,然后倒入鸡汤锅内烧沸。将面粉调成稀糊,慢慢调入鸡汤锅内,用勺不断搅动,待烧沸后调入精盐,即成麦仁粥。把鸡肉丝、蛋皮丝放碗内,盛入麦仁粥,撒上调味料即可。每天早、晚分食。

【功效】 健脾补血,消积利水,可辅治贫血等。

肉末米糠汤圆

【原料】 大米皮糠 30 克,新鲜猪瘦肉 200 克,面粉 15 克,糯米粉 200 克,姜末、葱末、黄酒、味精、精盐各适量。

【做法】 将大米皮糠烘干后研成极细末;猪肉洗净后切片,剁成肉糜,加葱末、姜末、黄酒、味精、精盐和适量水,调拌均匀,然后调入大米皮糠粉、面粉拌匀制成馅,分成 20 等份。将糯米粉边加沸水边和并揉好,分成 20 等份,捏成凹状,将大米皮糠肉馅逐个放入,做成汤圆,下沸水锅中煮熟即成。每天 2 次,每次 5 个。

【功效】 补益气血,健脾防癌,可辅治贫血等。

肉末玉米

【原料】 嫩玉米 250 克,青辣椒 1 个,猪里脊肉(切末)150 克,猪油、酱油、生姜末、胡椒粉、湿淀粉、精盐、味精各适量。

【做法】 青辣椒洗净去子,切丝;猪肉末放碗中,放酱油、胡椒粉扑匀,腌渍 10 分钟,再加入淀粉拌匀。炒锅上火,放油烧热,下生姜末煸出香味,下猪肉末煎炒至八成熟装盘。炒锅上火,放油烧热,下玉米粒、精盐翻炒,再下猪肉末、青椒丝同炒,加味精,用湿淀粉勾芡后装盘。佐餐食用。

【功效】 益气健脾,滋补肝肾,可辅治贫血等。

鱼肉凉拌面

【原料】 面条 450 克,鱼肉片、鱼肉末各 150 克,水发香菇 60 克,菠萝肉片 30 克,蒜蓉、面酱、椰子汁各适量。

【做法】 锅上火,加水烧开,下面条煮熟,捞出放入凉开水中过凉,再捞入碗中,用筷子挑散备用。锅上火,放入清水,用大火烧开,把鱼肉片和鱼肉末放入锅中,煮熟后捞出,放入面酱,拌匀后倒入面碗中。香菇洗净切丝,连同蒜蓉、椰子汁、菠萝肉片一起放入锅中煮热,倒入面碗里拌匀。作主食食用。

【功效】 双补气血,祛脂降压,可辅治贫血等。

八宝菠菜

【原料】 菠菜 450 克,炒花生米 40 克,熟猪肉 30 克,五香豆腐干 30 克,净虾皮、葱、生姜、麻油、味精、精盐、醋各适量。

【做法】 将菠菜去杂洗净,连根投入沸水锅中,翻一个身即捞出沥水,稍冷,理齐后切成碎末,稍挤水,放入盘中;炒花生米去皮,碾成碎粒。将生姜、葱、熟猪肉、五香豆腐干均切成碎末,然后与菠菜末、虾皮、炒花生米粒等一起拌匀,再加入精盐、味精、醋、麻油,调拌均匀即成。佐餐食用。

【功效】 敛阴润燥,通利肠胃,可辅治贫血等。

拔丝莲藕

【原料】 鲜莲藕 400 克,白糖 80 克,麻油、植物油、淀粉、芝麻各适量。

【做法】 将鲜莲藕去皮洗净,切成 3 厘米长的滚刀块,蘸上一层淀粉放入碗内,再将剩余淀粉用适量水调匀成稀糊,倒在鲜藕上拌匀,使每块鲜莲藕都裹上糊。炒锅内放油,烧至七成热,将鲜莲藕逐块放入油内,炸成金黄色捞出,控干油。炒锅上微火,放入麻油,油稍热即放白糖,用手勺搅拌,待糖汁呈金黄色时,倒入炸好的鲜莲藕快速翻炒,使糖汁全部均匀地裹住鲜莲藕,盛入涂有麻油的盘内,撒上芝麻即成。

【功效】 健脾开胃,强身健体,可辅治贫血等。

菜花炒鸡蛋

【原料】 嫩菜花 300 克,鸡蛋 2 个,绍酒、鲜汤、精盐、白糖、酱油、味精、植物油各适量。

【做法】 将嫩菜花洗净,摘成小朵,入沸水锅焯熟,捞起控干;鸡蛋磕入碗,加精盐、绍酒、味精、酱油搅匀。炒锅上火,放油烧热,下鸡蛋液炒至凝固,加入菜花、白糖、鲜汤,烧沸片刻即成。佐餐食用。

【功效】 双补气血,防癌抗癌,可辅治贫血等。

白菜炒木耳

【原料】 大白菜 250 克,黑木耳、胡萝卜各 50 克,植物油、酱油、湿淀粉、味精、精盐、葱花各适量。

【做法】 将黑木耳放冷水中浸泡 20 小时,去蒂,用清水漂洗干净,沥净水分;择去大白菜的根、老叶,用清水洗净,沥净水分,切成小块;胡萝卜洗净,削去皮及根,切成小薄片。炒锅上大火,放油烧热,下葱花爆香,放白菜块、胡萝卜片、黑木耳煸炒至九成熟,加酱油、精盐炒入味,放味精,用湿淀粉勾芡,出锅装盘即成。佐餐食用。

【功效】　补气生血，清肠减肥，可辅治贫血等。

 豆腐番茄羹

【原料】　豆腐 200 克，番茄 200 克，毛豆粒 60 克，精盐、味精、白糖、湿淀粉、胡椒粉、鲜汤、植物油各适量。

【做法】　将豆腐切成片，下沸水锅中焯一下，捞出沥水备用；番茄洗净，用开水烫后去皮，剁成蓉，下油锅煸炒，加精盐、白糖、味精炒几下，倒入碗中待用；将毛豆粒洗净。在油锅中放入鲜汤、豆腐、毛豆粒、精盐、白糖、味精、胡椒粉，烧沸入味后用湿淀粉勾芡，再倒入番茄蓉推匀，出锅即成。佐餐食用。

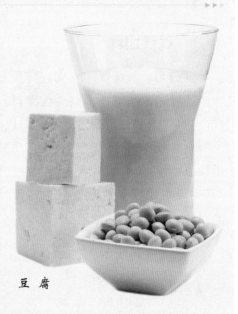

豆腐

【功效】　调补脾胃，益气和中，可辅治贫血等。

 竹笋焖肉

【原料】　竹笋 400 克，猪肥瘦肉 300 克，植物油、鲜汤、黄酒、精盐、白糖、酱油、味精各适量。

【做法】　将猪肉洗净，切成小方块；竹笋剥去外壳，取嫩笋部分切成片。炒锅上火，放油烧热，下肉块用大火煸炒，加入黄酒、酱油、白糖、鲜汤、精盐等炒匀，盖上锅盖，改小火焖煮。另起热锅，加植物油，将切好的竹笋片下锅，用大火炸一下，捞起放入肉锅内，与肉块搅和，再继续焖至酥软，加入味精调味即成。佐餐食用。

【功效】　益气补血，滋阴润燥，可辅治贫血等。

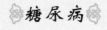 **糖尿病**

 黑豆面

【原料】　黑豆 450 克。

【做法】 将黑豆洗净入锅煮熟,把汤熬完为止,然后晒干或烘干,研或磨成面。每次服用 10 克,每天 3 次。

【功效】 降糖、利水、消肿。

扁豆粟米粥

【原料】 白扁豆 50 克,粟米 150 克。

【做法】 将白扁豆去杂,洗净,研成粗末,备用。将粟米淘洗干净,放入砂锅内,加清水适量,用大火煮沸,调入白扁豆粗末,改用小火煨煮 50 分钟,待粥黏稠即成。每天早、晚冲水分食。

【功效】 清热解毒,利湿止渴,可辅治糖尿病等。

蚕豆冬瓜皮汤

【原料】 蚕豆 100 克,冬瓜皮 200 克。

【做法】 将蚕豆、冬瓜皮洗净,一同放入锅中,加水煮熟。每天早、晚分食。

【功效】 健脾消肿,清热祛风,可辅治糖尿病等。

陈粟米健脾茶

【原料】 陈粟米 450 克,松仁、冬瓜仁、枣肉各 50 克,芝麻、大米、赤豆、黄豆、粗茶、绿豆、核桃仁各 100 克,莜麦面 2 千克,干姜、花椒、小茴香各适量。

【做法】 将陈粟米、大米、黄豆、赤小豆、绿豆炒熟,与拣净的粗茶、芝麻混合均匀,并研为细粉;将莜麦面炒熟,加干姜、花椒、小茴香共研成细粉,与前述细粉混匀,入罐存放备用。将松仁、冬瓜仁、枣肉、核桃仁分别切碎,捣成泥糊状备用。每天早、晚冲水分食。

【功效】 滋补肝肾,健脾和血,润燥降糖,可辅治糖尿病等。

芹菜豆腐粟米粥

【原料】 豆腐 80 克,芹菜 100 克,粟米 200 克,精盐适量。

【做法】 将芹菜洗净切碎;豆腐切成小丁。淘洗干净的粟米放入砂锅中,加适量清水,用大火烧开,再用小火煮成粥,调入豆腐丁和芹菜末,继续煨煮 10 分钟后入精盐调味。每天早、晚分食。

【功效】 清热解毒,平肝降压,降糖降脂,可辅治糖尿病等。

 豆浆粟米粥 ▶▶▶

【原料】 豆浆 200 克,粟米 60 克。

【做法】 将粟米淘洗干净,放入砂锅内,加适量水,用大火煮沸后改用小火煨煮成稠粥,粥将煮熟时调入豆浆,搅拌均匀,再煨煮至无豆腥味即成。每天清晨空腹食用。

【功效】 补虚益气,润燥降糖,可辅治糖尿病等。

 芝麻豆浆 ▶▶▶

【原料】 黑芝麻 50 克,黄豆 300 克。

【做法】 将黑芝麻炒熟,研成细粉。黄豆洗净,用清水泡 10 小时,研磨成浆,去渣取浆,入锅烧沸,改小火继续煮 5 分钟左右,加入黑芝麻粉,搅拌均匀即成。每天早、晚分饮。

【功效】 滋养肝血,益气补肾,可辅治糖尿病等。

 麦麸饼 ▶▶▶

【原料】 麦麸 200 克,粗麦粉 60 克,鸡蛋 2 个,植物油、麻油、葱花、生姜末、精盐、味精各适量。

【做法】 将鸡蛋磕入碗中,按顺时针方向连续搅打成浆备用。将麦麸、粗麦粉混匀,加清水适量,边搅拌边调入鸡蛋液,再加植物油、麻油、葱花、生姜末、精盐、味精,和匀蒸熟或下平底油锅中烙成小圆饼。作主食食用。

【功效】 滋阴补肾,清热降火,降血糖,可辅治糖尿病等。

 南瓜燕麦粥 ▶▶▶

【原料】 南瓜 300 克,燕麦片 150 克。

【做法】 将南瓜洗净,剖开,去子,切成 1 厘米见方的小丁块,入锅,加水煮至半熟,撒入燕麦片,搅拌均匀,以小火再煮至沸,继续煨煮 15 分钟即成。每天早、晚分食。

【功效】 补虚健脾,降糖止渴,降血脂,可辅治糖尿病等。

枸杞花粉豆浆

【原料】 豆浆 300 毫升,枸杞子 30 克,天花粉 20 克,小麦胚芽 40 克。

【做法】 将天花粉洗净,晒干或烘干,研成细末;将枸杞子洗净后,放入砂锅内,加水煎 2 次,每次半个小时,合并 2 次煎汁,浓缩至 200 毫升。将豆浆放入锅中,煮沸 5 分钟,加小麦胚芽搅拌均匀,再加枸杞子浓缩汁及花粉末,用大火煮沸后改用小火煨煮 8 分钟即成。每天早、晚分饮。

【功效】 清热解毒,补益心脾,止渴降糖,可辅治糖尿病等。

 ## 荞麦葱油饼

【原料】 荞麦面粉 450 克,香葱 60 克,植物油、味精、精盐各适量。

【做法】 将荞麦面粉用开水和成面团;香葱洗净,切成小段。将面团切成小块,制成扁长条,抹上植物油,撒上精盐、味精、香葱段,从一端卷起成卷,再压成圆饼。将平底锅烧热,倒入植物油,待油温四成热时放入圆饼,煎至两面焦黄、香熟即成。当点心食用。

【功效】 清热解毒,消积除瘀,可辅治糖尿病等。

 ## 粟米锅巴

【原料】 粟米 450 克,植物油、牛肉汤、味精、精盐、胡椒粉各适量。

【做法】 将粟米洗净,放入锅内,倒入适量牛肉汤煮成干饭,取锅底锅巴晾干。炒锅上火,放油烧至五成热,放入粟米锅巴炸至香脆,捞出沥油,撒上精盐、味精、胡椒粉拌匀。佐餐食用。

【功效】 健脾和胃,清热除烦,补虚降浊,可辅治糖尿病等。

 ## 猪胰粉

【原料】 猪胰 1 副。

【做法】 将猪胰清洗干净,用小火焙干,或切片烘干,研成细末,装入可密封防潮的瓶中冷藏备用。每天 3 次,每次 5 克,温开水送服。

【功效】 可辅治各型糖尿病。

山药麦冬粟米粥

【原料】 山药 300 克,麦冬 30 克,粟米 150 克。

【做法】 先将山药洗净,剖条后切成小粒状,盛入碗中。将麦冬拣杂洗净,切成片。粟米淘洗干净,放入砂锅,加适量水,大火煮沸后,改用小火煨煮半小时,调入山药粒、麦冬片,继续用小火煨煮至粟米酥烂,粥呈稠黏状即可。早晚各服 1 次。

【功效】 可辅治各型糖尿病。

荔枝核山药羹

【原料】 荔枝核 20 克,葛根 15 克,山药 20 克。

【做法】 将荔枝核、葛根、山药分别洗净,晒干(烘干)敲碎(切碎)共研成细末,用温开水调匀,呈稀糊状,小火上制成黏稠羹。早晨空腹时顿服。

【功效】 可辅治各型糖尿病。

黄精玉竹茶

【原料】 黄精 30 克,玉竹 25 克。

【做法】 将黄精、玉竹分别择洗干净,晾干或晒干,切成片,一同放入砂锅,加水煎煮成稠汁即可。代茶冲服,频频饮用,当天服完。

【功效】 可辅治气阴两虚型糖尿病。

枸杞老鳖

【原料】 枸杞子 35 克,熟地黄 35 克,甲鱼(鳖)1 只,料酒、葱花、姜末、精盐、味精、麻油各适量。

【做法】 先将枸杞子、熟地黄择洗干净,晾干,熟地黄切成片。甲鱼宰杀后用热水烫泡,除尽尿液,剖取鳖甲板,割除头、爪,挖净内脏、黄油,切成数大块,与鳖甲板等洗净后同放入砂锅,加足量水,大火煮沸,撇去浮沫,烹入料酒,加枸杞子、熟地黄片以及葱花、姜末,改用小火煨炖 1 个多小时,待鳖肉酥烂,加精盐、味精,拌和均匀,淋入麻油即可,佐餐当汤,随意食用。

【功效】 可辅治气阴两虚型糖尿病。

虾子春笋

【原料】 嫩春笋尖 450 克,植物油 200 毫升,鲜汤 100 毫升,葱姜汁、虾子(干虾卵)、黄酒、味精、精盐、湿淀粉各适量。

【做法】 将春笋尖切成两片,用刀面轻轻拍松。炒锅上大火,放油烧至四成热,下笋片炸熟,捞出控油。炒锅内留少许油,加入鲜汤、虾子、笋片、葱姜汁、精盐、黄酒烧至入味,加入味精颠翻几下,用湿淀粉勾芡,盛入盘中即成。佐餐食用。

【功效】 健脾消食,可辅治糖尿病。

 香干拌菠菜泥

【原料】 五香豆腐干 1 块,菠菜 450 克,熟笋 30 克,白糖 2 克,生姜末 5 克,麻油 20 毫升,精盐 2 克,味精 1 克。

【做法】 菠菜剪去老根,择去叶和杂质,洗净泥沙,在开水里烫过捞出,挤去水分,散放凉凉,切成细末,再挤一下汁,放入碗里。香干和笋肉也切成同样的细末,放在盛有菠菜末的碗里,加入精盐、白糖、味精、生姜末,淋上麻油拌匀,装盘即成。佐餐食用。

【功效】 通利肠胃,健脾和中。可辅治糖尿病等。

 紫菜白萝卜汤

【原料】 白萝卜 300 克,紫菜 20 克,陈皮 3 片,精盐适量。

【做法】 将萝卜洗净后切丝,紫菜、陈皮剪碎,一并放入锅内,加水适量,煎煮半个小时,酌加精盐调味即成。佐餐食用。

【功效】 健脾和血,补虚降糖,化痰祛脂。可辅治糖尿病等。

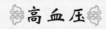 高血压

 玉米须

【原料】 干老玉米须子 30 克。

【做法】 将干老玉米须子煮水喝。当茶饮,连服 2 剂即可见效。

【功效】 降压。

 花生壳 ▶▶▶

【原料】 花生壳 40 克。

【做法】 将花生壳洗净,放入茶杯,把烧开的水倒满茶杯,稍等片刻。当茶饮,经常饮用效果较佳。

【功效】 降低血液中的胆固醇。

 西瓜皮 ▶▶▶

【原料】 西瓜皮 300 克,白糖适量。

【做法】 将西瓜皮洗净后蒸 15 分钟,蘸白糖食用。可常食。

【功效】 降血压。

 香蕉小枣 ▶▶▶

【原料】 带皮香蕉 2 根,山枣 10 枚。

【做法】 将带皮香蕉和小枣分别洗净,放入小锅内,注入半锅凉水(约两杯),煮开后用小火再煮 10 分钟,稍凉后服用。每天 2 次,饭前服用。煮 1 次可分两次服用。服用时不能喝酒和吃油腻的食物,一般连服 3 个月即可。

【功效】 凉血、降压。

 芹菜煮鹅蛋 ▶▶▶

【原料】 鹅蛋 2 个,芹菜 450 克。

【做法】 将芹菜洗净切段,鹅蛋洗净,加水 2 千克共煮。凉凉后先喝汤,每次半盅,每天 3 次,后吃芹菜和鸡蛋,分 2 次吃完,3 天煮 1 次。

【功效】 降压、消脂。

 鲜藕芝麻冰糖 ▶▶▶

【原料】 鲜藕 400 克,生芝麻 450 克,冰糖 450 克。

【做法】 鲜藕洗净切成条或片状,生芝麻压碎放入藕条(片)中,加冰糖上锅蒸熟,凉后食用。

【功效】 温补降压。

白菊花茶

【原料】 白菊花 15 克。

【做法】 将白菊花去杂,放入杯中,用沸水冲泡,加盖闷 15 分钟。当茶频频饮用,一般可冲泡 4 次左右,每天 1 剂。

【功效】 可辅治各型高血压病。

柿叶茶

【原料】 干柿叶 15 克(鲜品 30 克),蜂蜜 8 克。

【做法】 将柿叶晒干后,研成粗末。将柿叶末放入杯中,用沸水冲泡,加盖闷 15 分钟。加蜂蜜少许,搅匀后当茶频频饮用,一般冲泡 3 次,每天 1 剂。

【功效】 可辅治肝阳上亢、肝火亢盛型高血压病和眼底出血。

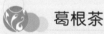
葛根茶

【原料】 葛根 450 克。

【做法】 将葛根洗净,切片,晒干或烘干,研成粗末,分装于滤纸袋中,每袋重 30 克。将葛根滤纸袋放入茶杯中,用沸水冲泡,加盖闷 15 分钟,当茶频频饮用,一般可冲泡 4 次左右。

【功效】 可辅治伴有头痛、颈项强痛不舒症状的高血压病。

桑叶菊花茶

【原料】 桑叶 8 克,野菊花 6 克。

【做法】 先将桑叶研成粗末,与野菊花同入杯中,用沸水冲泡,加盖闷 10 分钟。代茶频频饮用,一般冲泡 4 次左右。

【功效】 可辅治各型高血压病。

苦瓜茶

【原料】 苦瓜 300 克,绿茶 6 克。

【做法】 将苦瓜洗净,切片晒干,与绿茶同入锅中,加水煎取浓汁。代茶频频饮用,每天1剂。

【功效】 可辅治夏令高血压病,烦躁口苦者尤为适宜。

 ## 牡蛎香菇汤

【原料】 鲜牡蛎肉100克,鲜香菇50克,葱花、姜末、料酒、精盐、味精各适量。

【做法】 将鲜牡蛎肉洗净切片。鲜香菇洗净后,撕成条状。锅置火上,加植物油烧至五成热时,加葱花、姜末煸炒出香,加清水适量,用大火煮沸,同时加入牡蛎片、香菇条,改用小火煨炖半个小时左右,加料酒、精盐、味精,再煮至沸即成。佐餐当菜,随意服食。

【功效】 可辅治肝肾阴虚、肝风内动型高血压病。

 ## 糖醋蒜头

【原料】 大蒜头450克,红糖450克,米醋300毫升。

【做法】 将大蒜头洗净沥水,放入大口瓶内,加红糖拌和,倒入米醋,加盖,摇动大口瓶,每天摇动数次,浸泡10日即可服食。每日2次,每次1头,连蒜皮嚼食。

【功效】 可辅治各型高血压病。

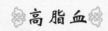 # 高脂血

 ## 黑芝麻粥

【原料】 黑芝麻70克,桑椹65克,白砂糖20克,粳米60克。

【做法】 将黑芝麻、桑椹、白砂糖一同研碎后放入锅中,加适量水,用旺火煮沸,再改用文火熬成稀糊状,调入白砂糖即成。每日1剂,分2次服用。

【功效】 可辅治高脂血、高血压等症。

 ## 山楂陈皮红糖饮

【原料】 鲜山楂50克,陈皮20克,红糖30克。

【做法】　先将鲜山楂拣杂,洗净切碎,与洗净切碎的陈皮同放入纱布袋中,扎口,放入砂锅,加足量清水,中火煎煮半个多小时,取出药袋,滤尽药汁,调入红糖,拌和均匀即成。早晚各服 1 次。

【功效】　可辅治中老年脾弱湿盛、气血瘀滞型高脂血症。

 ## 香菇茶

【原料】　香菇(干品)6 个。

【做法】　先将香菇洗净,切成细丝后放入杯中,用刚煮沸的水浸泡,加盖闷 20 分钟即可饮用。当茶频频饮服,一般可连续冲泡 4 次左右。

【功效】　可辅治中老年阴虚阳亢、肝火炽盛型高脂血症。

 ## 荷叶红枣粥

【原料】　荷叶细末 20 克,粟米 100 克,红枣 20 枚,红糖 20 克。

【功效】　先将红枣、粟米洗净,放入砂锅,加适量水,大火煮沸后,改用小火煨煮半个小时,调入荷叶细末,继续用小火焖煮至粟米酥烂,加入红糖拌匀即成。早晚各服 1 次。

【功效】　可辅治各型高脂血症。

 ## 大黄绿豆饮

【原料】　绿豆 200 克,生大黄 8 克,蜂蜜 30 克。

【做法】　先将绿豆拣杂洗净,放入砂锅,加适量清水,浸泡半小时。将生大黄拣杂洗净后切片,加水煎约 2 分钟后取汁。绿豆砂锅置火上,大火煮沸,改用小火煨煮 1 小时,待绿豆酥烂,将生大黄汁、蜂蜜加入绿豆汤中,拌和均匀即成。早晚各服 1 次,当天吃完。

【功效】　可辅治高脂血症伴有便秘。

 ## 红花绿茶饮

【原料】　红花 6 克,绿茶 6 克。

【做法】　先将红花拣杂,与绿茶同放入有盖杯中,用沸水冲泡,加盖闷 15 分钟即成。当茶频频饮服,一般可连续冲泡 4 次左右。

【功效】 可辅治高脂血症伴有肥胖、冠心病。

麦麸山楂糕

【原料】 麦麸 60 克,山楂 35 克,茯苓粉 45 克,粟米粉 120 克,糯米粉 60 克,红糖 30 克。

【做法】 先将麦麸、山楂拣杂,山楂切碎去核,晒干或烘干,共研为细末,与茯苓粉、粟米粉、糯米粉、红糖一起拌和均匀,加适量水,用竹筷搅成粗粉样粒状,分别装入 8 个粉糕模具内,轻轻摇实,放入笼屉,用大火蒸半小时,粉糕蒸熟取出即成。早晚各服 1 次,或当点心,随餐食用。

【功效】 可辅治高脂血症伴有肥胖、冠心病。

凉拌平菇鸡汤

【原料】 平菇 300 克,鸡汤、姜汁、麻油、酱油、味精各适量。

【做法】 鸡汤、姜汁、酱油、麻油、味精同放于碗中,搅匀成调味汁。平菇洗净切片,放入开水锅中氽熟,沥干,装于盘中,浇上调味汁,拌匀。分 1～2 次服。

【功效】 可辅治高脂血症。

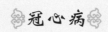

冠心病

麦麸蜂蜜糊

【原料】 麦麸、粗制面粉各 100 克,蜂蜜 60 克。

【做法】 将麦麸、面粉放入炒锅内,微火反复炒香,研成细末,盛入碗内,用沸腾水冲泡,边冲边搅,调成糊状,对入蜂蜜拌匀。每天早、晚分食。

【功效】 补血和胃,强身抗癌。可辅治冠心病等。

糯米南瓜饼

【原料】 糯米粉 500 克,南瓜 300 克,豆沙 150 克,白糖、植物油各适量。

【做法】 南瓜洗净,切成块,放入蒸笼里蒸熟,冷却后剥去外皮,搅成糊状,加糯米粉和糖拌匀,搓成粉粒坯,散放入蒸笼里蒸熟取出,放入涂过油的盆里冷却,再搓成圆长条,揪成 20 个剂子,将剂子按成中间厚四边薄的圆形皮子,包入豆沙后揉捏成饼形,即成南瓜饼生坯。将平底锅烧热,放油,将生坯放入锅内,用小火煎成两面深黄色即成。当点心或作主食食用。

【功效】 补中益气,消炎止痛,降糖降压。可辅治冠心病等。

薏苡仁大豆粥

【原料】 大豆 300 克,薏苡仁 100 克。

【做法】 将大豆、薏苡仁分别淘洗干净,一并放入锅内,加清水适量,先以大火煮沸,再用小火煮 50 分钟左右,以大豆熟烂为度,调味即可。上、下午分食。

【功效】 补肾强筋。可辅治冠心病等。

玉米粉粥

【原料】 玉米粉 100 克,大米 100 克。

【做法】 将玉米粉用适量冷水调和。将淘洗干净的大米入锅,加适量水,先用大火烧开,调入玉米粉,再转用小火熬煮成稀粥。每天早、晚餐温热食用。

【功效】 降脂降压。可辅治冠心病。

薤白葱姜粥

【原料】 薤白 30 克(鲜品 60 克),葱白 6 根,生姜片 6 片,粳米 150 克。

【做法】 先将薤白、葱白洗净,切成细段。粳米淘洗干净,入砂锅,加适量清水及生姜片,大火煮沸后,改用小火煨煮至粥将成时,加入薤白、葱白细段,拌和均匀,再煮数沸即成。每天早晨顿服,服食亦可加精盐或食糖调味。

【功效】 可辅治痰浊痹阻型冠心病心绞痛。

山楂鲜橘皮韭菜饮

【原料】 山楂 60 克,鲜橘皮 30 克,韭菜 50 克。

【做法】 先将山楂、橘皮分别拣杂洗净,山楂切片、鲜橘皮切碎,同入砂锅,加水煎煮半个小时,待其将酥时,再加入洗净后切成小段的韭菜,煨煮数沸后,过滤取汁,加糖调味即成。早晚各服 1 次。

【功效】 可辅治痰浊痹阻型冠心病。

三七党参炖兔肉

【原料】 三七 15 克,党参 20 克,兔肉 400 克。

【做法】 先将三七洗净,晒干或烘干,研成细粉备用。将党参择洗干净,切片,用纱布袋装后扎口,与洗净后切块的兔肉同入砂锅,加水适量,大火煮沸,烹入料酒,加葱花、姜末,改用小火煨煮至兔肉酥烂,取出药袋,调入三七粉,并加精盐、味精,拌匀,再煮至沸即成。佐餐当菜,随量服食,每天 1 次或隔天 1 次,连续服食 15 天以上。

【功效】 可辅治冠心病心绞痛。

动脉硬化

奶汁冬瓜

【原料】 冬瓜 200 克,牛奶(或羊奶)250 毫升。

【做法】 冬瓜、牛奶(或羊奶)同煮至冬瓜烂熟。每天服 1 次,可加少量盐、味精。

【功效】 可辅治动脉硬化。

番茄焖丝瓜

【原料】 丝瓜 250 克,番茄 100 克,毛豆米 50 克,素油、葱花、姜末、精盐、味精、湿淀粉、麻油各适量。

【做法】 丝瓜去外皮,切 3 厘米长条;番茄连皮切薄片;嫩毛豆米用水漂洗,留毛豆衣。炒锅加素油烧六成热,入丝瓜稍炒,加清汤、嫩毛豆米、番茄片、葱花、姜末烧沸后焖 10 分钟,调精盐、味精、湿淀粉、麻油。佐餐食。

【功效】 清心除烦,凉血解毒,止渴降糖。可辅治动脉硬化。

芝麻丝瓜

【原料】 鲜嫩苦瓜 200 克,芝麻 30 克,精盐、醋、麻油各适量。

【做法】 芝麻用小火炒香,凉凉研碎,加精盐调匀。鲜嫩苦瓜剖开,去瓤、子,切薄片,加精盐、水浸泡,捞出后轻轻挤去水分,调醋、芝麻末、精盐、麻油。佐餐食。

【功效】 清热解毒,祛瘀降脂,轻身减肥。可辅治动脉硬化。

白糖番茄酱

【原料】 番茄 300 克,白糖 10 克。

【做法】 番茄用沸水烫软去皮,切碎,将番茄汁挤入碗,加白糖调味,用温开水冲调。每天上、下午分饮。

【功效】 平肝凉血,生津止渴,软化血管。可辅治动脉硬化。

山药小米粥

【原料】 山药 100 克,小米 100 克。

【做法】 鲜山药 100 克去皮切片,与小米 100 克同入锅,加水 500 毫升烧沸后转小火煮稀粥。每天早、晚分食。

【功效】 健脾止泻,消食减肥。可辅治动脉硬化。

芹菜干丝

【原料】 芹菜 300 克,豆腐干丝 100 克,精盐、味精、白糖、生姜丝、麻油各适量。

【做法】 将较粗的芹菜用刀顺长劈开,再切 4 厘米长段。炒锅加水烧沸,入芹菜、豆腐干丝煮至芹菜断生时捞出,过凉沥水,调精盐、味精、白糖、生姜丝、麻油。佐餐食。

【功效】 平肝清热,降压。可辅治动脉硬化。

芹菜西瓜汁

【原料】 芹菜 150 克,西瓜 1 个(2.5 千克左右)。

【做法】 芹菜入冷开水中略浸泡,连根、叶茎切碎,盛碗中。西瓜切开,取小瓤(去子)与芹菜同榨取汁,早、晚分饮。

【功效】 清热祛风,除烦降压。可辅治动脉硬化。

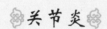骨质疏松症

 ## 苦瓜烧豆腐

【原料】 苦瓜200克,嫩豆腐200克,葱花、姜末、精盐、味精各适量。

【做法】 鲜苦瓜去子、瓤后切薄片,略焯。嫩豆腐切小方块,入热油锅中稍炸,加清汤、苦瓜片、葱花、姜末,以中火煨煮10分钟,调精盐、味精。佐餐食。

【功效】 涤热除烦,补钙降压。可辅治动脉硬化。

 ## 虾皮韭菜饺

【原料】 韭菜500克,虾皮50克,面粉500克,葱花、姜末、精盐、味精、素油、酱油各适量。

【做法】 韭菜切碎段,入虾皮以及调味料拌成饺子馅。面粉用凉水调揉制成圆皮,入馅心捏成饺子,煮熟。当点心食。

【功效】 益肾壮阳,补充钙质。可辅治动脉硬化。

关节炎

 ## 萝卜煨羊肉

【原料】 萝卜块300克,红茶5克,羊肉丝、羊杂碎各250克,料酒、精盐、味精、辣油、大蒜末各适量。

【做法】 萝卜块、红茶(用纱布包)及羊肉丝、羊杂碎共入锅,加水以大火烧沸后加料酒,煨煮羊肉熟烂后调入精盐、味精、辣油、大蒜末,烧1～2沸。佐餐食。

【功效】 补气养血,祛风化湿,温经散寒。可辅治关节炎。

 ## 盐煮黑豆

【原料】 黑豆60克,精盐适量。

【做法】 黑豆加水烧沸后改小火煮熟烂,调精盐(盐要后加,否则黑豆不易煮烂)。每天早、晚分食。

【功效】 滋阴补肾,活血祛瘀。可辅治关节炎。

❧ 更年期综合征 ❧

瘦肉海米冬瓜

【原料】 冬瓜 500 克,瘦猪肉 250 克,虾米、香菇各 10 克,鸡蛋清 2 个,葱、干淀粉、麻油、精盐、味精、湿淀粉各适量。

【做法】 冬瓜去皮,切 6 个柱形块,中心掏空,略焯凉凉。瘦猪肉剁蓉;虾米、香菇、葱均切米粒状,掺瘦肉蓉中,加鸡蛋清搅上劲。每个空心冬瓜柱内壁上撒些干淀粉,塞入肉馅蒸熟。热锅放麻油,加鲜汤、调料,用湿淀粉勾芡,再加入 1 个鸡蛋清,出锅后浇在蒸好的冬瓜上。佐餐食。

【功效】 清热解毒,滋阴壮阳。可辅治更年期综合征。

猪皮鸡架冬瓜

【原料】 冬瓜 500 克,猪皮 100 克,鸡骨架 1 副,红樱桃 1 个,香菜叶少许。葱段、姜片、花椒、精盐、味精、黄酒各适量。

【做法】 冬瓜去皮、瓤,切小块;猪皮略焯,切条;葱段、生姜片拍松。锅入水、猪皮、葱、生姜、花椒,烧沸后改小火炖猪皮软糯,剁细蓉,再入锅,投鸡骨架、冬瓜同煮 30 分钟,去鸡骨架,调精盐、味精、黄酒,入汤碗,冷却后反扣盘中,加红樱桃、香菜叶。佐餐食。

【功效】 清热利尿,养血润肤。可辅治更年期综合征。

番茄阿胶粟米粥

【原料】 番茄 150 克,粟米 100 克,阿胶 10 克,精盐、味精各适量。

【做法】 番茄入温开水中稍浸泡,切碎,连皮剁糊。粟米加水煮沸后改小火煨煮 30 分钟,调入番茄糊继续用小火煨煮。阿胶入另锅加水煮沸至完全烊化,兑番茄粥中拌匀,再煮粟米酥烂,调精盐、味精。每天早、晚分食。

【功效】 补虚养血,益气调经。可辅治更年期综合征。

 韭菜肉丝豆腐

【原料】 豆腐片 200 克,韭菜 200 克,猪肉丝 100 克,葱花、生姜末、酱油、精盐、黄酒、花椒油、味精各适量。

【做法】 豆腐片切丝;韭菜切段。麻油置锅中,投猪肉丝炒,入葱花、生姜末、酱油、精盐、黄酒搅匀,放豆腐丝、韭菜段同炒几下,撒花椒油、味精稍拌。佐餐食。

【功效】 健胃提神,散瘀解毒。可辅治更年期综合征。

月经不调

 黄芪汽锅鸡

【原料】 净嫩母鸡 1 只(重约 100 克),黄芪 20 克,葱花、姜末、黄酒、精盐、味精、五香粉、鲜汤(或清汤)各适量。

【做法】 先将黄芪切成饮片。将净母鸡洗净,入沸水锅焯一下,捞出后用凉水冲洗,腹朝上,将黄芪饮片均匀放入鸡腹,并把鸡放入汽锅内,加葱花、姜末、黄酒、鲜汤(或清汤)适量,以及加精盐、味精,用棉纸封口,放入笼屉,上笼用大火蒸 1.5 小时,待鸡肉熟烂,取出,撒上五香粉。佐餐当菜,随意食用。

【功效】 可辅治气血虚寒所致月经延后、月经过少。

 青皮山楂粥

【原料】 青皮 15 克,生山楂 40 克,粳米 150 克。

【做法】 先将青皮、生山楂分别拣杂洗净,切碎后同放入砂锅,加水适量,浓煎 20 分钟,用洁净纱布过滤,取汁待用。粳米淘洗干净,放入砂锅,加水适量,用小火煨煮成稠粥,粥将成时加入青皮、山楂浓煎汁拌匀,继续煮至沸即成。早晚各服 1 次。

【功效】 可辅治气血瘀滞所致月经延后、过少、前后不定期等。

 陈皮橘叶茶

【原料】 陈皮 25 克,新鲜橘叶 25 克。

【做法】 先将新鲜橘叶拣洗干净,与拣杂的陈皮一起切碎,放入砂锅加适水量,中火煎煮 30 分钟,用洁净纱布过滤取汁。代茶,频频饮用。

【功效】 可辅治气血瘀滞所致月经延后、过少、先后不定期等。

 凉拌芹菜

【原料】 新鲜芹菜 450 克,卤香干 2 块,酱油、红糖、精盐、味精、麻油各适量。

【做法】 先将芹菜去根、叶,洗净,放入沸水锅焯熟,取出后用凉开水洗净,切成长 3 厘米左右的段,匀放在盘碗内。将卤香干用沸水冲一下,剖成片,切成丝,匀放在芹菜段上,加酱油、红糖、精盐、味精、麻油等调拌的汁液,拌匀即可食用。佐餐当菜,随意服食。

【功效】 可辅治血热所致月经超前,月经过多。

 金橘粉

【原料】 金橘 1 千克。

【做法】 金橘洗净晒干,或用微火焙干,研成细末,瓶装备用。每天 2 次,每次 20 克,温开水冲服。

【功效】 可辅治肝气郁结所致月经前后不定期、月经延后。

 萝卜丝饼

【原料】 萝卜 450 克,面粉 300 克,熟火腿 20 克,植物油、味精、麻油、精盐、葱花、姜末各适量。

【做法】 先将萝卜洗净剖片,细切成丝,放入洁净的大搪瓷碗内,加精盐适量,拌和均匀,稍腌渍片刻,挤去腌渍汁液备用。将适量面粉放入盆内,加植物油拌和揉成干油酥,揪成 10 个剂子,并将另留的面粉放入盆内,按 1∶1 的比例加水及植物油拌揉成水油酥,也揪成 10 个剂子,把干油酥逐个包入水油酥内擀成长条,再擀成圆形酥皮。将熟火腿切成碎末,拌和在萝卜丝内,加入经植物油煸炒出香的葱花、姜末,再加精盐、味精、麻油等作料,拌和成馅,分成 10 份,包入酥皮内制成厚饼形,轻揉微压展平,逐个放入平底油锅中,微火(或小火)煎至两面金黄熟透即成。佐餐当主食或点心,随意服食,2 天内吃完。

【功效】 可辅治肝气郁结所致月经前后不定期、月经延后。

 三七炖乳鸽

【原料】 三七15克,黑木耳30克,乳鸽2只,酱油、植物油、葱花、姜末、料酒、鸡汤(或清汤)、精盐、味精、红糖、麻油各适量。

【做法】 先将三七洗净,晒干或烘干,切成片,放入纱布袋中,扎紧袋口备用。将黑木耳用冷水泡发,拣杂后撕成朵瓣状,洗净。乳鸽宰杀洗净,控净水分,用适量精盐及酱油涂匀鸽身。烧锅置火上,加植物油烧至六成热,放入葱花、姜末煸炒出香,逐个放入乳鸽,急火爆炒,待乳鸽出香味时,烹入料酒,加鸡汤(或清汤)适量,并放田七药袋及黑木耳,大火煮沸,改用小火40分钟,取出药袋(药袋内三七饮片,另放入碗内),加精盐、味精、红糖,拌和均匀,继续用小火炖至乳鸽酥烂,黑木耳稠熟,淋入麻油即成。佐餐当菜,三七饮片亦可同时嚼食咽下。

【功效】 可辅治气滞血瘀型痛经。

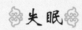 **失眠**

 醋蛋液

【原料】 红皮鸡蛋1个,米醋150～180毫升。

【做法】 将鸡蛋洗净,用米醋浸泡在广口瓶里,48小时后搅碎鸡蛋,再泡36小时即可饮用。每次饮用适量,连饮3～5次可收效。

【功效】 安神理气。可辅治失眠。

 红枣葱白汤

【原料】 红枣20枚,大葱白5根。

【做法】 红枣加清水1碗,煮20分钟后,把5根葱白放进去,再煮10分钟,凉凉后吃枣喝汤。每晚睡觉前1小时食用可收效。

【功效】 镇静安神。可辅治失眠。

 二枣茶

【原料】 枣仁20克,大枣30克。

【做法】 枣仁、大枣两者共捣碎,置暖水瓶内,沏入开水代茶饮。每晚临睡前饮用收效。

【功效】 镇静安神。可辅治失眠。

枸杞蜂蜜

【原料】 枸杞子适量,蜂蜜适量。

【做法】 取饱满的枸杞子洗净浸泡于蜂蜜中,浸泡 1 周即可。每天早晚各服 1 次,每次服枸杞子 15 粒左右,同时服用蜂蜜。

【功效】 镇静安神。可辅治失眠。

核桃仁粥

【原料】 核桃仁 60 克,大米 100 克。

【做法】 核桃仁碾碎,大米淘洗干净,加水适量,用小火煮成核桃仁粥。每晚食用,可有效改善睡眠。

【功效】 镇静安神。可辅治失眠。

生姜醋泡脚

【原料】 生姜 40 克,食醋 60 毫升。

【做法】 生姜洗净切片,加水煮沸后加醋,待水温适宜时,浸泡双脚半个小时。每晚临睡前泡脚,连续泡脚半个月失眠可愈。

【功效】 舒筋活络。可辅治失眠。

核桃白糖

【原料】 核桃仁 20 克,白糖适量。

【做法】 核桃仁加白糖捣烂,白开水冲泡 10～15 分钟,睡前服用。每晚1 次,一般连服 2～3 周可收效。

【功效】 安神醒脑。适用于失眠者。

蜂王浆豆浆

【原料】 黄豆 50 克,蜂王浆 6 毫升。

小偏方小食物治大病

【做法】 将黄豆用冷水浸泡一夜,磨成豆浆(也可用市售豆浆),入锅煮沸,放置片刻,等豆浆转为温热时,调入蜂王浆。随早餐饮用。

【功效】 镇惊安神,健脾养血。适用于失眠者,对伴有贫血者尤为适宜。

 ## 大豆浆

【原料】 大豆60克,白糖适量。

【做法】 将大豆拣尽杂质,放入容器中,注入清水浸泡,待大豆吸水发胀后磨成浆汁,然后倒入布袋中过滤。滤尽豆汁后,将盛有豆渣的布袋浸入150毫升清水中,使大豆中的可溶物和分散为胶体的蛋白质尽可能溶入水中。将2次获得的豆汁倒入锅中,用中火烧至沸腾,趁热加糖即可。上、下午分服。

【功效】 补益肝肾,补血安神。适用于肝肾阴虚之失眠,对伴有耳聋、盗汗者尤为适宜。

 ## 鸡蛋粟米粥

【原料】 鸡蛋2个,粟米100克。

【做法】 将粟米淘洗干净,入锅,加适量水,用大火烧沸后转用小火熬煮成稀粥,快熟时打入鸡蛋,再稍煮即成。晚餐顿食。

【功效】 补气养血,宁心安神。适用于心脾两虚之失眠,对伴有体质虚弱者尤为适宜。

 ## 酸枣仁粟米粥

【原料】 酸枣仁40克,粟米100克,蜂蜜35克。

【做法】 将酸枣仁加工成末。将粟米淘洗干净入锅,加水1升,用大火烧沸后转用小火熬成稀粥,快熟时加入酸枣仁末,起锅后调入蜂蜜。早、晚餐食用。

【功效】 养心益肝,宁心安神。适用于失眠者。

 ## 小麦大枣粥

【原料】 小麦80克,大枣10枚,白糖30克,大米120克。

【做法】 将小麦淘洗干净,加热水浸涨,倾入锅中煮熟,取汁水,加入淘洗干净的大米、洗净去核的大枣,用大火烧开后转用小火熬煮成稀粥,起锅时加入白糖。每天 2～3 次,温热食用,连食 3～5 天为 1 个疗程。

【功效】 养心神,止虚汗,补脾胃,除烦渴。适用于失眠者。

❀便秘❀

食醋疗法 ▶▶▶

【原料】 食醋 1 瓶。

【做法】 用一大杯开水加醋 20 毫升饮用。每日清晨空腹饮用 1 杯醋开水,再饮用白开水 1 杯,然后到室外散步 30～60 分钟,中午即可有便意,长年坚持服用效果较佳。

【功效】 行气导滞。适用于便秘者。

紫菜汤 ▶▶▶

【原料】 紫菜 5 克,食醋少许。

【做法】 紫菜加水煮汤,吃时加些食醋。每天早晨起床后空腹喝紫菜汤 1 碗,注意要趁热喝,也可每日三餐都喝紫菜汤,坚持 1 周可收良效。

【功效】 理气通便。适用于便秘者。

莲子心 ▶▶▶

【原料】 莲子心适量。

【做法】 每次取莲子心 20 克,用开水冲泡。坚持服用,大便可保持正常。

【功效】 清热通便。适用于便秘者。

牛奶加咖啡 ▶▶▶

【原料】 咖啡 15 克,鲜牛奶 200 毫升,白糖 20 克。

【做法】 用鲜牛奶冲咖啡,再加适量白糖,咖啡的味道会稍淡些。饮用半小时后就会有便意。坚持每天早上喝 1 杯牛奶咖啡,大便可保持顺畅规律。

【功效】 润肠通便。适用于便秘者。

糖煮萝卜

【原料】 白萝卜 150 克,胡萝卜 50 克,冰糖 20 克。

【做法】 白萝卜、胡萝卜分别洗净切块,加水煮烂后加入冰糖。吃萝卜喝汤,吃后 4～5 小时即见效,多吃几次便秘可治愈。

【功效】 行气通便。适用于便秘者。

菠菜面条

【原料】 菠菜 500 克,面粉 200 克。

【做法】 把菠菜择洗干净,放入清水中煮烂(煮沸后用筷子搅拌),做成菠菜汁,凉温后(注意不要凉凉)倒入面粉中和好,制成面团,再擀成薄片叠起来切成条,煮熟后即可捞出,浇上自己喜爱的卤汁食用。经常当饭食用可收良效。

【功效】 助阳通便。适用于便秘者。

猪血菠菜汤

【原料】 鲜菠菜 500 克,鲜猪血 250 克,调味料适量。

【做法】 鲜菠菜洗净切成段,鲜猪血洗净切成小块。把菠菜段和猪血块放入锅中,加适量的水煮成汤,调味后当菜食。每天食用至少 2 次,常食可缓解便秘。

【功效】 温阳通便。适用于便秘者。

洋葱拌香油

【原料】 洋葱 500 克,香油 50 毫升。

【做法】 洋葱去皮洗净切成细丝,用香油拌,再腌半小时后即可食用。一日三餐当咸菜食,一次吃 100 克,常食可防止便秘出现。

【功效】 益气通便。适用于便秘者。

香蕉皮

【原料】 香蕉皮适量。

【做法】 将香蕉皮洗净加水煮沸。每天临睡前饮用,连续饮用若干天

小偏方小食物治大病

可愈。

【功效】 温阳通便。适用于便秘者。

 凉拌木耳

【原料】 木耳适量,香油、酱油各少许。

【做法】 木耳用开水泡开洗净,放在小碗中,淋上少许香油和酱油拌好生吃。连吃 2 次,便秘症状可消。

【功效】 润肠通便。适用于便秘者。

 扒菜心

【原料】 青菜心 150 克,芦笋 150 克,鲜汤、植物油、精盐、味精、黄酒、葱花、生姜丝、湿淀粉各适量。

【做法】 将青菜心洗净后放入沸水中烫透,捞出后放凉水中过凉,控水。芦笋用刀取齐后,整齐地排列在平盘一边,将青菜心整齐地排列在芦笋的另一边,使芦笋和青菜心呈对称排列。炒锅上中火,放油烧热,用葱花、生姜丝炝锅,烹入黄酒、鲜汤,放入精盐,至汤沸后撇去浮沫,再用漏勺捞出葱、姜,将芦笋和菜心沿锅边轻轻推入锅内,使原料入味,放入味精,用湿淀粉勾稀芡,淋油少许,装盘即成。佐餐食用。

【功效】 活血化瘀,润肠解毒。适用于便秘者。

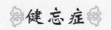 **健忘症**

 绞股蓝香蕉饮

【原料】 绞股蓝 15 克,香蕉 2 根。

【做法】 绞股蓝晒干或烘干,切碎,用沸水冲泡 2 次(每次闷 15 分钟),合并 2 次冲泡液。香蕉捣烂如稀泥状,入绞股蓝冲泡液中搅匀。早、晚分饮。

【功效】 防病强身,护脑健脑。适用于健忘症者。

 枸橘红糖饮

【原料】 橘皮 10 克,枸杞子红糖各 10 克。

【做法】 橘皮切碎,与枸杞子、红糖同用沸水冲泡,闷 15 分钟。代茶频饮,可连续冲泡 3～5 次。

【功效】 补养肝肾,健脑明目,开胃益寿。适用于健忘症者。

 ### 果枣糯米粥

【原料】 苹果 250 克,大枣 15 枚,糯米 100 克,红糖 20 克。

【做法】 苹果去皮、核,切碎捣烂,与大枣同煎 2 次取汁。糯米加水煮粥至黏,调入苹果大枣汁、红糖稍煮沸。每天 1 剂,分 2 次服。

【功效】 养心益脾,健脑益智。适用于健忘症者。

 ### 炸面糊果片

【原料】 鸡蛋 2 个,苹果 250 克,面粉 100 克,白糖 50 克,素油适量。

【做法】 鸡蛋液入面粉,加调成糊。苹果去皮、核,切薄片。炒锅放素油烧热,下挂糊苹果片炸熟。装盘时一层苹果,撒一层白糖食。

【功效】 美容护肤,健脑益智。适用于健忘症者。

 ### 桃仁芝麻膏

【原料】 胡桃仁、黑芝麻各 120 克,八角茴香、小茴香各 12 克,冰糖 120 克,麻油、蜂蜜、鲜牛奶各适量。

【做法】 核桃仁、黑芝麻、八角茴香、小茴香分别焙干研末,加冰糖、麻油、蜂蜜、鲜牛奶,以小火熬 2 小时成膏。每天总服 20～30 克。

【功效】 补脑益肾,息风止惊。适用于健忘症者。

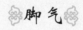 ## 脚气

 ### 黄豆水

【原料】 黄豆 150 克。

【做法】 先将黄豆用凉水浸泡数小时。然后打碎加水用小火煮 20 分钟。待水温能洗脚时用来泡脚。夏天坚持每天晚上睡前泡脚。

【功效】 除臭消瘀。适用于脚气者。

 啤酒洗脚

【原料】 瓶装啤酒 1 瓶。

【做法】 把瓶装啤酒倒入盆中,不加水,把双脚清洗后放入啤酒中浸泡 20 分钟后再用水清洗干净。每周泡 2 次,连用 4 次可治愈。

【功效】 祛风理气,化瘀除臭。适用于脚气者。

 花椒盐水

【原料】 花椒 10 克,盐 20 克。

【做法】 把花椒、盐加入水中稍煮,待温度不烫脚时即可泡洗。每晚泡洗 20 分钟,连续泡洗 7 天即可痊愈。用过的花椒盐水,第 2 天加热可继续使用,但脚部有溃疡感染者慎用。

【功效】 除湿杀菌。适用于脚气者。

 芦荟

【原料】 芦荟叶适量。

【做法】 每晚洗完脚,用芦荟叶揉搓叶汁往脚上挤抹,自然风干,没味,也无疼痛感觉。每次每只脚用芦荟叶 1 片,连用 5 天脚气可消。

【功效】 杀菌除湿。适用于脚气者。

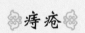 **痔疮**

 洗花椒水

【原料】 花椒十几粒,食盐 10 克。

【做法】 取花椒和食盐用开水冲开置盆中,坐于盆上,熏洗患部。每天 1 次,每次 10 分钟左右,重症者可每天早晚各 1 次。

【功效】 清热利湿、消肿化脓。适用于痔疮者。

贴土豆片

【原料】　土豆1个。

【做法】　将土豆洗净切薄片,取中间比较大的3～5片,摞在一起敷贴在痔疮上,盖上层纱布用胶布固定好,每天早晨取下来。用后土豆片呈干褐状,连续治2～3天可痊愈。

【功效】　清热凉血。适用于痔疮者。

 ## 黄连酒

【原料】　黄连10克,白酒20毫升。

【做法】　取一瓷碗(要碗底粗糙的)倒入白酒,拿黄连在碗底研磨片刻,然后用医用棉蘸酒搽抹患处。每晚睡前抹1次,连抹几天即痊愈。

【功效】　凉血清热。适用于痔疮者。

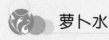 ## 萝卜水

【原料】　大萝卜1个。

【做法】　将大萝卜洗净切成厚片,用水煮烂后将萝卜捞出,趁热熏洗患处。煮1次水可用5天,用前加热即可。5天为1个疗程,连用4个疗程可去根。

【功效】　清热利湿。适用于痔疮者。

 ## 鸡蛋黄

【原料】　红皮鸡蛋2个。

【做法】　取红皮鸡蛋煮熟后吃掉蛋白,留下蛋黄掰碎在干锅里烧烤,直到蛋黄全部化为黑油后,装入干净小瓶内备用。痔疮犯时,每天可用棉签蘸蛋黄油涂抹肛门3次,连续将蛋黄油用完为止。一般2个蛋黄就可把痔疮治愈,严重者4个蛋黄即可。

【功效】　清热凉血。适用于痔疮者。

 ## 枸杞根枝

【原料】　枸杞根枝适量。

【做法】 先把枸杞根上的泥洗净,将根枝断成小节(鲜、干根枝都可以),放入砂锅煮 20 分钟即可。先熏患处,等水温能洗时泡洗 5～10 分钟。用过的水可留下次加热再用。连续洗 7 天可见效。

【功效】 消炎、止血。适用于痔疮者。

姜水

【原料】 鲜姜 200 克。

【做法】 将鲜姜洗净切成 1 毫米左右的薄片,放在容器里加水烧开,待水不烫手时洗痛处,泡洗最佳。每次 5 分钟,每天洗 3～5 次,连续洗 7 天可收良效。

【功效】 凉血、止血。适用于痔疮者。

柿饼桑叶

【原料】 柿饼 7 个,桑叶 50 克。

【做法】 将柿饼和桑叶共入锅,加水煮,水量以没过柿饼和桑叶为宜,开锅 3 次即可。当茶饮,每日数次,连服 3 天即可。

【功效】 清热利湿。适用于痔疮者。

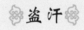

盗汗

韭菜炒虾仁

【原料】 韭菜段 400 克,鲜虾仁 200 克,白酒、食盐各适量。

【做法】 锅放油烧七成热,下韭菜段、鲜虾仁略炒,调白酒、食盐等食。

【功效】 温阳固涩,强壮机体。适用于盗汗者。

大枣稻根饮

【原料】 大枣、糯稻根各 50 克。

【做法】 大枣、糯稻根加水 500 毫升煎至 300 毫升,取汁。每天 1 剂,分 2 次服,连服 7～10 天。

【功效】 止汗利浊。适用于盗汗者。

五味桃仁蜜

【原料】 胡桃仁 100 克,五味子 15 克,蜂蜜 100 克。

【做法】 蜂蜜炼熟,加核桃仁、五味子(共捣泥)拌匀。每天临睡以温开水送服 20～30 克。

【功效】 补肾,固精,敛汗。适用于盗汗者。

豆腐虾皮菠菜

【原料】 豆腐 250 克,虾皮 50 克,菠菜 200 克,葱米、姜末、蒜片、精盐、味精、素油各适量。

【做法】 豆腐切片,焯 2～3 分钟,沥水。炒锅入素油少许,放葱末、生姜末、蒜片炸香,加清汤、虾皮、精盐、豆腐片,沸后入菠菜,调味精。趁热食。每天 2 次,常食。

【功效】 补中益气,润燥通便。适用于盗汗者。

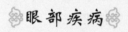

眼部疾病

野菊花甘草茶

【原料】 野菊花 10 克,生甘草 2 克。

【做法】 野菊花与拣杂后切成饮片的生甘草同放入大杯中,用刚煮沸的开水冲泡,加盖闷 15 分钟即可饮用。当茶,频频饮用,一般可连续冲泡 3～5 次,当天吃完。

【功效】 适用于急性结膜炎者。

枸杞头鸭蛋汤

【原料】 新鲜枸杞头 250 克,鸭蛋 2 个,精盐、味精、麻油各适量。

【做法】 先将新鲜枸杞头拣杂,洗净,沥水后切成段;将鸭蛋磕入碗中,用竹筷搅打成鸭蛋蓉,待用。烧锅置火上,加植物油烧至六成热,加足量清水,大火煮沸,投入枸杞头段,不断翻动,待枸杞头煮至泛绿色时,徐徐调入鸭蛋蓉,煮至沸,加精盐、味精,拌匀,淋入麻油即成。佐餐。

【功效】 适用于急性结膜炎者。

菊花龙井茶

【原料】 杭菊 6 克,龙井茶 2 克。

【做法】 先将杭菊拣杂后与龙井茶同放入大杯中,用沸水冲泡,加盖闷 15 分钟即可饮用。当茶,频频饮用,一般可冲泡 3～5 次,当天吃完。

【功效】 适用于急性结膜炎者。

黄连蜂蜜方

【原料】 生黄连 20 克,蜂蜜 30 克。

【做法】 先将生黄连拣杂,洗净,晒干或烘干,切片后研成细末,放在玻璃研钵内,徐徐调入蜂蜜,边调入边研磨,反复研磨搅拌 10 分钟,直至融为黄连蜂蜜糊糊即成,瓶装,备用。每天 3 次,每次 5 克,温服。

【功效】 适用于急性结膜炎者。

槟榔蜜饮

【原料】 槟榔 30 克,蜂蜜 20 克。

【做法】 先将槟榔拣杂,洗净,晒干或烘干,切成饮片,放入砂锅,加水浸泡片刻,煎煮 30 分钟,用洁净纱布过滤,取汁放入容器,趁温热加入蜂蜜,拌和均匀即成。每天 2 次。

【功效】 适用于原发性青光眼者。

白菊花肉片

【原料】 白菊花 15 克,猪瘦肉 150 克,植物油、精盐、味精、料酒各适量。

【做法】 先将白菊花洗净,晾干,将白菊花瓣轻轻瓣下,放入碗中,余下的白菊花部分,放入纱布袋中,扎紧袋口;将瘦猪肉洗净,切成肉片。烧锅置火上,加植物油烧至六成热,加葱花、姜末煸炒,出香即投入肉片,不断翻炒中烹入料酒,加清水适量,放入药袋,大火煮沸后,改用小火煮 30 分钟,取出药袋,继续用小火煮至猪肉片熟烂,加入白菊花花瓣,拌和均匀,加精盐、味精各适量,调味即成。佐餐。

【功效】 适用于原发性青光眼者。

番茄苹果牛奶

【原料】 番茄 200 克,苹果 1 个,鲜牛奶 200 毫升,蜂蜜 10 克。

【做法】 先将番茄、苹果用清水将其外表皮反复洗净,番茄去蒂头,切碎或切成小块状;苹果肉切成小丁块,同放入榨汁机中,榨成浆汁,用洁净纱布过滤,取汁,倒入容器中;将鲜牛奶放入锅中,用小火煮沸,即离火,趁温热加入蜂蜜,拌匀,倒入盛番茄、苹果浆汁的容器中,搅拌均匀即成。每天 2 次。

【功效】 适用于各型老年性白内障者。

胡萝卜炒猪肝

【原料】 胡萝卜 200 克,猪肝 150 克,植物油、精盐、味精、酱油、料酒、淀粉、红糖、葱花、姜末各适量。

【做法】 先将胡萝卜洗净,切成片;将猪肝放入清水中浸泡 1 小时,洗净,切成薄片,放入碗中。加葱花、姜末、精盐、红糖、料酒、湿淀粉拌匀,放入九成热的油锅中爆炒至八成熟,倒入碗中。炒锅洗净,加植物油用中

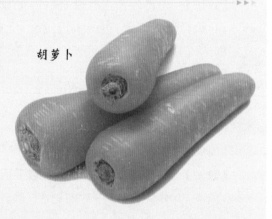

胡萝卜

火烧至七成热,倒入胡萝卜片,急火翻炒片刻,倒入炒过的猪肝片,熘翻均匀,加精盐、味精、酱油,再翻炒均匀即成。佐餐。

【功效】 适用于各型老年性白内障者。

胡萝卜豆奶

【原料】 胡萝卜 100 克,黄豆粉 30 克,柠檬汁 5 毫升。

【做法】 先将胡萝卜洗净,切碎,捣烂,放入榨汁机中,榨成浆汁,用洁净纱布过滤,取汁,放入大杯中;将黄豆粉用清水适量充分拌匀,使豆粉成混悬液,入

锅,中火煮沸 3 分钟,用洁净纱布过滤,取得的豆奶,与胡萝卜浆汁充分拌匀,加入柠檬汁,混合均匀即成。每天 2 次。

【功效】 适用于各型老年性白内障者。

 虾仁炒鸡肝 ▶▶▶

【原料】 虾仁 50 克,鸡肝 150 克,净荸荠 50 克,笋片 50 克,植物油、精盐、味精、料酒、酱油、红糖、葱花、姜末、淀粉各适量。

【做法】 先将净荸荠、笋片洗净,均切成薄片,同放入碗中,加湿淀粉适量,拌和均匀;虾仁放入碗中,加料酒、葱花、姜末、精盐、湿淀粉各适量,上浆待用;将鸡肝洗净,剖成薄片。炒锅置火上,加植物油烧至六成热,下鸡肝片过油,捞起,倒入漏勺沥油,再放入上浆的虾仁,急火熘炒,捞入漏勺沥油。炒锅中放入笋片,急火翻炒片刻,下荸荠片、鸡肝片一起翻炒,烹入料酒,加精盐、味精、酱油、红糖,拌匀,滑散,炒至鸡肝熟烂入味,加虾仁及鲜汤,用湿淀粉勾芡即成。佐餐。

【功效】 适用于各型老年性白内障者。

 复合黄瓜汁 ▶▶▶

【原料】 黄瓜 150 克,番茄 150 克,柠檬汁 5 毫升。

【做法】 先将黄瓜、番茄分别洗净。黄瓜切成片,番茄用温开水泡后去皮切碎,同放入榨汁机中榨取汁,调入柠檬汁,拌匀即成。每天 2 次。

【功效】 适用于各型老花眼者。

 芹菜藕汁 ▶▶▶

【原料】 芹菜 150 克,藕 150 克,黄瓜 100 克,柠檬汁 5 毫升。

【做法】 先将芹菜、藕、黄瓜分别洗净;芹菜去叶后切成碎小段;鲜藕去节后剖条切成小方丁;黄瓜切成片。同放入榨汁机中榨取汁,调入柠檬汁,拌匀即成。每天 2 次。

【功效】 适用于各型老花眼者。

 果汁蛋奶 ▶▶▶

【原料】 苹果 1 个,芦柑 1 个,鸡蛋 1 个,牛奶 200 毫升,蜂蜜 10 克。

【做法】 先将苹果、芦柑洗净;苹果肉切成小丁;芦柑去外皮,剥瓣,去籽后,与苹果小丁同放入榨汁机中榨取汁;将鸡蛋磕入碗,用竹筷搅打成鸡蛋蓉糊;牛奶倒入锅中,中火加热至接近沸腾时倒入打匀的鸡蛋蓉,再烧至鸡蛋成形呈花絮状,临近沸腾时离火,趁温热加入果汁及蜂蜜,拌和均匀即成。每天2次。

【功效】 适用于各型老花眼者。

芝麻花生豆奶

【原料】 黑芝麻 15 克,花生仁 25 克,黄豆粉 50 克。

【做法】 先将黑芝麻拣杂,淘洗干净,晒干后入锅用微火炒熟出香,趁热研成黑芝麻屑;将花生仁洗净,晒干后入锅,用小火炒熟,出香即取出,研成花生仁细末;黄豆粉放入容器中,加清水 500 毫升,充分拌和均匀,浸泡片刻,用中火煮沸 3 分钟,以洁净纱布过滤,所取得的豆浆汁放入大杯中,加花生仁、黑芝麻屑,搅拌均匀即成。每天 2 次。

【功效】 适用于气血两虚型老花眼者。

胡萝卜苹果豆浆

【原料】 胡萝卜 50 克,苹果 50 克,豆浆 200 毫升,柠檬汁 5 毫升。

【做法】 先将胡萝卜、苹果分别拣杂,洗净。胡萝卜切碎;苹果去外皮及核、子,切碎。与豆浆同放入榨汁机中榨成汁,盛入大杯中,加入柠檬汁,拌和均匀即成。每天 2 次。

【功效】 适用于各型老花眼者。

枸杞子炒肉丝

【原料】 枸杞子 30 克,猪瘦肉 200 克,植物油、精盐、味精、酱油、米醋、料酒、葱花、姜末、红糖、淀粉各适量。

【做法】 先将枸杞子洗净,用清水浸泡 30 分钟,置于小碗中,上笼蒸熟;将猪瘦肉洗净,切成丝,放入碗中,加入料酒、葱花、姜末、红糖、米醋、水淀粉,拌和上浆。炒锅置火上,加植物油烧至六成热,加适量葱花、姜末煸炒炸锅,出香即下肉丝,急火翻炒,炒至肉丝将熟时,加入蒸熟的枸杞子,加精盐、味精、酱油各适量,熘炒片刻即成。佐餐。

【功效】 适用于肝肾不足型老花眼者。

 ## 枸杞叶猪肝汤

【原料】 枸杞叶 100 克,猪肝 200 克,精盐、味精、料酒、葱花、姜末各适量。

【做法】 先将枸杞叶洗净;将猪肝洗净,切成片,放入煮沸的汤锅中,烹入料酒,并加葱花、姜末及鲜汤适量,煮 30 分钟,待猪肝片熟后,即加入洗净的枸杞叶,加精盐、味精,拌匀,再煮至沸。佐餐。

【功效】 适用于肝肾不足型老花眼者。

 ## 南瓜花金针猪瘦肉汤

【原料】 猪瘦肉 150 克,南瓜花 100 克,金针菜 100 克,姜丝、精盐、味精、麻油各适量。

【做法】 大火烧开,加入南瓜花、金针菜、姜丝和精盐,同煮至熟,下味精,淋麻油。每天 1～2 次。

【功效】 适用于眼结膜炎、目赤肿痛、小便短赤等症者。

 ## 腊菊蜂蜜饮

【原料】 腊梅花 15 克,杭菊花 10 克,蜂蜜适量。

【做法】 腊梅花、杭菊花,加 300 毫升水煎,加入蜂蜜,调匀。每天 2 次。

【功效】 适用于急性结膜炎者。

 ## 夜来香鸡丝汤

【原料】 鸡脯肉 150 克,夜来香 30 朵,黄酒、酱油、精盐、味精、淀粉、姜丝、胡椒粉各适量。

【做法】 洗净切丝,装于碗中,用黄酒、酱油、精盐、味精,水淀粉拌匀,腌渍入味。清水 300 毫升,烧开后,先放鸡脯肉丝、姜丝、精盐,煮熟,再放夜来香同煮至熟,下味精,撒胡椒粉,调匀。每天 1～2 次。

【功效】 适用于眼结膜炎目赤肿痛、视力模糊等症者。

葛仙米银耳羹

【原料】 葛仙米 50 克,银耳 10 克,小红枣 5 枚,冰糖、糖桂花各适量。

【做法】 水烧开后,放入葛仙米和银耳,烫透捞出沥干,小红枣洗净去核切片,3 者同放于汤碗中,另将重新注入清水 300 毫升,放入冰糖和糖桂花,煮成糖汁,倒入碗中,拌匀。每天 1~2 次。

【功效】 适用于目赤肿痛、肺热咳嗽等症者。

 薄荷荸荠糕

【原料】 荸荠粉 125 克,薄荷 15 克,冰糖 100 克,猪油适量。

【做法】 将薄荷洗净,冰糖捣碎,加水,烧开后过滤去渣,收取薄荷糖水;荸荠粉装于大碗中,边倒边搅,直至粉结呈浅黄色时,迅速倒入 1 个方形浅盘中,抹平,上蒸笼用大火蒸熟,出笼放凉后,放入冰箱中冷冻 10 分钟。每天 1~2 次。

【功效】 适用于风热目赤、热咳、口干咽痛、消化不良、大便秘结、排尿不利等症者。

 黑米黑豆粥

【原料】 黑米、黑豆各 50 克,羊肝 50 克,植物油、酱油、姜丝、精盐各适量。

【做法】 黑米、黑豆淘净,加清水,慢熬成粥,再将羊肝 50 克洗净切碎,加入植物油、酱油、姜丝、精盐等,爆炒至熟。每天 1~2 次。

【功效】 适用于青少年近视眼者。

 菊花枸杞猪肝粥

【原料】 粳米 50 克,水 800 毫升,菊花 15 克,枸杞子 15 克,猪肝 100 克,姜丝、精盐、味精、麻油各适量。

【做法】 水中加入粳米,大火烧开,小火慢熬至粥将成时,再将菊花、枸杞子分别洗净沥干,猪肝洗净切薄片,和姜丝一起放入,继续熬至粥成下精盐、味精,淋麻油,调匀。每天 1~2 次,空腹服。

【功效】 适用于青少年近视眼、肝肾亏虚等症者。

胡萝卜菠菜汤

【原料】 胡萝卜 200 克,菠菜 100 克,味精、精盐、麻油各适量。

【做法】 胡萝卜、菠菜加水同煮至熟,下味精、精盐,淋麻油,调匀。每天 1 剂。

【功效】 适用于青少年近视眼、肝虚目暗、夜盲等症者。

羊肝二黑粥

【原料】 黑豆、黑米各 50 克,羊肝 50 克,姜丝、精盐、味精、麻油各适量。

【做法】 黑豆、黑米加入清水中,烧开后,慢熬至粥将成时,再将羊肝洗净切薄片,与姜丝一同放入,继续熬至肝熟粥成,下精盐和味精,淋麻油,调匀。每天 1～2 次,空腹服。

【功效】 适用于青少年近视眼、须发早白等症者。

猪眼龙杞汤

【原料】 猪眼 1 对,龙眼肉、枸杞子、山茱萸各 15 克,冰糖适量。

【做法】 猪眼、龙眼肉、枸杞子、山茱萸水煎 2 次,每次用水 300 毫升,煎 30 分钟;2 次混合,拣出山茱萸后加入冰糖,继续加热煎至糖溶。每天 2 次。

【功效】 适用于肝肾亏虚、视力减退、青少年近视眼等症者。

龙杞红枣童子鸡

【原料】 仔公鸡 1 只,龙眼肉、枸杞子、红枣各 30 克,葱段、姜片、黄酒、精盐、味精、麻油各适量。

【做法】 仔公鸡剖净;龙眼肉、枸杞子、红枣均洗净,一起纳入鸡腹腔。然后将全鸡放于大瓷碗中,腹面向上,葱段、姜片摆在鸡上面,加入黄酒、精盐和清水盖好,上锅隔水蒸至酥烂,下味精,淋麻油,调匀。每天 2～3 次。

【功效】 适用于青少年用脑过度,视力、智力减退等症者。

鸡肝炒木耳

【原料】 鸡肝 150 克,黑木耳 20 克,姜丝、黄酒、精盐、味精各适量。

【做法】 鸡肝洗净切片;黑木耳用温水泡发,洗净切丝。旺火起锅下油,先放姜丝爆香,次放鸡肝片炒匀,随后放入黑木耳丝、黄酒和精盐,反复同炒 5 分钟,加水少许,盖上锅盖,稍焖片刻,下味精调匀。单食或佐餐,连服 7~10 天。

【功效】 适用于贫血、视物模糊、青少年近视眼等症者。

 ## 核桃枣杞鸡蛋羹

【原料】 核桃仁 300 克,红枣 250 克,枸杞子 150 克,鲜猪油 200 毫升,鸡蛋 2 个,红糖适量。

【做法】 核桃仁去膜炒香,红枣去核,枸杞子洗净,与鲜猪油同放于大瓷碗中,加水适量,隔水蒸 30 分钟备用。每次取 2~3 匙,打入鸡蛋,加入红糖,同蒸为羹。每天 1~2 次。

【功效】 适用于青少年近视眼、视力减退、头昏健忘、腰膝酸软等症者。

 ## 花生瓜子枣豆糕

【原料】 花生仁 100 克,南瓜子 50 克,红枣肉 50 克,黄豆粉 30 克,粳米粉 250,猪油适量。

【做法】 将花生仁、南瓜子微炒,去皮,与红枣肉共捣为泥,然后调入黄豆粉和粳米粉,再加适量猪油和清水,搅匀,上蒸笼蒸熟成糕。分数次 1 天服完。

【功效】 适用于近视、视物模糊、心悸气短、体虚便秘等症者。

 ## 栗子枸杞羹

【原料】 栗子肉 100 克,枸杞子 50 克,白糖适量。

【做法】 栗子肉、枸杞子分别洗净加水,小火慢熬成羹,加入白糖,调匀。每天 1~2 次服。

【功效】 适用于肝肾亏虚、腰腿酸痛、头昏眼花、青少年近视眼等症者。

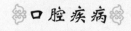 口腔疾病

 ## 橄榄萝卜饮

【原料】 橄榄 100 克,萝卜 100 克。

【做法】 将橄榄洗净敲裂,萝卜洗净切片,加水 500 毫升,煮至熟透,去渣取汁。当茶饮,每天 1 剂,连服 3～5 天。

【功效】 适用于急、慢性咽喉炎,预防白喉等症者。

橄榄酸梅汤

【原料】 橄榄 100 克,酸梅 10 克,白糖适量。

【做法】 橄榄、酸梅分别洗净去核,加水 600 毫升,小火煮 30 分钟,去渣,下白糖溶化。当茶饮。

【功效】 适用于急性咽炎、扁桃体炎、咳嗽痰多、酒醉烦渴等症者。

番石榴茶

【原料】 干番石榴 100 克。

【做法】 干番石榴洗净捣烂,加水 400 毫升,煎至 200 毫升,去渣。当茶饮。

【功效】 适用于急、慢性咽喉炎,声音嘶哑等症者。

草莓汁

【原料】 鲜草莓 500 克。

【做法】 鲜草莓绞汁。每天 2 次,每次 30 毫升。

【功效】 适用于咽喉肿痛、声音嘶哑等症者。

柠檬茶

【原料】 鲜柠檬 1 个,无花果 2 片。

【做法】 鲜柠檬切薄片,与无花果同放于大茶盅中,加滚开水,盖好,温浸 15 分钟。当茶饮,饮完可再浸泡 1 次。

【功效】 适用于急性咽炎、声音嘶哑等症者。

冰糖蒸枇杷

【原料】 鲜枇杷 150 克,冰糖适量。

【做法】 鲜枇杷,去皮核,放于大瓷碗中,加入冰糖和清水,隔水蒸熟。每天 1~2 次,食果喝汤。

【功效】 适用于急、慢性咽喉炎,咯血等症者。

 凉拌蒲公英

【原料】 新鲜蒲公英 500 克,熟芝麻粉 20 克。

【做法】 新鲜蒲公英拣杂,洗净,保留根头部分,入沸水锅中余透,捞出,码齐,切成 3 厘米长的段,放入盘中,匀布熟芝麻粉,加酱油、红糖、精盐、味精各适量,拌匀,淋入麻油即成。佐餐当菜,随意服食,当天吃完。

【功效】 适用于胃经实火型牙周病者。

 大黄黄连蜜饮

【原料】 生大黄 10 克,黄连 3 克,蜂蜜 20 克。

【做法】 先将生大黄、黄连分别拣杂,洗净,晒干或烘干,切成片。将黄连放入砂锅,加水浸泡片刻,中火煎煮 20 分钟,再加入生大黄片,改用小火煎煮 3 分钟,用洁净纱布过滤取汁,放入容器,趁热加入蜂蜜,拌和均匀即成。每天 2 次。

【功效】 适用于胃经实火型牙周病者。

 青椒炒甘蓝

【原料】 青辣椒 50 克,甘蓝 150 克,植物油、葱、姜、酱油、精盐、味精各适量。

【做法】 青辣椒、甘蓝分别洗净切丝,锅置旺火上,上油,烧至八成热,先投葱、姜爆香,再放甘蓝丝,酱油炒匀,加盖焖片刻,后放辣椒丝和精盐,同炒至熟,下味精,炒匀。单食或佐餐。

【功效】 适用于维生素 C 缺乏引起的牙龈出血者。

 银耳柿饼羹

【原料】 水发银耳 25 克,柿饼 50 克,红糖 10 克,淀粉适量。

【做法】 先将水发银耳洗净,撕成小朵片状;将柿饼去蒂,洗净,切成小方丁,与银耳片同放入砂锅,加水适量,大火煮沸后,改用小火煮至银耳酥烂,汤呈稀糊状,用湿淀粉勾芡成羹,调入红糖,拌匀即成。每天 2 次。

【功效】 适用于阴虚胃热型牙周病者。

香蕉冰淇淋

【原料】 成熟香蕉 2 根,鸡蛋 2 个,鲜牛奶 300 毫升,茯苓粉 10 克,细玉米粉 20 克,红糖 25 克。

【做法】 先将鸡蛋磕入碗内,用竹筷搅打成蓉糊,放入用水调匀的茯苓粉、玉米粉中,边倒边搅,用力搅打成鸡蛋蓉糊。将香蕉去皮,切碎,捣绞成香蕉泥。将牛奶倒入锅中,小火煮沸后慢慢拌入鸡蛋蓉糊,同时不断地用筷子搅拌,加入红糖,混合均匀,离火,加入香蕉泥,搅拌均匀成冰淇淋糊,放入冰箱的冷冻室中,快速冷冻 20 分钟后取出,再搅打片刻,放回冰箱冷冻室,使成冰淇淋,即可食用。每天 2 次。

【功效】 适用于阴虚胃热型牙周病者。

羊肉绿豆汤

【原料】 绿豆 50 克,羊肉 150 克,红枣 10 枚,生姜 5 片,味精、麻油各适量。

【做法】 绿豆加清水,用小火煮至豆瓣开裂时,再将羊肉洗净切块,红枣与生姜放入同煮至羊肉酥烂,下味精,淋麻油。每天 1～2 次。

【功效】 适用于复发性口疮者。

茵陈蒿茶

【原料】 茵陈蒿 30 克。

【做法】 茵陈蒿用滚开水冲泡,加盖,温浸 15 分钟。代茶饮,轻者每天含漱数次,重者口服 3～4 次。

【功效】 适用于单纯性口腔黏膜溃疡者。

豆腐石膏汤

【原料】 水豆腐 2 块,生石膏 50 克,精盐、味精、麻油各适量。

【做法】 生石膏敲成小粒,与水豆腐同放于清水中,煮 1 小时,去石膏加入精盐和味精,淋麻油。每天 1～2 次。

【功效】 适用于肺胃郁热引起的鼻衄、口腔糜烂、胃热牙痛等症者。

 ## 胡萝卜汤

【原料】 胡萝卜 100 克。

【做法】 胡萝卜洗净切片,注入清水 400 毫升煎至 200 毫升,去渣取汁。1 次趁温服完,连服 3 天。

【功效】 适用于口腔咽喉炎症者。

 ## 苹果胡萝卜汁

【原料】 苹果 250 克,胡萝卜 200 克。

【做法】 苹果、胡萝卜洗净,榨汁混合均匀。每天 2～3 次。

【功效】 适用于热病初起、口舌生疮、口腔糜烂等症者。

 ## 杨桃蜜汁

【原料】 杨桃 100 克,蜂蜜适量。

【做法】 杨桃洗净切片,加水 400 毫升,煎至 200 毫升,加入蜂蜜,煮沸,每天 1～2 次。

【功效】 适用于牙痛、口腔糜烂等症者。

 ## 草莓饮

【原料】 鲜草莓 60 克。

【做法】 鲜草莓捣烂,冷开水冲泡调匀。每天 2～3 次。

【功效】 适用于维生素 C 缺乏引起的牙龈出血者。

 ## 马齿苋黄柏汤

【原料】 马齿苋 100 克,黄柏、防风各 10 克。

【做法】 马齿苋、黄柏、防风分别洗净,水煎 2 次,每次用水 300 毫升,煎 20 分钟,将 2 次药汁混合,去渣取汁。每天 2 次。

【功效】 适用于胃火上炎引起的牙龈炎者。

小偏方小食物治大病

黄瓜粥

【原料】　黄瓜 50 克,大米 100 克。

【做法】　将黄瓜洗净,切片,与淘洗干净的大米一同煮粥。每天 1 剂,分数次食用。

【功效】　清热,利水,解毒。适用于口臭者。

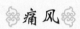 **痛风**

 土茯苓粥

【原料】　土茯苓 30 克,粳米 100 克。

【做法】　先将土茯苓洗净,晒干或烘干,研成细末,备用。将粳米淘洗干净,放入砂锅,加水煨煮成稠粥,粥将成时调入土茯苓粉,搅拌均匀,再煨煮至沸,即成。早晚分 2 次服。

【功效】　适用于各类痛风者。

 百合粥

【原料】　百合 100 克,粳米 100 克。

【做法】　先将百合拣杂,瓣成百合瓣,洗净后,与淘洗干净的粳米同入砂锅,加水适量,大火煮沸后,改用小火煨煮至百合、粳米酥烂,粥黏稠即成。早晚分 2 次服。

【功效】　适用于老年痛风急性发作期,轻症患者尤为适宜。

 天麻杜仲粉

【原料】　天麻 150 克,杜仲 150 克。

【做法】　先将天麻、杜仲分别拣杂、洗净后晒干或烘干,切碎,共研成细粉,瓶装,备用。每天 2 次,每次 6 克,温开水送服。

【功效】　适用于慢性痛风患者。

 笋片拌莴苣

【原料】　鲜竹笋 200 克,鲜莴苣 200 克,精盐、红糖、白糖、姜末、味精、麻油各适量。

【做法】 先将鲜竹笋剥去外壳,洗净后剖成 4 纵条,切成薄片。将莴苣洗净刨去外皮,清水冲洗后,纵剖为二,切成薄片,盛入碗中,加精盐适量,腌渍片刻。烧锅置火上,加清水煮沸,放入笋片焯一下,捞出,沥去水分,码入盘内,腌渍的莴苣片抓挤去汁水,放入盘内,加红糖、白糖、姜末、麻油、味精以及精盐少许,调和均匀,即成。佐餐当菜,随意服食。

【功效】 适用于各期痛风患者。

茄汁花菜

▶ ▶ ▶

【原料】 花菜 250 克,番茄 250 克,葱花、姜末、精盐、味精、红糖、麻油各适量。

【做法】 先将花菜洗净,掰成小块,放入沸水锅中焯透。将番茄洗净后,放入温开水中浸泡片刻,将外表皮反复洗净,切碎,放入果汁机中,快速捣绞,收取番茄汁。炒锅置火上,加植物油烧至六成热,加葱花、姜末煸炒出香,下焯过的花菜,急火熘炒片刻,加精、味精、红糖,翻炒后装入盘中,加入番茄汁,淋入麻油,即成。佐餐当菜,随意服食,当日吃完。

【功效】 适用于各期痛风患者。

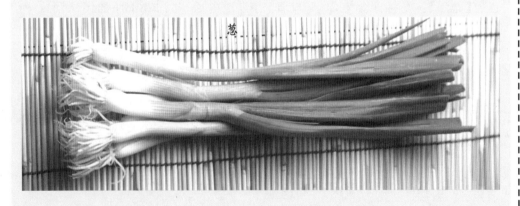

葱

图书在版编目（CIP）数据

小偏方小食物治大病 / 柳书琴主编. —上海：上
海科学技术文献出版社，2016
（中华传统医学养生丛书）
ISBN 978-7-5439-7089-2

Ⅰ.①小… Ⅱ.①柳… Ⅲ.①土方—汇编②食物疗法
Ⅳ.①R289.2②R247.1

中国版本图书馆 CIP 数据核字（2016）第 150737 号

责任编辑：张　树　王倍倍

小偏方小食物治大病
XIAOPIANFANG XIAOSHIWU ZHIDABING

柳书琴　主编

----

*

上海科学技术文献出版社出版发行
（上海市长乐路 746 号　邮政编码 200040）
全 国 新 华 书 店 经 销
四川省南方印务有限公司印刷

*

开本 700×1000　　1/16　　印张 20　　字数 390 000
2016 年 9 月第 1 版　　　2016 年 9 月第 1 次印刷
ISBN 978-7-5439-7089-2
定价：78.00 元

http://www.sstlp.com